中医气机升降

临床心悟

席庸 著

人民卫生出版社
·北京·

图书在版编目（CIP）数据

中医气机升降临床心悟/席庸著. —北京：人民
卫生出版社，2021.3（2024.3重印）
　ISBN 978-7-117-31311-7

　Ⅰ.①中… Ⅱ.①席… Ⅲ.①气（中医）-研究　Ⅳ.
①R223.1

中国版本图书馆 CIP 数据核字（2021）第 037463 号

人卫智网	**www.ipmph.com**	医学教育、学术、考试、健康， 购书智慧智能综合服务平台
人卫官网	**www.pmph.com**	人卫官方资讯发布平台

中医气机升降临床心悟
Zhongyi Qiji Shengjiang Linchuang Xinwu

著　　者：席　庸
出版发行：人民卫生出版社（中继线 010-59780011）
地　　址：北京市朝阳区潘家园南里 19 号
邮　　编：100021
E - mail：pmph @ pmph. com
购书热线：010-59787592　010-59787584　010-65264830
印　　刷：三河市尚艺印装有限公司
经　　销：新华书店
开　　本：710×1000　1/16　印张：13
字　　数：240 千字
版　　次：2021 年 3 月第 1 版
印　　次：2024 年 3 月第 5 次印刷
标准书号：ISBN 978-7-117-31311-7
定　　价：56.00 元

打击盗版举报电话：010-59787491　E-mail：WQ @ pmph.com
质量问题联系电话：010-59787234　E-mail：zhiliang @ pmph.com

路　序

升降学说是中医理论的重要组成部分。自《灵》《素》肇基，千百年来，经过历代医家在临床实践中的不断探究、补充，时至今日，日臻成熟、完善。升降学说不但成为中医认识人体自身生理、病理、临证辨治以及遣方用药的立论依据，而且成为中医认识人与自然相互关系及其变化规律的思维模式和方法论。

我对升降学说也十分重视。承其理，并结合自己几十年的临证经验提出："执中央、运四旁、怡情志、调升降、顾润燥、纳化常"的调理脾胃十八字方针。秉轴持钧，在用治"胸痹心痛"的同时，又逐渐扩展到对眩晕、中风、肝肾疾病、风湿病、痛风、甲亢、甲减、干燥综合征等多种疾病的治疗中，均取得了较好的疗效。

"升降学说"是如此的重要，然而有关记述多散在于各家医籍和当代不少学者的论文中，综述性的专著却不多。对于广大中医工作者，尤其是初学者来说，诚为一件憾事。

席庸医师，承继黄元御嫡传名家吴生安、全国老中医药专家学术经验继承工作指导老师谢远明二师。为发扬黄氏流派医理、医技，致力于汇通升降学说之理，并在临证诊断、处方遣药中圆熟运用。如今几经寒暑，广集资料，锲而不舍，终于著就《中医气机升降临床心悟》一书。《黄帝内经》云："知其要者，一言而终；不知其要，流散无穷。"此书杀青，不但弥补了该学说综述性专著不足的缺憾，而且也为同道尤其是初学者明达中医之道，施用于临床而提高疗效提供了借鉴。故乐之为序！

首届"国医大师"
中国中医科学院资深研究员、博士生导师
全国老中医药专家学术经验继承工作指导老师　路志正
2016 年 12 月

谢　序

　　升降学说是中医理论中的重要组成部分,在中医经典中有很详尽的论述,历代医家不断发展并用于临床指导医疗实践,至清代医家叶天士等人经大量临床实践的探索和积累使其更趋成熟。席庸先生历经数载认真研究历代中医典籍中关于升降学说的记载,然后又在临床中多有证悟,写出《中医气机升降临床心悟》一书。本书是研究中医升降学说的专著,此等内容的著作甚是少见,加之席庸先生认真严谨的治学态度使得本书弥足珍贵。席庸先生在书中大胆地陈述了自己的一些新的观点,提出新的假说,这种精神值得提倡,至于一些具体的问题可以进行学术讨论,亦不必求全责备。

　　阅席庸先生的《中医气机升降临床心悟》后我掩卷沉思,痛感近年学界浮躁之风,害我中医甚重,函盼中青年同仁能如席庸先生这般治学,则中医振兴庶几可望。

全国老中医药专家学术经验继承工作指导老师　谢远明
2006 年 4 月于西安

前　言

这本书动笔于 15 年前，是想把所学的知识整理一下，阐述一下自己认识的中医气机学。气机的升降出入不仅是气的运动核心，更是中医气机学说、阴阳五行学说的灵魂，使气、阴阳、五行呵成一气，贯穿中医理论始终，是中医之道。

初次接触到"升降出入"之奥妙是 1989 年冬。有一患者常年患咽喉炎，重时喉痛不已，经年服药，时轻时重。一日由于病情发作服一医生之方，症状虽能减轻一些，但稍有不慎仍反复发作。由他人介绍找到我师父吴生安先生，吴老师诊完后刚要开方，患者说现正服一方稍有疗效，想让吴先生看一下，遂拿出前方。吴老师看完大笑，此医开方很好，但不明升降。遂在原方上将苏梗量加大，桔梗量减少，让患者服用。患者疑虑：只修改了两味药的剂量就能显效？会不会还和原来一样久服稍效但解决不了根本问题？吴老师说此方非彼方，何不服 3 剂看看效果？3 天后患者兴高采烈地冲进吴先生诊室，大叫神医，说第二天咽喉就正常了，坚持服完 3 剂，今日特来告知，并希望能除根。我听后觉得太神奇了，只改了一下剂量而全方不动，竟有如此疗效！吴老师淡然一笑，诊脉后加了一味厚朴 9g，又开 4 剂，之后半年再没有见到此患者。半年后在诊室又见到患者带其母看诊，我上前问为何不见来复诊，患者说服完 4 剂药后已痊愈，再未复发。这使我大吃一惊，竟然如此神奇？！请教于吴老师，先生说"升降出入，无器不有"，人体处处是升降，大抵是人体左侧升右侧降，就咽喉来说亦如此。此患者咽喉右侧疼痛，则用苏梗降气，桔梗减量则去除左侧升腾之力，而苏梗、桔梗都是梗，引药入气管咽喉，故促降抑升，使火气下行浊气随之降下，所以咽喉康复。而加厚朴则降气破郁，治疗咽不下、中脘痞满、气不舒快、食积气滞、腹满便秘，患者之咽痛乃由肠气不降反上逆，填于肺气及咽喉，故经年不断。如只治咽喉而不理顺肺胃肠下降之气，则反复不绝。治病务必治本，则用厚朴降肠胃气，药后屁多而臭，肠胃肺气降而愈。吴老师一番话让我感受到气机升降出入的奥秘！最后吴老师说，"君臣佐使导引六法具备，是谓良工之大法"，这导引就是调节升降的方法。此时我才猛然间明白，所谓"会开方"不仅要会把"君臣佐使"四法所制的治病武器制作精良，更要会"导引"，将其精确地投射出去,顺应升降趋向达到治疗目的。这么神奇这么有意思的知识是从哪里来的呢? 吴老师让我去读黄元御著的《四圣心源·天人解》,从此我才开始了学习黄元御的医道,随后一一学习了升降脉法、升降方剂、升降中药等内容,后来才理解黄元御为什么写的书叫《四圣心源》,因为这就是《黄帝内经》中"升降出入,无器不有"的具体方法,是四圣传递的心法。

多年来我一直在临床实践中研究升降,走近升降,认识升降,应用升降。近年来我们又将气机升降中药炮制技术成功申请成为陕西省非物质文化遗产。

15年前把当时对"气机升降"的研究系统梳理,写成了本书。由于是15年前的理解和认知,有很多疏漏,甚至局限错误,这次原封不变地把当时的想法拿出来,是想在源头得到大家的指正。当时想在本书中将"升降出入"这一气、阴阳、五行之间的运动模式介绍给大家,更想阐述一个观点,即"升降出入"模式是中医学之道,贯穿始终,犹如拔树搜根,掌握了"升降出入"之道,摸到了中医学这棵参天大树之根,将经络、藏象、诊断、中药、方剂、针灸等都一目了然地贯穿起来,使学习中医者清楚、系统地学到浑然一体的中医之道。本书兼及"道""法""术",希望读者不仅学会解决问题的方法,还要知其所以然及其背后的趋向,来龙去脉,由"术"而得"法",由"法"而得"道"。如果只追求实用性,就只会漂浮在表层难以深入,无"法"知"道"什么是中医学。在"道""法""术"中穿越,才能明了医道,进而掌握中医思维模式。

当然这是我一厢情愿的美好理想,更多的是希望通过本书,抛砖引玉,得到大家的指点。

席庸

2020 年 2 月

目　录

上篇　走 近 升 降

中篇　认 识 升 降

下篇　应 用 升 降

上篇 走近升降

第一章

中医升降学说概念、产生及沿革

升降出入理论源于《黄帝内经》，是中医学的基本理论之一。气的升降出入运动称为气机。《素问·六微旨大论》曰"升降出入，无器不有"，也就是说气的升、降、出、入是自然界普遍存在的现象。《素问·阴阳应象大论》云："清阳为天，浊阴为地。地气上为云，天气下为雨，雨出地气，云出天气。"《素问·天元纪大论》曰："在天为气，在地成形，形气相感而化生万物矣。"由此可知，自然界的万物均由气的升降运动而化生。那么，中医升降学说能否解释生命奥秘，能否充分认识疾病并治疗疾病呢？接下来，我们带着这些疑问走近并认识中医的升降学说。

一、概　　念

（一）升降的概念

升降是人们能够经常看到的一种自然现象，是物质和能量运动的一种基本形式，也是人们认识和理解事物的一种思维模式。正是由于它是一种经常能看到的自然现象，人们对它已经习以为常、熟视无睹。当我们把它与人体和医学联系在一起时，才发现其中蕴藏着深刻的规律和道理。

在自然界中，地面上的水被蒸发后上升为云，下降为雨、露、霜、雪，这是最为典型的升降现象，对此现象，我们进行两个层面的分析。

一是表面现象的分析。在这个升降现象中，升降的对象是水，升降的过程是水的不同形态的相互转换，即液态的水转换为气态的水分子上升聚集为云，进一步聚集的水分子转换成液态或者固态的水下降为雨、露、霜、雪。升降的要素是温度的变化。

二是内在本质的分析。受地球表面反射太阳光的影响，从地球表面到云层最高端的空间范围内，形成了一个由高到低的温度场。受春夏秋冬四季的影响和一天昼夜四时的影响，这个温度场每天都呈现周期性的波浪形变化，正是这种周期性的温度变化导致了地球表面的气升液降。

不难看出,气升液降是表面现象,温度变化是根本缘由。气升液降是有形的物质形态的转换,温度变化是无形的能量场的变化。由此也可以推断出:有形的物质形态的转换背后必然包含着无形的能量场的变化;无形的能量场的变化也可以改变有形的物质形态的转换。

有了这样的认识之后,就可以更好地理解升降的概念。在有形的物质形态的层面上观察升降、在无形的能量场的层面上理解升降、在有形的物质形态与无形的能量场之间把握升降。实际上,自然界的升降现象远比上述的分析要复杂得多,在有形的物质形态的层面上讲,何止是水,几乎所有的物质在形态的转换中都有升降的现象发生;在无形的能量场的层面上讲,温度场的变化仅仅是其中的一种,电磁场、宇宙辐射、星球引力等都有可能引发有形的物质形态的转换;在有形的物质形态与无形的能量场之间的关系上讲,它们之间的相互联系和影响极其复杂,远远超出人们的想象,即使现代科学给我们的解释也极其有限。

中医学恰恰是在这种极其复杂的联系和影响的背景中形成的医学体系,而中医气机升降学说又正是专门阐述其中的升降关系的学说,足见其难度和重要性。

人体置身于自然界之中,在天地之间能量升降的大环境中,人体内的能量升降又是怎样的呢?人体内有形的物质形态的转换和无形的能量的变化是怎样发生和进行的呢?中医关注这种无形的能量的变化,并把这无形的能量称之为"气",把能量的性质用"阴阳"来说明,能量的运化过程是以升降模式完成的,在运化过程中所形成的五种状态称之为五行。

所以说,中医是研究和掌握人体内能量(气)的性质(阴阳)、运动(升降)、运动状态(五行)及对有形物质(躯体)影响,通过把握阴阳之机、调整阴阳平衡,保障有形的物质形态的合理转换的学科。

于人体而言,升降是物质运动的具体体现,是人体内能量的阴阳、五行气化过程的动力及表现形式。"死生之机,升降而已"(《医易义》),指出升降是人体的气机运化的根本,是死生的衡量标准。有气机升降(能量升降)则人生,气机升降紊乱则病,无气机升降(能量升降)则人死。经络是气机升降运动的隧道,"故阴气从足上行至头,而下行循臂至指端;阳气从手上行至头,而下行至足"(《黄帝内经·素问·太阴阳明论》)。经络之气机就是以升降形式作用于人的机体,十二经气机运转皆在于此。人死则经绝脉断,实则是气机升降消亡,人体的生机亦随之消亡。由此可见,气机升降是生命运动的根本,存在于一切生命活动中,任何生命活动无不依赖于升降运动。新陈代谢是生命的基本特征,而升降运动是新陈代谢的原动力和过程。宇宙万物及其结构关系都处在生成、运动、发展、变化和消亡(另一生成阶段的开始)的无止境的过程中,

升降既是结构,又是关系,也是过程。

（二）升降的特性

由于升降运动是阴阳二气的运动模式,它也具备了阴阳的特性,契合阴阳之性。

1. **升降具有对立制约性**　升则为阳,降则为阴,"气之升降,天地之更用也"。《黄帝内经·素问·六微旨大论》以此天地借喻说明升降是相互对立的,无升即无所谓降,无降即无所谓升,它们相互制约,方能调而有序。阳之下降,必依阴之上承,方能降而不陷;阴气上升,赖由阳气之潜藏,方能升而不越。一升一降,相互制约,阴阳协调,形成动态平衡。升降的相互制约过程也是消长过程,阴消阳长促进事物发生、发展,自然界才能生生不息。没有升降的对立和消长,万物就不能得到制约和统一,没有制约和统一,升降运动也就消失,最终导致事物因此而消失。任何事物相互对立的方面,并不是静止地处在同一个统一体内,而是处于互相制约、互相消长的状态之中,升降也包括在内。最终升降在对立制约和消长中取得动态平衡。

2. **升降之间有相互依赖性及相互转化性**　升依赖于降产生的压力而升,降亦依赖于升的转换而产生降的动力。无升则无以为降,无出则何以为入?事物运动是绝对的,静止是相对的,宇宙间万事万物的升降运动是绝对的,故《类经》中说:"天无地之升,则不能降;地无天之降,则不能升"。

升降在一定条件下,可以各自向其相反的方向转化。升可以降,降可以升,是谓"物极则反"。升降之所以能够相互转化,是因为对立双方的生长是靠对方的物质滋养的,有相互倚伏着向其对立面转化的因素,"夫物之生从于化,物之极由乎变,变化之相薄,成败之所由也……成败倚伏生乎动,动而不已则变作矣"(《黄帝内经·素问·六微旨大论》)。新事物生成之时,已倚伏着败亡之因素;旧事物败亡之时,也孕育新事物产生之机。旧事物发展就是"变"的过程,新事物产生,也是"化"的过程。故曰:"物生谓之化,物极谓之变",而这个转化条件呢? 即"已""极""盛"等,它们都是尽头之意,《易》云:"穷则变""物极则反也"。

3. **升降具有"上下"的交换性**　升降之间的转化是有其特定方法的,一种是密闭的,一种是开放的。其中密闭的交换是上下交换。由于阴气在上,阳气在下,相互交换就要亲和,这样才产生动力持续不断的交融交换。这就是老子在《道德经》中讲到的"反者道之动,弱者道之用"之理。而上下之间的交换是一种内部交换,密闭的循环,转变着温度、形态、结构,从无到有,从形到象等都在其中交换着。这样的交换由于可以防御外在的侵袭,保持住了物体的本质不会转变为其他物质。

4. **升降具有"出入"的沟通性**　出入是依附于升降运动的一个气机运化

模式,升伴随着出,降伴随着入,这样吐故纳新使物质保持着活力。上下的密闭性保持了物质的本性不变,出入保持着物质的活性,相辅相成,共同完成物质的循环代谢。故"不止言升降,而必言出入,升降直而出入横,气不能有升降而无出入,出入废则升降亦必息矣。只论升降,不论出入,是已得一而遗一。"

5. 升降的相互内在联系贯穿性 升降是"道",是相互有内在联系并贯穿的,从大到小,从天到地,从人到物,从物质到功能,升降形式多种多样,升降之中又有升降。自然可分为轻清重浊,"天有阴故能降,地有阳故能升,是以各有阴阳"。自然在升降,宇宙在升降,日月在升降,人处在其中也在升降,人的五脏藏精气主升,六腑传化物主降。肝气从左而升,肺气从右而降,维持着气血平衡。

正是升降中复有升降,升降循环,才构成宇宙万事万物的整体、恒动的运动模式。古人把观察到的现象上升到哲学高度,形成了中国特有的气一元、阴阳五行、天人合一等哲学体系。

中医学者观察人体的生理气机升降变化,发现人体的能量也是随天道运转着,运用"天人合一"的方法,总结出用阴阳、五行、升降来解释人体的生理、病理状态,形成中医藏象学说。在此基础上,用阴阳、五行、升降来指导诊断,形成了中医诊断学说,并以升降理论指导方剂学,形成了从生理、病理到诊断、治疗这一完整的医学体系,阴阳五行升降贯穿着整个中医理论的终始。升降是阴阳五行学说的灵魂。如果没有了升降出入,阴阳五行就会失去运动性,成为孤立的、静止的、形而上学的理论,可见"天地之道,阴阳而已矣;阴阳之理,升降而已矣"(《医源》)。

二、"天人合一"是中医升降学的起源

升降出入是自然界能量消长的模式,人居天地之间,其能量场要遵从自然这个大能量场,天人之间的相应是天人合一的基础。

(一)"天人合一"是中医学理论的基础

"天人合一"是中国传统文化特性之一,中国人认为人是自然及宇宙的一部分,自然与人有统一性,人不能脱离天地生存。"天人合一"也是中医基础理论立足点之一,是中医整体观念的具体体现。

"天人合一"学说和思维模式在现代学界引起的争论较大,有学者认为"天人合一"是中华文化的精华,是人类智慧的结晶;有学者认为是中国文化的枷锁,制约中国科技发展的思想包袱,是该扬弃的糟粕。那么"天人合一"到底讲的是什么呢?要想明白"天人合一"的真实含义,我们就必须了解中国文化的两个支柱:道家文化和儒家文化。

中国文化有一个有趣的现象:在不同时期,道家和儒家交替影响和支配着

中国的走向。儒家文化是人性文化、秩序文化,是中国文化的明线;道家文化是自然文化、自由文化,是中国文化的隐线。儒家注重纲常伦理,对于维护政治体制有着重要的意义。道家以无为本,无成势、无常形,其精华可以究天人物理,其尘垢秕糠犹可陶铸尧舜。儒家《四书集注·大学》云:"所谓治国必先齐其家者,其家不可教而能教人者无之。故君子不出家而成教于国:孝者,所以事君也;悌者,所以事长也;慈者,所以使众也。"这就是说,在这"身、家、国、天下"四者关系中,儒家是以"家"为本位的,国是家的放大,家的伦理关系可外推成国家的秩序。儒学是以"家国同构"为特征的。道家在"身、家、国、天下"四者关系的立足点却是以"身"为本位的。老子云:"故贵以身为天下,若可寄天下;爱以身为天下,若可托天下"(《道德经》第十三章),"修之于身其德乃真"(《道德经》第五十四章)。老子的"道"就是从人身体中体验出来的。人身就是一个小天地、小宇宙,从人身中体验出的自然规律必然也适用于人类社会的大天地和自然界的大宇宙。道家的特点是"身国同构"。道的原则既可用于治身,亦可治国,推而致天下,是为天人同构,身国一理。"药王"孙思邈说:"古之善为医者,上医医国,中医医人,下医医病"(《备急千金要方》)。是故医家流传范仲淹的"不为良相,便为良医"之说。儒家和道家的区别在于:儒家是"家国同构",其立足点在"家",家是属于社会科学范畴的;道家是"身国同构",其立足点是"身",身是属于自然科学范畴的。医学是属于自然科学范畴的学科,与道家紧密相连。就"天人合一"来说,道家和儒家在理解、应用上,儒家偏重于社会科学方面,道家偏重于自然科学方面。西汉董仲舒"罢黜百家,独尊儒术",为了政治的需求,社会秩序的要求,将"天人合一"学说无限引申,并将"天"进行了拟人化,将阴阳五行伦理化,将人间的尊卑贵贱的等级关系强加于阴阳,推崇宗教化的"天人感应"神学思想,并构架到儒家提倡的纲常伦理中,巩固和维护政治体制和社会伦理。在汉代封建统治强化下,使之成为统治思想。儒家把属于自然科学的"天人合一"学说移植到社会科学的范畴中的这一点,束缚了后世中国科技的发展,使"天人合一"学说变成中国科技发展的枷锁,是我们要加以抛弃的糟粕。道家与儒家的学说性质差异,是研究"天人合一"学说乃至中国传统文化必须注意加以区别的,不明白这一点也是后世"天人合一"学说备受争论的原因。

中医学的产生发展与道家有着深厚的血缘关系,有着共同的学术观点和思维模式,同属于自然科学的范畴。我们来看看道家和中医学的"天人合一"观。

早在原始社会,人类要争取生存,要顺应、利用自然,就得先了解自然,观察天地,总结经验,将其发现的结果——在人体对应、应用。这种经验直到伏羲氏,用"仰则观象于天,俯则观法于地,远取诸物,近取诸身"的观察方法,将观察出来的现象结而成卦,用独特的思维"同气相求"来划分这个世界,形成易学。所谓"同气相求"即是物质的表现和存在形式不一样,但其"气"的性质相同,即可归为同类。它们相互感应,相互渗透,达到"以类感应""同类相召""同类相喜"。天人感应是天体运行规律和人体的生命运行规律的重演。易学就是"天人合一"的高度总结。中华先民正是用"天人合一"的方法获取了大量的宇宙信息,在"天人合一"的境界中达到了对宇宙的本质和整体性的正确认识。这种"天人合一"的宇宙观开创了东方文明。

东方文明与西方文明的区别在于其哲学的区别,西方哲学认为不同物体不能对比,东方(中国)哲学认为不同物体可以对比。为什么会出现这样的不同认识,并引发一系列的认知、行为的差异呢?是因为西方人是站在物质形态的角度看世界,而中国人是站在物质能量(气)的角度看世界的,视角的不同造就了东西方不同的文明,不同文明造就了不同的医学体系。

中华文明的发展,体现了人类文明与文化的最基本规律。中华祖先以整体思维、贵生思想,创造了以感知为方法的融气、象、数、理于一体的文明。以天人合一为基础,创造了"形而上者谓之道""形而下者谓之器"的形神合一的整体观念,在整体观念中认识、研究天、地、人三者之间的关系。中医学的整体观念、形神合一等理论都是扎根于"天人合一"的基础上,运用独特的视角观察人与天地之间、人与人之间的关系,人的生老病死过程,达到预防疾病、治病救人、延年益寿的目的。

人是自然的产物,人是不能脱离自然环境独立生存的。中国人讲的"天"是有范围的,这个天是指太阳、地球、月亮,即太阳系中的地月系范围。在宇宙中,只有这三个星球的能量影响到人类的生活,所以中医学研究的范围就在这三个星球的能量运化之中,即天、地、人三才范畴。

地球围绕太阳公转一圈为一年,在其公转过程中,形成春、夏、秋、冬四季。伴随着阳气的生化消长过程,导致了春生、夏长、秋收、冬藏四种阳气表现模式,构成了一个升降的过程。

月亮围绕地球旋转一圈为一个月,在绕地旋转的过程中,形成新月(朔)、上弦月、满月(望)、下弦月四种月相,是阴血生化消长过程。这四种月相构成了一个升降的过程。

地球自转一圈为一天,地球自转过程中,形成子、卯、午、酉四时,随着阴阳的转换,子、卯、午、酉构成了一个升降的过程。一日的能量升降涵盖在一个月能量升降之中,一个月能量升降涵盖在一年能量升降之中。

从天文学的意义上说,人们很容易理解天、地、日、月的升降往来。然而,要把它们与人体直接地联系在一起,像中医理论所描述的,的确不容易。这里需要解决两个问题:对客观存在的认识和认识客观存在的思维方式。

人们最先认识的客观存在是具体的物体,继而认识到了物质、形态、能量。中医学认为,人是由精、气、神组成的,是形神合一的,是有形和无形的综合体,并侧重于活体的无形方面研究,之所以如此,与中国人的思维方式有关。中医学认为,医学研究的重点是活体的人,活体人的特性就是具有无形的能量驱动及神意交换,中医牢牢把握这个特性来研究人体生命过程。当人们把有形的结构性的物质特征凝固为思维的基本要素时,人们的思维也被"物化"了,难以摆脱"结构性"的束缚。而中医的"气"的概念恰恰是"非结构性"的,面对着人们的思维惯性常常被误解为非物质性,所以没有一定的认识高度,就相对难以理解。当我们用"非结构性的物质"——能量场,这样一种思维方式去认识和理解中医,诸多问题将迎刃而解。

太阳、月亮、地球等星球在自转或公转的过程中,必然带动着相关能量的变化,形成自然规律。生活在其中的人,必然会受到这些变化和规律的影响。当自然界的能量与人体内的能量相互匹配时,人体内的相关能量必然受到自然界相关能量的影响,呈现出特定的规律性。以地球的自转来说,人们从一天当中地球表面的温度变化能够领悟到地球表面的温度场的存在。以某一个特定的地区而言,每天都经历着由低到高由高到低的温度变化的循环过程。实际上,伴随着温度变化的同时,还有很多很多的物质能量的数理指数发生着周期性的变化。地球上的所有客观存在都承受着这样的周期性变化的影响,只是程度和表现形式不同而已。如果考虑到电磁、引力、辐射等诸多"非结构性的物质"因素,很容易认识到人们不仅生活在有形的结构性的物质世界之中,而且同时生活在无形的非结构性的能量场之中。

面对极其复杂的、无形的、非结构性的能量场的变化,中华民族的祖先以超凡的聪明才智,通过"天人感应"认识到了它们对人体的影响,并以组成人体的"无形的非结构性的能量"为主要的研究和应用对象。

中国古代医学家有着观察人体的特殊视角,由此形成了建立在内证基础上的中医气交理论体系。他们在把人体看作是由若干小系统构成的大系统的同时,认为人体又是天地自然界这个更大的系统中的一个小系统,整个人体都受到天地自然的统摄。因此,研究人,既要研究其内部的结构,也要考察人体与自然界的联系,即生态关系。《素问·六微旨大论》说:"言人者求之气交。帝曰:何谓气交?岐伯曰:上下之位,气交之中,人之居也。"气交是指下降的天气与上升的地气相交汇的地方,即人生活于其中的自然环境。医家要求把人放在天地之间这样一个巨大的生态环境中来观察,正是由于这种观察人体的方法,古代医家特别重视"天人相应"的理论。"天人相应"的理论,深刻地反映了人与自然界的一致性,人是自然的一部分的客观事实,表现了中国人的宏观和微观之间相互转化关系的观点。医家依据这种理论认为人体的生理过程随自然界的运动和自然条件的变更而发生相应的变化，人体和自然界有共同规律。如我们常说的气、候及其对人体的影响，气、候有什么区别？对人体有哪些影响呢？《素问·六节藏象论》中黄帝问岐伯："愿闻何谓气？请夫子发蒙解惑焉。岐伯曰：此上帝所秘，先师传之也。帝曰：请遂闻之。岐伯曰：五日谓之候，三候谓之气，六气谓之时，四时谓之岁，而各从其主治焉。"古时的时间计量不是现在的小时，而是时辰。一个时辰相当于现在的两个小时，是一阴一阳的一个周期。一天是十二时辰，五天是六十时辰，正好是一个六十甲子周期。三候谓之气，三五一十五，一十五天是一气。十五天的周期就是一气，一年有二十四气，就是我们常说的二十四节气。一个月有一阴一阳两个节气，一个叫节气，一个叫中气[1]。节气是阴阳周期转换的一个点，为什么是十五天就转换呢？十五天是一百八十个时辰，一年是三百六十天，一百八十是三百六十的一半，正好是阴阳转换的时候。六十时辰对应六十年，一百八十时辰对应半年，这种小中寓大的全息思想贯穿在整个中医思想之中。肺有"主气，主治节"的功能，这里的气不只是呼吸之气，还包含了十五天一个阴阳转换周期这个气。肺居于胸中，以肋骨包裹。肋骨左有十二根，右有十二根，一阴一阳共二十四根，又合于二十四节气。二十四节气的节与关节也是有联系的。"肺主治节"的节与关节有没有关系？人有四肢，四肢的大关节有十二个，每个关节由两个关节面组成，一个面对应节气，一个面对应中气，合起来又是二十四节气。每一肢有六个关节面，正好应"六气为一时"，四肢应四时，四时应一岁，天人相应丝丝入扣。十五天一个气机阴阳变化，人体内的能量能同步跟上这个大系统的变化，天、人的能量场之间的运化就相互融合了（图 1-1）。

那么人体能和天体运行相合吗？有没有不相合之处呢？清代黄元御讲："人不能有生而无死，而死多不尽其年。外有伐性之斧，内有腐肠之药，重以万念纷驰，百感忧劳，往往未壮而衰，未老而病。"这里讲出了两个方面，一是人有其独特的运行规律，二是这个规律如果超出自然规律和自身规律的范畴，就会未壮而衰，未老而病，甚则早卒。

所以中国古代医家与西医的一个重大区别在于，前者不仅研究人体的特殊规律，而且很重视研究人体与自然界的共同规律。

"天人合一"可以从以下几个层次上理解：

1. 人和天是两种事物，都是自然的一部分。人的生长运行规律和天的运行规律有共性也有区别。这种表现是"三生万物"的具体表现，是事物的多样性体现，这也是一种人体自我保护方法，是人体自身调节能力的体现。

2. 人体自身运行规律是受天体运行规律影响的。从结构上讲，人体内有

---

[1] 中气：公元前104年，由邓平等制定的《太初历》正式把24节气订于历法，其中每月第1个节气为节气，每月的第2个节气称之为中气，节气、中气交替出现，各历时15天，现代人统称为节气。

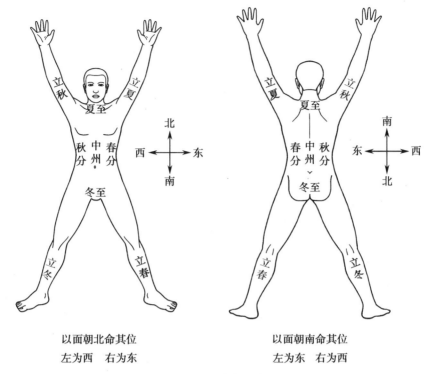

以面朝北命其位　　　　　　　　　以面朝南命其位
左为西　右为东　　　　　　　　　左为东　右为西

图 1-1　四肢应四时图

着地球上几乎所有的微量元素,有机地结合形成人的生理结构。人体的生理结构是适应地表生活的,是受制于地表气候变化的,这种生理结构和地表的适应性亦可看成是一种天人相应关系。从能量上讲,由于人及在太阳、地球、月亮这个范畴内的万物的能量都没有超出或大于太阳、地球、月亮的能量,势必自身的能量场的运行规律都要顺从于太阳、地球、月亮的能量场运行规律,顺从于这个天。在这个层面上讲,天人是相应的。

3. 顺应了这个天体规律,人体的能量消耗减少,能量的使用时期就会延长,人体就会长寿;反之,违逆了这个天体规律,人体的能量就会消耗、逆乱,体内的内环境遭到破坏,就会导致机体功能损伤衰败,引发疾病,进而引发人的寿命减少。古人发现这个道理,设定了一个模式:"天人合一"。追求天人合一借以顺应天地这个大能量场,来达到其长生益寿的目的。此时的天人合一是一种理想状态,是一种有前提的科学模式。

中华先祖不断在探索和实践中把天地之间能量的变化进行记录、总结和归纳后,在《黄帝内经》的成书时期,已完整地记载了天与人相合的方法。

一如《素问·四气调神大论》所载:"春三月,此谓发陈,天地俱生,万物以荣,夜卧早起,广步于庭,被发缓形,以使志生,生而勿杀,予而勿夺,赏而勿罚,此春气之应,养生之道也。逆之则伤肝,夏为寒变,奉长者少。夏三月,此谓蕃秀,天地气交,万物华实,夜卧早起,无厌于日,使志无怒,使华英成秀,使气得泄,若所爱在外,此夏气之应,养长之道也。逆之则伤心,秋为痎疟,奉收者少,冬至重病。秋三月,此谓容平,天气以急,地气以明,早卧早起,与鸡俱兴,使志安宁,以缓秋刑,收敛神气,使秋气平,无外其志,使肺气清,此秋气之应,养收之道也。逆之则伤肺,冬为飧泄,奉藏者少。冬三月,此谓闭藏,水冰地坼,无扰乎阳,早卧晚起,必待日光,使志若伏若匿,若有私意,若已有得,去寒就温,无泄皮肤,使气亟夺,此冬气之应,养藏之道也。逆之则伤肾,春为痿厥,奉生者少。天气清净光明者也,藏德不止,故不下也。天明则日月不明,邪害空窍,阳气者闭塞,地气者冒明,云雾不精,则上应白露不下;交通不表,万物命故不施,不施则名木多死;恶气不发,风雨不节,白露不下,则菀槁不荣;贼风数至,暴雨数起,天地四时不相保,与道相失,则未央绝灭。唯圣人从之,故身无奇病,万物不失,生气不竭。逆春气,则少阳不生,肝气内变。逆夏气,则太阳不长,心气内洞。逆秋气,则太阴不收,肺气焦满。逆冬气,则少阴不藏,肾气独沉。夫四时阴阳者,万物之根本也。所以圣人春夏养阳,秋冬养阴,以从其根,故与万物沉浮于生长之门。逆其根,则伐其本,坏其真矣。故阴阳四时者,万物之终使也,死生之本也,逆之则灾害生,从之则苛疾不起,是谓得道。道者,圣人行之,愚者佩之。从阴阳则生,逆之则死;从之则治,逆之则乱。反顺为逆,是谓内格。是故圣人不治已病治未病,不治已乱治未乱,此之谓也。夫病已成而后药之,乱已成而后治之,譬犹渴而穿井,斗而铸锥,不亦晚乎!"

此节不仅写了怎样与天地相合,相逆的结果,还提出"治未病"的预防思想,直至今日都有重大指导意义。《黄帝内经》还记载了是什么人用什么方法总结出、实践出"天人合一"的方法:

"黄帝曰:余闻上古有真人者,提挈天地,把握阴阳,呼吸精气,独立守神,肌肉若一,故能寿敝天地,无有终时,此其道生。中古之时,有至人者,淳德全道,和于阴阳,调于四时,去世离俗,积精全神,游行天地之间,视听八达之外,此盖益其寿命而强者也,亦归于真人。其次有圣人者,处天地之和,从八风之理,适嗜欲于世俗之间,无恚嗔之心,行不欲离于世,被服章,举不欲观于俗,外不劳形于事,内无思想之患,以恬愉为务,以自得为功,形体不敝,精神不散,亦可以百数。其次有贤人者,法则天地,象似日月,辨列星辰,逆从阴阳,分别四时,将从上古合同于道,亦可使益寿而有极时"(《素问·上古天真论》)。

正是这些真人、圣人、贤人不断地用自己身体当实验品,去做与天相合的实验,总结出一整套"天人合一"的方法和结果,后世诸医家皆宗于此,将其发展得更加细微,充实整个中医体系,可以说整个中医体系就是"天人合一"的具体体现。"天人合一"是包括气、象、数、理的一体化文明,它不光指导着中医,

还被广泛应用指导着中国的诸多自然学科,音乐、武术、天文历算、哲学、堪舆、相学、养生学、文字、绘画、诗词等方方面面,充斥在各个角落。

"天人合一"依赖的是天人感应,感应就是信息物质相互渗透沟通,"天人合一"的核心思想讲出了一个道理,就是万事万物具有相互影响、相互渗透的特性,可谓"人与天地相参也,与日月相应也"。这个"参"通假"渗"。这种特性是中医体系建构的基础,这种渗透沟通特性,"气"是基础,气之间的感应是存在的基础条件。下面,我们来讲一下"天人合一"的基础——"气"。

(二)"天人合一"的基础条件

气是"天人合一"的基础条件。"气",是中医的核心概念,也是中国传统文化中的核心概念。对"气"认识和理解的程度,决定着人们对中医乃至中国文化的认识和理解。

古人对气的认识是从自然界中的天气现象而来的。气在甲骨文中就已经有记载了,甲骨文中"气"的意思是云气、雾气,许慎《说文解字》云"气,云气也。象形","云,山川气也"。在自然界中,地面上的水受热被蒸发后上升到空中,凝聚为云,下降为雨、露、霜、雪,这是最为典型的气升液降现象。人们对此早已是司空见惯,殊不知,中国古代的文明就是从这司空见惯中诞生的。

让我们认真、理性、客观、深入地来分析这个气升液降的自然现象。在这个气升液降的自然现象中,升降的对象是水,升降的过程是水的不同形态的相互转换,即由液态的水被蒸发后转换为气态的水分子上升聚集为云,进一步聚集的水分子转换成液态或者固态的水下降,表现为雨、露、霜、雪。升降的动力是温度的变化。

就地球上的大多数地方而言,由于昼夜的交替,必然带来昼高夜底的温度变化。如果我们把空间范围内的温度用整体的温度场的概念来认识,就很容易认识到温度场的基本变化模式:上下升降、整体开合。上下升降是指局部的温度场的昼上夜下的升降变化,整体开合是指整个的温度场呈现的昼散夜聚的开合变化。

温度场只是能量场中的一种,实际上在地球表面存在着一个极其复杂的能量场,其中包括电磁场、宇宙辐射、星球引力……共性是:它们是能量,有质却无形。

中国古代的智人透过自然界中的有形的天气现象,认识到了无形的能量场的存在,并赋予了云气,雾气更深的内涵,从而形成了代表中医乃至中国古代文明和文化的特征性的概念——"气"。

如果把能量称之为"气",那么,地球表面的这个能量场就是"天气"。就产生"天气"的源头而言,"天气"不是独立存在的,它依附于它的源头。但是相对人体而言,"天气"却是独立存在的,它营造了人类生存的无形的能量场的氛围和环境。常人忽略它的存在,科学承认它的存在,中医把握它的存在。"清阳为天,浊阴为地","地气"比"天气"浊,"气"清而行为"天气","气"浊而凝为"地气"。"地气"凝成固态,就是物体,或物质。这正是科学意义上的能量向物质的转化过程。"地气"往往依托于有形的物体、物质而存在,而物质和能量正是科学产生和存在的基础和意义。科学已经给我们提供了许多关于这方面的知识,不过,科学注重的是含有"地气"的物质,而中医注重的是物质所拥有的"地气"。所以,"气"又分阴阳,"天气"为阳,"地气"为阴。能量属于阳,物质属于阴,它们相互转化、消长。

人是天地造化的产物,人秉承着"天气""地气"而有"人气"。由于我们所处的星球是在有规律地运动着,所以,"天气""地气""人气"皆具有流动性和规律性。这种流动性和规律性被集中地记载在《易经》和《黄帝内经》之中,这正是"易医同源"的由来。

由于"人气"来自于"天气"和"地气",所以,人类就有可能通过"人气"认识到"地气"和"天气",从而有可能认识到不同层次的、对人有显著影响的"天气"和"地气"。"气"是能量,所以人们能够感受和认识到它的存在。"气"是无形的,所以,人们难以用观测有形的方法观测到"气"的存在。气之于人,它既是构成人体和维持人体生命活动的基本物质,又是人体脏腑功能活动的总称,同时在中医学中也指各种致病因素。

气的概念是一个庞大的系统,这个系统又是由不同"气"含义的子系统组成。要正确认识气,就要把气划分成不同层次来认识。

气可划分为三类:哲学之气、医学之气、生活中引申之气;本书主要讨论的是医学之气,包括自然界之气、生理之气、病邪之气、药物之气。在运用"气"概念时,就必须明确规定出所讲的气是什么层次的气。违反了气的层次划分,对气的认识和理解也就变得混乱不清。

气有以下几个特性:首先,气是一种物质;这种物质具有效能信息和运动性;其次,是具有"其细无内,其大无外"的特性。

气既是精微物质,也是一种能量。中国古代的元气学说认为,世界万物都是由连续形态的物质"元气"所构成,气与形是物质的两种基本形态。元气"聚则成形","散而归之太虚"。无形的气与有形的物质是可以相互转化的。气凝聚在一起则成形,形散化则为气。形是凝聚起来的气,气是分散化了的形。形是物质的密集的间断形态,气是物质的分散的连续形态。有形之物均由无形之气构成。现代物理学的理论和大量事实已经证明,质量与能量是可以相互转化的。爱因斯坦提出的质能关系的方程 $E=mc^2$ 表明,可以把质量看作是能量的一种形式——非常密集的形式,因为极少的质量就可以转化为极大的能量。相对论揭示了质量与能量相互联系相互转化的规律。

爱因斯坦对他所发现的 $E = mc^2$ 公式解释道："能有质量,而质量代表能,我们现在没有两个不灭定律,而只有一个即质量-能量不灭定律"。爱因斯坦以质量与能量可以相互转化为前提,将能量守恒定律和质量守恒定律合并成一个定律——质能守恒定律。在现代物理学中,物质(实物,有形有质)是由一份一份的质量组成的;辐射(场,无形有质)是由一份一份的能量组成的,所以可以把质量看作是能量的密集形态。能量的凝聚可以转变为质量,质量的分散可以转化为能量。在这种认识下,现代物理学的理论与中国古代元气学说就有了极其相似的一种自然观:世界是物质的,这种物质是自然界的客观事实,它不为意识支配,又能为意识所反映。质量与能量都是这种客观实在,是物质的两种基本形态。能量与质量既然可以相互转化,那么能量必然是物质的一种形态。质量(实物)是物质的凝聚的间断形态,能量(场)是物质的分散的连续形态。连续形态的物质——能量(场)通过凝聚可以转变为间断形态的物质——质量(实物);间断形态的物质——质量(实物)通过分散而归结为连续形态的物质——能量(场)。世界万物都是由连续形态的物质——能量(场)所组成的。能量是组成世界万物的元物质。能量"聚则成形",成为实物;"散而归之太虚",归于场。从相对论的质能守恒定律来看,中国古代元气学说中的气相当于能量,形相当于质量(实物),太虚相当于场。有形之物——质量都是由无形之气——能量凝聚而成的。质量为形,能量为气,质量与能量的相互关系正好是形与气的相互关系。从质能守恒和转化定律看,气既是能量,也是一种物质。但气这种物质指的并不是实物,而是组成一切有形之物的精微物质,是组成所有实物的元物质——能量。因此,气既是能量,是人体脏腑功能活动的推动力,也是组成世界万物的元物质,是构成和维持人体生命活动的精微物质。这种物质的运动过程也是传递生命信息的过程。从现代物理学中信息论的观点来看,系统的运动过程本质上是信息传递和转换的过程,也就是信息在系统中的流通过程。因此,信息方法的特点就是从信息的观点出发,把系统的运动过程当作信息传递和转换的过程,通过对信息流程的分析处理以达到对某个复杂系统运动过程的规律性认识。系统的功能活动或运动过程是系统内信息的传递和转换即信息流通的表现。信息流一旦停止,系统的运动或功能活动也就停止了。气实际上是具有质量、能量、信息三位一体的物质,是人体生命活动的必需条件。

于人体而言,气这种精微物质运动所产生的动力,以及这些物质在运动过程中所传递的信息,如人体基因所携带的能量和信息等,对人体的生长发育、脏腑运转、体内物质的运输、传递和排泄有着重要的推动作用。

气的推动作用具体表现在:

第一,推动生长发育。气在运动过程中将它所携带的效能传递给各组织器官,促进人体细胞分化成熟、器官系统功能完善以及肌肉、骨骼生长,完成人体正常的生长发育功能。所以如果气不足,则会导致机体生长发育的迟缓或出现早衰。如儿科疾病中的囟门不闭、五迟、五软、发育不良等疾病都是因为先天元阴与元阳不足,导致生成不足,从而引起生长发育的障碍。

第二,推动机体新陈代谢。新陈代谢是否旺盛,取决于机体各细胞是否活跃,而细胞活动所需的动力又来自气所携带的效能,所以气的盛衰决定着人体新陈代谢是否旺盛。而新陈代谢旺盛,人的精神状态就好,反之,精神状态就差。所以气不足最典型的外在表现就是神疲乏力、精神不振。

第三,推动物质运输。气是物质与分子的一种运动,在运动过程中势必会产生一定的动力,这是体内各物质进行循环、运输、传递和排泄的动力基础,如血液循环、淋巴循环、神经递质的传递、细胞内外物质的交换、代谢产物的排泄等,都需要气的运动来提供动力。当气不足时,体内物质的运输和排泄也会受到影响,出现如血液流动缓慢、水液排泄障碍、代谢产物在体内过多积聚等病理现象。

第四,推动脏腑运转。前面已经讲到,脏腑功能的实现,其实质是气所携带的效能在不同器官上的释放。比如说气作用于心,实现心的搏动;作用于肺,实现肺的呼吸运动;作用于肝,实现肝的解毒、代谢功能;作用于肾,实现排泄尿液的作用;作用于胃,实现胃的蠕动和分泌胃液的作用等。当气不足时,各个组织器官、脏腑系统的功能活动就相应低下,出现诸如心跳缓慢甚至停跳、血压下降、胃肠蠕动减慢、消化能力下降等病理现象。

气由于具有物质性和运动性,除了推动作用,还具有以下的功能:

1. 温煦作用　气的运动是人体能量的来源,气所含的物质、分子的运动会产生热能,这个热能是人体维持体温恒定的保障,当气亏损或不足时,就会导致体内能量产生不足或是细胞组织活力不足,从而出现畏寒喜暖、四肢不温、体温低下等症状。

2. 防御作用　气是人体所有功能得以实现的原动力,所以气的盛衰决定着人体免疫能力和防御系统功能的好坏。气旺则防御能力强,弱则防御能力差,而防御能力差就会容易感受外邪,进而导致疾病。

3. 固摄作用　固摄有两方面含义,一是固定,二是摄纳。固定是指气能使人体各器官脏腑都固定在体内某一特定的位置,从而保证其正常的生理功能。脏腑器官在体内的固定位置,是靠结缔组织、系膜等的张力来维持的,而结缔组织、系膜细胞的张力又需要气来提供,当气不足时,张力就会变小,对脏腑器官的固定作用就下降,从而出现脏腑下垂的病理现象。摄纳则是指气对体内各物质具有控制和保护作用,使这些物质能在体内正常地运行,不随便流失或过度排泄到体外。比如说使血液在脉管中运行,不随意渗出到脉管外;控制汗液、唾液、尿液、胃液、肠液、精液的分泌和排泄,防止因为分泌或排泄过度而影响到机体的正常运转等。这是因为气是细胞活力的原动力,气旺则细胞活力旺盛,细胞之间的联系就紧密,对液态物质的包裹和控制能力就强。反之,当气不足时,则会导致各细胞之间空隙增大,液态物质通过间隙过分流失到体外,从而出现多汗、多尿、出血、大便滑泻、流涎、遗精、早泄、带下过多等病理现象。

气还具有"其细无内,其大无外"的特性。气是系统与外界出入交换的物质、能量、信息。生物体是一个物质能量信息的开放系统。在正常生理过程中,当机体内部由于分解代谢,使其内部的有序结构不断遭到破坏时,体内的整体功能减弱,机体的无序状态增加;与此同时,机体又通过不断地从外界接收物质和能量,在机体内部合成高度的有序结构,来稳定机体平衡。这样,就有连续的但不规则的物质、能量、信息流过机体。正是通过与外界进行物质能量的出入交换,机体才能够保持一定的稳定的有序状态,才能维持生命的存在。生物体的新陈代谢不仅有物质代谢和能量代谢,而且还有信息代谢。在不同的场合下,不同的气有时主要表现为能量,有时主要表现为物质,有时主要表现为信息,有时则主要表现为信息流基础上的功能活动。生命活动的实质,就在于不断地耗散外界的物质能量信息,即不断地进行物质能量信息的出入交换。对于生命系统来说,一旦物质能量信息的出入交换停止了,生命也就结束了。

中医的气学理论特别强调气的"出入升降",认为"非出入,则无以生长壮老已;非升降,则无以生长化收藏。是以升降出入,无器不有。故器者生化之宇,器散则分之,生化息矣"(《素问·六微旨大论》)。气的"出入升降"就是物质能量信息的出入交换和定向流通。没有物质能量信息的出入交换的定向流通,系统就不会有"生长壮老已"和"生长化收藏"的发展变化。对于一个没有物质能量信息出入交换的孤立系统来说,最后达到平衡态,没有了差距,就没有了流动的必要,也就没有了系统的运动性,机体内也没有了气机的转换,成为一种"死"的结构。所以,"升降出入,无器不有",任何"器"都有物质能量信息的出入交换和定向流通。"故器者生化之宇",说明"器"不是平衡态的,是具有能量差的,有着运动性的系统结构。"器散则分之,生化息矣",说明系统结构完结或破损以后,系统发展变化的生命力也就没有了。中医把气的"出入"看作是生命存在的先决条件,认为"出入废则神机化灭"。这就是说,如果物质能量信息的出入交换停止了,生命也就结束了。气就是系统与外界进行出入交换的物质能量信息。

正因为如此,才能毫无困难地将无限小的气和无限大的气衔接起来,将天地之气和人气相通。气具备了这种特性,才使"天人合一"的形式变为可能,所以气是"天人合一"的基础条件。

（三）人与天地沟通的渠道

"生命是整个自然的结果"，是自然界发展到一定阶段的自然产物。古人云"天覆地载，万物方生"，万物是由物质、能量、信息组成的。物质能量信息是三位统一体，它们是同一客观实在的三个方面，是组成任何系统乃至整个世界的三大要素。物质和能量在空间和时间上的不均匀分布，就会产生动力，形成能量的流动，古人将其称之为"气"，并指出"天地万物皆具乎气"。那么"气"又是怎样和人相渗透的，或者说"气"是怎样和人转化能量以支持生命呢？这就涉及三种气的转化。

气分为三类：气、炁、氜。

（1）气：是天然大气的气，无形无味，无规则，无一定的运行路线，即存在于自然界，无处不有，荣养万物。

（2）炁：是人体原有的精微物质，是体内的能量流，它虽然看不见，摸不着，却有质量，是有质无形之炁，中医又称正气，《黄帝内经》云"气盛，则邪不干正"，即此炁，亦称真炁，"真炁者，所受于天，与谷气并而充身者也"（《灵枢·刺节真邪论》）。真炁包括了中医所说的宗气、中气、营气、卫气、大气。

宗气：由荣卫之气及胸中清气所组成，为后天之气，积于胸中，藏于气海，功能是鼓血运，司呼吸，是肺心之气的表现。《灵枢·邪客》说"宗气积于胸中，出于喉咙，以贯心脉，而行呼吸焉"，即说明宗气与人体血行、呼吸、言语有密切关系。

中气：是脾胃运化之动力，亦称胸中大气，是托系五脏上举不陷之气。胸中大气上输于脾，脾气散精，上归于肺，通调水道，下输膀胱，水精四布，五经并行，使五脏生理功能适应四时的自然规律。它通过口鼻呼吸及饮食来转化存在自然界的气，及食物之中的谷气，转化成体内之炁，以满足人体自身之需要。是脏腑气化活动的基本要素，是维持人体生命活动的保证。

营气：营气是气化血液之气，具有营养、化生血液两个方面的功能。营气主要由脾胃中的水谷精气化生，行于脉中，成为血液的组成部分，并营运周身，发挥着营养作用。

卫气：卫气具有保护机体不受外邪侵犯的作用，它行于脉外，流动迅速，活动力强，具有防御外邪，温煦脏腑、肌肉、皮毛，调节肌腠开合、汗液排泄的功能。卫气和营气相偕而行，流行于全身，维持着人体内环境和外环境的平衡。

（3）氜：是有光、有色的氜，是人体内含有微粒子的能量流，可以测量出来，形成人体生物场。它是十二经络的实质，是五脏六腑阴阳升降运化的最终结果，随着人体之气的消长而增减，它是支持人的元神、识神的运动，脏腑功能的原动力，此气称祖气、原气或命门之气，属先天之气，根于命门，出于肾，为人身气之动源，人体诸气之根。《景岳全书·传忠录·命门余义》曰："命门元气之根，为水火之宅，五脏之阴气，非此不能滋。五脏之阳气，非此不能发。"

这三种气在自然界及人体内相互转化,将能量吸收入体内,以支持人体之需。三气是怎样转化的呢?整个自然界到处充满了气,迷漫大地,万物皆生长于内,人在刚一受精之时,即生成祖炁,即原炁。清代黄元御称之为"阴阳肇基,爰有祖炁",即为先天之气。人依赖鼻之呼吸,将自然界之"气"吸入体内而转化成"炁",依赖口之饮食,将外界食物纳入体内,通过脾胃之消化、吸收,将食物中的谷气转化成"炁",鼻与口之一出一入将外气与食物中的精微物质转化成"炁",来支持人体的能量之需,故云:"肾炁为先天之源,脾(炁)为后天之本。"脾炁主升,将谷物中精微物质分解吸收,引而上行。精微物质上升使气血流通,挟体内肝、肾之炁上行,以润心脑。清炁上升,精炁所至,耳聪目明,七窍灵敏;胃炁下降,将谷物内糟粕杂质分离,浊炁下降,降至跟踝,故下盘坚实、稳固。糟粕下行,经直肠而排出体外,以洁脏腑。心肺之"炁",随"胃炁"下沉,以温暖下元,保持着人体正常的体温,维持脏腑进行生理活动所适宜的温度条件。中气使五脏六腑有形之体升举,坚于本位而不致下陷,祖炁和中气推脾炁上升,压胃炁下降,维系后天之炁的转化、升降平衡。后天之炁充斥体内,五脏之炁充足饱满,外在之气能很快转化成内炁,内炁充盈,将体内之炁,升华凝聚成炁,气挟体内原精上补于脑,下行于全身,沿经络血脉运行,炁则充足,卫外之炁充盈则邪不干正,炁足则身轻体健,炁足则耳聪目明,炁足则十二经循行平衡,内部代谢正常,身体则良性循环。如果这三气的转化过程出现问题,则诸症从此而生。

(四)"天人合一"是中医升降学的源起

人体合于天地是由于天地和人体都同在一个大气环境,运行规律和特性都是遵循气机运行规律和特性,万物皆遵此运行规律,故老子曰:"万物负阴抱阳,冲气以为和"。古人取天地之间万物,分其阴阳属性,来治疗人之阴阳二气之偏,形成中药学。气机运行,则是依赖于升降,故《黄帝内经》云:"出入废则神机化灭,升降息则气立孤危。故非出入,则无以生长壮老已;非升降,则无以生长化收藏。"当我们明白天地人皆一理,就会领悟人体运行奥秘,顺其生之大道,此上医之法。因此"明乎脏腑阴阳升降之理,凡病皆得其要领"(《医学求是》)。气是"天人合一"的基本条件,三气转化是"天人合一"的转化方法,没有气,没有三种气的转化,没有阴阳升降,就不可能"天人合一",也就不可能产生以气、阴阳、五行、十二经络为基础的中医学体系,更不能产生阴阳二气升降学说。天人合一是中医升降学说的源起。

三、沿　革

(一)观天察地知升降

人居天地之间,是自然的产物。人类的身体就是顺应太阳系地月星系环境,适应地球地表环境生存的产物。人体内能量和生理运动必然受到天地能量消长规律的影响。

人类在漫长的发展进化中,当思维发展到能够把自身与自然界明确区分开的时候(大约相当于旧石器时代晚期),人们便开始思考自然界的奥秘,力图认识自然,利用它以满足自身的需要。但由于生产水平和认识能力的低下,对于人类自身、人类社会和自然界的认识只能产生直观、具体的观念,还不能产生各种抽象的思想体系。随着人类社会的进化、发展,人类进入到农业社会。农业发展初期,由于播种和收获等农事活动的需要,人类开始探索农业生产的季节规律,出现了春种、夏长、秋收、冬藏的概念。春秋战国以后随着铁制农具的出现,农业生产对季节的要求更高了,就逐渐形成了节气的概念。春秋时已用土圭测日影定节气。最初只有夏至、冬至,随后逐渐增加了春分、秋分及立春、立夏、立秋、立冬。西汉《淮南子·天文训》中始有完整的二十四节气的记载,它是以北斗星斗柄的方位定节气。定立春为阴历的正月节(节气),雨水为正月中(中气),依此类推。全年共十二节气和十二中气,后人就把节气和中气统称为节气。由于地球每365天5时48分46秒围绕太阳公转一周,每24小时还要自转一周。地球旋转的轨道面同赤道面不是一致的,而是保持一定的倾斜,所以一年四季太阳光直射到地球的位置是不同的。以北半球来讲,太阳直射在北纬23.5°时,天文上就称为夏至;太阳直射在南纬23.5°时称为冬至;夏至和冬至即指已经到了夏、冬两季的中间了。一年中太阳两次直射在赤道上时,就分别为春分和秋分,这也就到了春、秋两季的中间,这两天白昼和黑夜一样长。反映四季变化的节气有:立春、春分、立夏、夏至、立秋、秋分、立冬、冬至8个节气。其中立春、立夏、立秋、立冬叫作"四立",表示四季开始的意思。反映温度变化的有:小暑、大暑、处暑、小寒、大寒5个节气。反映天气现象的有:雨水、谷雨、白露、寒露、霜降、小雪、大雪7个节气。反映物候现象的有惊蛰、清明、小满、芒种四个节气。节气交替是太阳对地球能量消长升降所产生的结果,节气交替产生的天气变化导致气象中的温度、湿度和气压的变化,对人身体有着重要影响,导致人体内的生理活动具有节律性的特征。近代医学家通过科学研究发现:人的血红蛋白在夏季降低,在冬季升高;人体的白细胞在冬季较高,12月份最高;人体的血小板在3~4月份较高,在8月份降低。成年人的凝血酶原在冬、春季时低,并在气团活动及气压变化时出现波动;人体内的纤维蛋白原冬季低于夏季。人体内的血清蛋白,总蛋白数自冬至夏会减少,白蛋白夏季高,冬季低;球蛋白冬季高,夏季低;人体二氧化碳的结合力在12月份最高,6月份最低;人体的血磷在2月份最低,夏秋最高;人体的血钙在2~3月份最低,8月份最高;血镁在2月份最低,12月最高;血碘在冬季最低,夏季最高等。此类表现,均是人体受制于天地运行节律的体现,亦是人体内能

量和生理运动必然受到天地能量消长规律的影响的体现。

中国古人通过"仰观天文、俯察地理、远观诸物、近取诸身"的方法,透过种种表面现象,发现万物是由一种基本能量支配的,并给这种元素命名为"气"。气是不断地运转着、升降着、相互制约转化着的。随着气(能量场)的运转消长,产生寒、热、温、凉的温度变化。寒和热是两个极端,中间是温和凉。寒热两个极端是可相互转化的,温和凉是寒热转换的中间状态。气寒则凝结成形,产生出有形有质的东西。气温或凉,产生出无形有质和有质无形的东西。当气热之时,是气化最活跃之时,产生出无形无质的东西。万物就这样处于不同的状态,形成了这世间百态。

(二)《黄帝内经》奠定核心位

两千余年前,气机升降理论已形成体系,在《黄帝内经》里就指出"升降出入,无器不有"(《素问·六微旨大论》)。并认为气不仅是物质性的,而且具有无限的生命力;认为由气构成的整个自然界始终处于运动和变化的状态之中。《素问·六微旨大论》说:"气之升降,天地之更用也。"指出天地能量的运动是以升降运动形式存在的。地气上升到一定程度,就会因天气的作用而下降;相反,天气降落到大地后,又会因地气的作用而上升。"升已而降,降者谓天;降已而升,升者谓地。天气下降,气流于地;地气上升,气腾于天。"(《黄帝内经·素问·六微旨大论》)这种天地之气的上下之间的相引相召,造成气的相互作用和升降,从而引起世界万物各种各样的变化。自然界这种物质运动变化的基本原因是:"天地之阴阳者,应天之气,动而不息,故五岁而右迁;应地之气,静而守位,故六期而环会。动静相召,上下相临,阴阳相错,由变而生也。"(《素问·天元纪大论》)生命起源与升降相因、形气相感的密切关系都一一得到解释:"太虚寥廓,肇基化元,万物资始,五运终天,布气真灵,总统坤元,九星悬朗,七曜周旋,曰阴曰阳,曰柔曰刚,幽显既位,寒暑弛张,生生化化,品物咸章。"(《素问·天元纪大论》)而人是"上下之位,气交之中,人之居也"(《素问·六微旨大论》)。并且,《黄帝内经》许多章节详细论证了升降运动存在于生命运动全过程,并且维持生命运动本身。

在《黄帝内经》奠定了升降理论系统后,后世医家更是阐真发挥,东汉张仲景在《伤寒杂病论》中首先提出六经辨证和辨证施治的观点。六经之中皆有升降,太阳病是出入之机的失调,阳明病是阳土之气的不降,少阳病是气机升降的不畅,太阴病是阴土之气的不升,少阴病是水火升降的紊乱失常,厥阴病是气血升降的逆乱。阳明腑实证、太阳病失治误治而致的寒热互结、痞症证候;出入失常之少阳证;邪陷太阴之脾阳不升证;少阴寒化、寒水上逆证;厥阴病肝肾不升、寒凝于下、胆胃不降积热于上之上热下寒证,皆是由升降失调所导致的。张仲景还创立了调和气机紊乱的治法方剂,如:承顺胃气下降的大小承气汤、调胃承气汤;运用桂枝加桂汤治疗奔豚寒气上逆之证;运用奔豚汤治疗奔豚热气上冲之证等;在杂病方面,用风引汤类方剂来平降,用建中汤类方剂来提升气机。张仲景首次将脏腑气机升降的理论运用到临床辨证论治之中,制订了系统的、行之有效的治法和方剂。如:应用五个泻心汤治疗心下痞就是代表。"心下痞"可见于伤寒,又可见于杂病,为临床常见的一种疾病。它的成因,可来自伤寒的误下,又可发生于饮食不节和脾胃不和,故它应属于脾胃病的范畴之内。但是,"心下痞"的病位很有特殊性,因为"心下"处于胸之下、腹之上的夹隙,而为阴阳之交,所以脾气之升,胃气之降无不以"心下"的交界为必由之路。为此,"心下痞"的出现,多反映人的阴阳上下不和,升降不利,以及脾胃失调的问题。半夏泻心汤证、生姜泻心汤证、甘草泻心汤证,属于脾胃不和、升降出入失调的一类;大黄黄连泻心汤证、附子泻心汤证属于火上水下、阴阳不交的一类。两类心下痞,病变却有脾胃、心肾之分,但都以上下、升降的阴阳失调为成因。张仲景在临床上的辨证论治之中,应用脏腑气机升降的理论制定了系统的、行之有效的治法和方剂,是临床应用升降理论的开山祖师。

从战国到三国的七百多年间,在经济、科学文化都得到飞速发展的同时,中医药也发生了质的飞跃。在以往的医药实践经验不断积累丰富的基础上,进入了理论总结的阶段。

(三)一源多歧分流派

隋唐时期,对阴阳升降学说更多的是应用,巢元方的《诸病源候论》以升降失调来解释病理变化,例:"肛门,大肠候也。大肠虚冷,其气下冲者,肛门反出"。王焘在《外台秘要》中不但以升降阐述病机,还收载升清阳、降逆的方剂,例如"肺主气,气有余则咳喘上气。此为邪搏于气,气壅滞不得宣发,是为有余,故咳嗽而上气也","其状喘咳上气,多涕唾,面目浮肿,则气逆也",当以苏子煎降肺平喘。若肺气上逆伤动五脏,扰于胃,兼胃逆呕吐者,又当以通气丸降肺和胃镇逆。大医学家孙思邈在《备急千金要方》中认为:邪气内犯不仅使六腑之气上逆,而且内扰五脏,使气机不得收藏,所谓"邪气入内,行于五脏则咳,咳则多涕唾,面肿气逆",实则为"邪气逆于六腑,淫虚厥于五脏",其所拟温胆汤的命名就深含升降理论。

与此同时,唐代另一位医学大家王冰在其所著的《重广补注黄帝内经素问》中,对气机升降方面的论述也别有见地,"夫毛羽倮鳞介,及飞走蚑行,皆生气根于身中,以神为动静之主,故曰神机也;然金玉土石,熔埏草木,皆生气根于外,假气以成立主持,故曰气立也","如出入废则神去而机息,升降息则气止而化绝",强调了升降出入对于人体的重要性。"包藏生气者,皆为生化之气,

触物皆然。"指出升降出入是万物的共性,大则包含天地,小则诸身之器,都是生化的器宇。"凡物之窍横者,皆有出入去来之气。窍竖者皆有阴阳升降之气往复于中。""虚管溉满,捻上悬之,水固不泄,为无升气而不能降也;空瓶小口顿溉不入,为气不出而不能入也。"以常见的物理现象解释"升无所不降,降无所不升,无出则不入,无入则不出"的生理现象。"出入谓喘息也,升降谓化气也",指出升降出入之气就是生气,所以"居常而生,则未之有屏出入息、泯升降气而能存其生化者",再次强调了呼吸出入、升降化气对于生命的意义。由于这些大医家在临床上大量使用,使阴阳升降学在唐代临床上发挥了极大的作用。

　　经过唐代的逐步积淀,到宋元时期,升降学说蓬勃发展。宋、金、元时期是中医学历史上的重要转折点。由于宋代统治者大力发展文人统治,注重文人的培养,知识分子的社会地位得到提高,还专门设置律学、算学、医学等培养专门人才的学校,这样就使一部分文人进入医学领域,提高了医学领域的文化素质。宋代科学技术的蓬勃发展,又造就了医药学的突出成就。在医学界,当时是百家争鸣、各抒医理。在这种学术气氛中,气机升降学说得到了进一步的发展。

　　许叔微在《普济本事方》中讲到"顺气木香散治气不升降",用顺气木香散来治疗呕逆恶心,胸膈痞满,胁肋胀闷,噫气吞酸,不思饮食,大便不调,腹痛等症。对肠风下血之症,许氏认为是一种下虚证。"阳气不升,血随气而降者","却宜服温补药"。许氏继承了唐代阴阳五行升降学说,并大量用于临床,还进一步认为"腰肾气盛,是为真火,上蒸脾胃,变化饮食,分流水谷,从二阴出,精气入骨髓,合荣卫行血脉,营养一身",将肾在升降之中的地位突出来。

　　金元四大家的出现,把升降理论又推上了一个高潮。金元四大家之一的河间学派代表人物刘完素从运气角度出发,以"水火升降失常,一水不胜五火"来建立其理论:"盖天一而地二,北辨而南交,入精神之运以行矣。拟之于象,则水火也。画之于卦,则坎离也。两者相须,弥满六合,物物得之,况于人乎。"(《素问病机气宜保命集·原道论》)刘完素认为天人合一,皆有水火升降运动。水升火降,相互制化,坎离相交,机体功能顺畅康泰。然而,天气为阳善动,六淫邪气易致火化,火热相并,煎熬真阴,体内阴水不足,水少而不能升,阳旺于外,故开创易水一派,以苦寒之三一承气汤之属在内泄其里热(《伤寒直格》),以达到"以寒养水而泻火"(《素问玄机原病式》)、"开信道路,养阴退热"(《素问病机气宜保命集》),维持水火平衡,水火升降复常的目的。其"法之与术,悉出《内经》之玄机"(《素问病机气宜保命集·自序》),于火热病证,详加阐发。刘完素提出"脏腑六气病机"之说,宗《黄帝内经》"天人相应"之理，以为人亦一小天地，于人体之内存有类于天地五运六气之兴衰变化。刘完素在《素问玄机原病式》一书中，把五脏之病归于五运，并独具灼见地将人体脏腑的虚实与六气的变化相联系，提出了脏腑六气病机说，将五运六气直接用于人体，对升降学说颇有贡献。刘完素倡玄府气液之说，以为玄府是气液升降出入运行的通道，"玄府"这一概念，早在《黄帝内经》中已有论述："所谓玄府者，汗空也。"（《素问·水热穴论》）但刘完素认为"玄府"不仅专指汗孔而言，且不唯独具于人。张从正曰："然玄府者，无物不有。人之脏腑、皮毛、肌肉、筋膜、骨髓、爪牙，至于万物，悉皆有之，乃出入升降，道路门户也。"（《儒门事亲》）可见，刘完素对玄府的认识已超越《黄帝内经》所述的汗孔概念，而是将人体各种组织的腠理统称为"玄府"，并明确论述了玄府为气液升降出入运行之通路。

金元四大家之一的易水学派代表人物张元素则以脏腑寒热虚实的论点来分析疾病的发生和演变，以气机升降盛衰变化来分析病理反应和研究治疗方法，完善并积极运用脏腑辨证方法，自成脏腑寒热虚实辨证的学说体系。在药学的研究上，以《黄帝内经》所论气味厚薄寒热阴阳为基础创造了"气味厚薄寒热阴阳升降图"，将中药以阴阳五行升降学说来分类，在《医学启源》中详细阐述了药物的升降浮沉之性，从气味中分厚薄，从阴阳中分阴阳，指出气薄者当升，但未必全升；味薄者当降，但未必全降。张元素对这理论有着深刻的体会，他说："升降者，天地之气交也。茯苓，淡，为天之阳也。阳当上行，何谓利水而泄下？《经》云：'气之薄者，乃阳中之阴。'所以茯苓利水而泄下；亦不离乎阳之体，故入手太阳也。麻黄，苦，为在地之阴也，阴当下行，何谓发汗而升上？《经》云：'味之薄者，乃阴中之阳。'所以麻黄发汗而升上；亦不离乎阴之体，故入手太阴。附子，气之厚者，乃阳中之阳，故《经》云'发热'。大黄，味之厚者，乃阴中之阴，故《经》云'泄下'。粥，淡，为阳中之阴，所以利小便。茶，苦，为阴中之阳，所以清头目。"正因为张氏对这方面有着精深细致的认识，提出要掌握药物在体内的升降趋向，必须综合掌握"药类法象"即药物的气和味。张元素用药物气味厚薄升降浮沉的理论将常用的药物分为五类：风升生、热浮长、湿化成、燥降收、寒沉藏。在对药物分类时，非常注重气味厚薄、升降浮沉的异同及其辩证关系。张元素的升降理论相对来说比较系统化，蕴含在他的整个医学理论体系中，并深深影响脾胃论大家李东垣的学术成长。

金元四大家之一的补土学派代表人物李东垣则指出："若不达升降浮沉之理，而一概施治，其愈者幸也。"（《脾胃论》）并专门作了一篇《天地阴阳生杀之理在升降浮沉之间论》，以明阴阳升降学之理。其学崇《黄帝内经》《难经》，临证治验丰富，对脾胃与元气之关系做了重要的发挥，提出"内伤脾胃，百病由生"之论点，独具见地。

　　李东垣认为，自然界一切事物都是时刻运动的，其运动形式，主要表现为升降浮沉的变化，而这种变化决定了"天地阴阳生杀之理"。正常情况下，升降相替，沉浮更变。天地四时之气：春夏主升浮，万物由初萌而趋郁茂；秋冬主沉降，万物由收敛而致潜藏；长夏土气居中，承先启后。这一年之气的升降，唯长夏土气居于中央，为浮沉变化的枢纽。而人身精气的升降运动，亦赖脾胃居于其中以为枢纽。故李东垣在其所著《脾胃论·天地阴阳生杀之理在升降沉浮之间论》中曰："经言岁半以前，天气主之，在乎升浮也……言岁半以后，地气主之，在乎降沉也……升已而降，降已而升，如环无端，运化万物，其实一气也。"推及人体，亦是同理。脾胃属土，为气机升降之枢纽。因此，李东垣指出"盖胃为水谷之海，饮食入胃，而精气先输脾归肺，上行春夏之令，以滋养周身，乃清气为天者也；升已而下输膀胱，行秋冬之令，为传化糟粕，转味而出，乃浊阴为地者也"（《脾胃论·天地阴阳生杀之理在升降沉浮之间论》），"地气者人之脾胃也，脾主五脏之气，肾主五脏之精……二者俱主生化，以奉升浮，是知春生夏长，皆从胃中出也"（《脾胃论·阴阳寿夭论》），说明脾胃不仅将水谷之精气灌溉四脏，滋养周身，同时排泄废物，还推动了脏腑精气的上下流行，循环化生。因此，李东垣认为脾胃是人体气机升降之枢纽。

　　李东垣认为脾胃内伤致病，是由于人体升降浮沉的气化功能活动发生障碍或被破坏所致。他在《脾胃论·天地阴阳生杀之理在升降沉浮之间论》中指出："或下泄而久不能升，是有秋冬而无春夏，乃生长之用，陷于殒杀之气，而百病皆起；或久升而不降亦病焉"。由于升浮的失常，影响了正常的沉降，以致"清气不升，浊气不降，清浊相干，乱于胸中，使周身气血逆行而乱。"（《脾胃论·长夏湿热胃困尤甚用清暑益气汤论》）所以脾胃气虚，升降失常，便会产生种种病变。李东垣在治疗中重于补脾胃，益元气，畅气机，非常重视升降浮沉之理，创造了一些治疗气机升降紊乱病的有效方药，如以补中益气汤治脾虚气陷之脏器下垂证，用升阳益胃汤治"肺之脾胃虚"，使胃气升发则肺气自复等方剂。并强调胆助升发之用，认为"胆者，少阳回春之气，春气升则万化安。故胆气回春，则余脏从之"（《脾胃论·脾胃虚实传变论》）。李东垣所论升降，侧重于升发一面，他认为只有谷气上升，脾气升发，元气功能充沛，生机才能洋溢活跃，阴火才会戢敛潜藏。与此相反，若谷气不升，脾气下流，元气将会亏乏和消沉，生机也必然受到影响，因而不能活跃起来。这样，阴火即可因之上冲而为病。所以，他在理论上就非常重视升发脾之阳气，在治疗时就喜用升麻、柴胡，以遂其生升之性。并由此提出"胃虚则脏腑、经络皆无所受气而俱病""脾胃虚则九窍不通""胃虚，元气不足，诸病所生"等论点，以强调升发脾胃之气的重要性，而构成其"土为万物之母"之说。李东垣在主张升发脾胃之气的同时，也注意到潜降阴火的另外一方面。他认为升胃气和降阴火，是相反相成的，因胃气的升发，促成了阴火的潜降；阴火的潜降，亦有助于胃气的升发。李东垣详细地阐述了脾胃的升降机制，并系统地提出一套脏腑气机升降理论及其治疗原则，是升降学说中的标志性学者。

金元四大家之一的滋阴学派代表人物朱丹溪则认为："气机结聚而不得发越也，当升者不得升，当降者不得降，当变化不得变化，此为传化失常，六郁之病见矣。"（《丹溪心法》）治疗主张升降气机，代表方剂是越鞠丸，方中有升有降，行散气机之六郁。

丹溪学说源于《黄帝内经》，继承了刘、张、李诸家学术思想，阴阳的升降既有阳升阴降的一面，又有阴升阳降的一面。李东垣曾论阳升阴降，特重于阳气的升发。朱丹溪接受了李东垣的观点，在论治阳气不升时也主用升阳益气。然而，朱氏又以"阴阳比和"为出发点，阐明了阴升阳降的问题。因为要达到阴阳比和，则必须以阴升阳降为基本条件。这对东垣学说是一个很大的补充。朱丹溪认为，在生理状况下，人身之身"阳往则阴来，阴往则阳来，一升一降，无有穷已"（《局方发挥》）。以五脏而言，"心肺之阳降，肾肝之阴升"（《格致余论·鼓胀论》），而脾居其中；以水火而言，"心为火居上，肾为水居下，水能升而火能降，一升一降，无有穷已"（《格致余论·启中补益论》）；以气血而言，"气为阳宜降，血为阴宜升，一升一降无有偏胜，是谓平人"（《局方发挥》）。说明阴阳、水火、气血的正常，是阴平阳秘、水火既济以及气血冲和之重要保证。

阴升与阳降是彼此相关的，而在五脏之中，脾土"具坤静之德，而有乾健之运"（《格致余论·鼓胀论》），促成了心肺之阳与肝肾之阴的升降。

凡六淫外侵、七情内伤、饮食失节、房劳致虚等因素都可以导致升降失常而产生各种病证。因此，朱丹溪在治疗上极其重视脾土之阴而助其转输。对于阴虚阳盛则重视"补阴抑阳"，特别强调养阴益血的作用，指出"补养阴血，阳自相附，阴阳比和，何升之有？"朱丹溪采用升补阴血以达阴升阳降的治疗目的。用阴升阳降达到"阴阳比和"，是朱丹溪对阴阳升降的独特见解。朱丹溪的阴阳升降观点不仅与《相火论》《阳有余阴不足论》有着密切的关系，亦是其理论临床的依据。

李东垣主升阳举陷，朱丹溪主滋阴降火，一阴一阳，一升一降，一寒一热，各有精到之处，两位之学合二为一，则可完全透视出升降之学的内容。

金元时期攻邪派大家张从正，以攻击邪气作为治病的首要目标，强调邪留则正伤，邪去则正安之理，善于运用汗、吐、下三法。他的学说是汲取了《黄帝内经》《伤寒论》和刘完素的火热理论而形成的。

张从正认为《黄帝内经》中所谓"东方实，西方虚，泻南方，补北方"之说，

实际上"此言肝木实而肺金虚,泻心火补肾水也。以此论之,前所谓六补者,了不相涉"(《儒门事亲》),从另一个角度阐述升降。他指出:"然玄府者,无物不有。人之脏腑、皮毛、肌肉、筋膜、骨髓、爪牙,至于万物,悉皆有之,乃出入升降,道路门户也。故《黄帝内经》曰:出入废则神机化灭,升降息则气立孤危。故非出入,则无以生长壮老已;非升降,则无以生长化收藏。是以升降出入,无器不有。故知人之眼、耳、鼻、舌、身、意、神、识,能为用者,皆由升降出入之通利也。有所闭塞,则不能用也。若目无所见,耳无所闻,鼻不闻香,舌不知味,筋痿骨痹,爪退齿腐,毛发堕落,皮肤不仁,肠胃不能渗泄者,悉有热气怫郁,玄府闭塞,而致津液血脉,荣卫清气,不能升降出入故也"(《儒门事亲·刘河间先生三消论》)。并认为:"夫病之一物,非人身素有之也。或自外而入,或由内而生,皆邪气也。"邪气导致了体内水火升降紊乱,病由此生。因此他特别强调攻邪的作用,说"邪气加诸身,速攻之可也,速去之可也……先攻其邪,邪去而元气自复也"(《儒门事亲》),善于应用汗、吐、泻三法祛邪,借以恢复水火升降秩序。

金元四大家的学术都是源于一脉,但是居住地不同,环境不同,经历不同而产生不同的见解,发展出各自的学派,正应了中医因时、因地、因人之理,在不同的地域不同的病人体质下各自阐述自己的观点,并都合于道。

（四）先明后昧渐蒙尘

明清两代,是中医发展的繁荣时期,人才辈出。升降理论蓬勃发展,理论与治法已较完善,明确了脏腑与升降的关系。这个时期对气机升降的研究不仅注重临床应用,更是在理论上日趋完善,形成系统化。张景岳在《景岳全书》中指出"命门有生气,即乾元不息之机也……唯动唯升,所以阳得生气;唯静唯降,所以阴得死气",提出升降的动力和通道。张景岳对气机的升降出入理论有很深刻的认识:"盖阳主动,阴主静;阳主升,阴主降。唯动唯升,所以阳得生气;唯静唯降,所以阴得死气。故乾元之气,始于下而盛于上,升则向生也;坤元之气,始于上而盛于下,降则向死也。故阳生子中而前升后降,阴升午中而前降后升。"又说:"升降之机,水暖则化气,化气则升无不生也;水寒则成冰,成冰则降无不死也。故肾气独沉,则奉生者少,即此生气之理也。"(《景岳全书·传忠录下》)并在回顾其临床心得时说:"余之立方处治,宜抑者则直从乎降,宜举者则直从乎升,所以见效速而绝无耽延之患,亦不过见之真而取之捷耳。"(《景岳全书》)

李中梓作《医宗必读·水火阴阳论》用水火来讲阴阳升降,李时珍则在《本草纲目》中直接应用"酸咸无升,甘辛无降,寒无浮,热无沉,其性也"来分药性之类,《本草纲目·序例》曰:"升者引之以咸寒,则沉而直达下焦,沉者引之以酒,则浮而上至巅顶。此非窥天地之奥而达造化之权者,不能至此。一物之中,有根升稍降,生升熟降,是升降在物亦在人也。"总结了张元素的经验,在药物的升降运用上做了归纳,使升降理论终至完善。彭用光则有"升坎水以沃心阳,降离火而温肾水"之论,皇甫中的《明医指掌》讲"……合阴阳,升降出入,营运不息,循环不端"。李梴在《医学入门》中首先指出升降的重要性:"升中清,降下浊,造化出纳无穷",指出气机升降是物质代谢的必然过程。

江苏缪希雍,总结李东垣阐脾胃气虚、清阳不升之义,朱丹溪阴升阳降之论,在临床上进一步解决了气机升降的问题。《黄帝内经》云:"诸逆冲上,皆属于火。"朱丹溪谓:"气有余便是火。"缪希雍治火气之炎,首重下气,认为:"气降则火自降矣。火降则气归元……阳交于阴,而诸病自已尔。"(《先醒斋医学广笔记·妇人》)他在气分病理中认为:"盖气分之病,不出三端。治之三法及所主之药,皆不可混滥者也,误则使病转剧,世多不察,故表而出之。"(《本草经疏·续序例》)所提到的三法,就是补气、破气和降气。"气虚者宜补之""实则宜破""气逆宜调,气升宜降",降气调之法,虚实皆可参佐。如呕吐、呃逆、咳喘、痰饮、血症等,无论虚实之证,均有气逆、气升之乱。至于"降气",则是缪希雍所最重视的,"天地之间,动静之为者,无非气也。人身之内转运升降者,亦气也"(《先醒斋医学广笔记·泄泻》)。视气机之升降顺调与否为"病之枢要","升降乃治法之大机"(《本草经疏·续序例》)。

至清一代,喻嘉言著《火气论》。在《素问·五运行大论》中有"地为人之下,太虚之中者……大气举之也"的记载,喻嘉言从此说中体会出人体的一切活动,以及生长的过程,都与人身大气有密切关系。他说"唯气以成形,气聚则形存,气散则形亡"(《医门法律·大气论》),说明人体的形成以及生存是依靠气来支持的。"然而身形之中,有营气、有卫气、有宗气、有脏腑之气、有经络之气,各为区分。其所以统摄营卫、脏腑、经络,而令充周无间,环流不息,通体节节皆灵者,全赖胸中大气,为之主持"(《医门法律·大气论》)。也就是说,人体诸气都必须在胸中大气统摄下,才能各自发挥功能,而形成全身统一的活动。"大气一衰,则出入废,升降息,神机化灭,气立孤危矣"(《医门法律·大气论》)。

张志聪开创了以五运六气、气机升降研究《伤寒论》的先河。他认为运气学说是《伤寒论》的基础。《伤寒论》所以撰用《阴阳大论》,是由于"天有六气,地有五行,人秉天地之气而生,兼有此五行六气"(《侣山堂类辨·伤寒论编次辨》),而且人身之气与自然之气也息息相关,"人之阳气,应天气之在外,五脏五行,应五运之在中,升降出入,环转无端,若为风寒所伤,始见外内浅深之病"(《伤寒论信注·本义之一》)。所以,张志聪认为这就是仲景把运气学说作为

其立论之本的原因,故治《伤寒论》之学也须细究五运六气,方得其中要义。

江南叶天士非常重视人体阴阳、脏腑的升降运动,指出"人身气机合乎天地自然,肺气从右而降,肝气从左而升",以及脾升胃降之说,"脾宜升则健,胃宜降则和"(《临证指南医案》)。尤其是对于胃降的论述,颇多阐发。根据"六腑以通为用"的原则,制定了甘寒降胃法。他说:"纳食主胃,运化主脾,脾宜升则健,胃宜降则和。""太阴湿土,得阳始运,阳明燥土,得阴自安。以脾喜刚燥,胃喜柔润也。仲景急下存津,其治在胃;东垣大升阳气,其治在脾。"补充了历代重补脾升,而忽略胃降的不足。升与降既相反又相成。脾气不升会影响到胃气不降;胃气不得下行也能导致脾的难以升发,使脾胃为升降枢纽的理论得到了新的发展。所以叶天士在治疗脾胃升降失司时,升脾药中常兼降胃,降胃方里时参升脾。平时立方,往往兼顾升降,但当"脾气不升"或"胃气不降"的症状十分典型时,也有单用"升脾"或"降胃"之法。

叶天士、吴鞠通都善于应用下法,即清降之法。杨栗山著《伤寒瘟疫条辨》一书,在治疗瘟疫中用升降十五方,取得显著效果,并至今指导临床。何梦瑶、沈金鳌都认识到"抑者降之,陷者升之"之理。沈金鳌专作《杂病源流犀烛》,并用阴阳升降学说指导杂病的治疗。安徽周学海在其所著的《读医随笔》中提出了升降出入的基本法则:"气之亢于上者,抑而降之;陷于下者,升而举之;散于外者,敛而固之;结于内者,疏而散之。"并对升降和出入的关系做出了精辟的论断:"气之开合必有其枢,无升降则无以为出入,无出入则无以为升降,升降出入,互为其枢者也。""内伤之病,多病于升降,以升降主里也;外感之病,多病于出入,以出入主外也……升降之病极,则亦累及出入矣;出入之病极,则亦累及升降矣。""升降者,里气与里气相回旋之道也;出入者,里气与外气相交接之道也。"将升降学说贯穿在临床之中。

江阴吴达在《医学求是》中指出:"升降之机,又在中气。"在临证时以脾胃为中枢,以升降为应用:"坎水温升则肝木遂其疏泄之性,赖脾气以上达。离火清降则肺金行其收敛之政,赖肾气以下行。"还指出:"少阳又是中气之枢轴,枢轴运动则中气得以运行。"

乾嘉时期,山东黄元御推崇升降学说,他以《黄帝内经》阴阳升降的理论为核心,撰写了《素灵微蕴》,明确提出了脏腑升降功能,他说:"水宜浮而火宜沉,木宜升而金宜降,土居中皇,是为四象转运之机。"强调脾胃在脏腑中的枢轴作用,认为:"交济水火,其职在中""脾升则肝气亦升""胃降则肺气亦降"。脾胃升降失常,是多种疾病产生的根本。黄元御作《天人解》,讲述其通过阴阳升降学说道出中医的根本原理。

清乾隆时期,苏州唐笠山纂辑的《吴医汇讲》中,对升降出入也做了深刻的论述,使升降出入在理论上渐臻完备。如其论曰:"内陷者,有入而无出;下陷者,有降而无升。此升降出入四字为一生之橐龠,百病之纲领。"

(五)地位不显少人问

民国时期,河北名医张锡纯不但在理论方面吸取黄元御、叶天士等人的升降出入学说,更是在临床上擅长应用升降学说。他善于用升降学说解释《黄帝内经》,《黄帝内经》云:"上气不足,脑为之不满。"张锡纯解释道:"所谓上气者,即宗气上升之气也,所谓上气不足脑为之不满者,即宗气不能贯心脉以助之上升,则脑中气血皆不足也。"(《医学衷中参西录》)他对前人黄元御的学说研究有很深的造诣,对黄元御的肝胆与脾胃升降关系及脾胃升降失常导致多种病变等论述极为推崇,他说:"旨哉此言,诚窥《内经》《金匮》之精奥矣。"张锡纯在临床上很善于运用这些理论,并从升降理论上分析药性,如:"升肝之药,柴胡最效""降胃之药,莫如赭石"等。在总结前人的经验基础上,他还自制了升陷汤、镇肝息风汤等以升降为原则的多种方剂。关于镇肝潜阳方,张锡纯说:"拙拟之建瓴汤重用赭石、龙骨、牡蛎,且有加石膏之时,实窃师风引汤之义也。"而今人赵国仁说:"镇肝息风汤……由建瓴汤加减而成。升陷汤是由李东垣补中益气汤变化而成。"在《医学衷中参西录》中有很多文章记载了当时有很多人看到张锡纯先生的文章茅塞顿开、融会贯通,才解决了一些中医学基础性问题。

我们通过张锡纯先生的文章可以看到当时书籍的出版和流传是一件很不易的事情,这导致学术、技术上交流沟通不畅。在我的记忆里20世纪80年代想看书都很困难,就连五行、阴阳、气之间的关系,这种基础理论都不能普及。以至于后期在现代物理学、化学的冲击下,章太炎等认为世界是由众多元素组成,这种观点逐渐成为主流,甚至有人从五材的认知水平评价祖先所说的世界由金、木、水、火、土组成的观点和印度提出的地、水、火、风及古希腊提出的水、火、土、气观点是一样粗浅的、错误的认知,提出废除五行学说,进而全面否定中医理论,直至发展到废除中医的偏激行为。中医人历经劫难,战战兢兢地生存到今天,"废止中医"的声音仍不绝于耳。中华人民共和国成立后,在政府高度重视下成立了中医学院以支持中医学的发展,学校培养了大量的人才,后来都成为中医学界的中流砥柱。但是在中医基础理论教材中仍缺乏升降理论的详细描述,致使气、阴阳、五行学说没有形成相互呼应、相互关联的学说,使气、阴阳、五行学说变成各自独立的学说,缺乏相互关联性。

随着现代物理学的发展和普及,人们逐步理解了中医的理论原理,也明白了中医学的优点和缺陷,当代研究中医气机升降学的学者越来越多,但是当今又是一个信息爆炸的时代,人们的视线大多被新奇的理论和技术所吸引,研究升降学的人还是少数,至今也没有把中医学里这个基础理论补充完整,更别说发展了。

　　由于历代名医不断充实,中医气机升降学内容丰富,隐藏和贯穿于整个中医体系之中,囊括了升降中药学、升降藏象学、升降方剂学、升降诊断学等,本书将一一展现出来。

第二章

升降学说在中医理论中的地位

气机升降学是中医学之道,是核心,是灵魂。

一、贯通阴阳、五行理论

中医作为中国传统文化的代表,在百年来东西文化、传统与现代碰撞的环境下,在医学领域、社会文化领域引起了持久而广泛的争论,并引发数次废止中医行动,而引发废止中医的导火索就是俞樾、章太炎等人提出废除五行学说。

当年随着化学等学科的发展及普及,让人们了解这个世界是由 118 个元素组成的,而非古希腊所说的土、火、气、水四元素,亦不是印度所说的地、火、水、风四大元素,当然也不是中国所说的五行金、木、水、火、土五种元素,在他们的认知中,这种错误的观点必须废除,以对中医学进行学术保护。从废除五行学说开始拉开了改良中医、改造中医、废除中医的序幕。形成这种局面的原因就是没有掌握气机升降与五行、阴阳、气之间的关系,使五行学说变成机械的、形而下的五种材质的相生相克的元素概念,这种概念在现代化学的面前必定无法站住脚的。那么,五行学说真是这样的概念吗?

我们祖先的智慧,是在没有现代科技手段的状态下把能量的五种状态及运行规律用五行的概念表达出来,这才是五行学说的真意。黄元御在《四圣心源·天人解》中指出"其相生相克,皆以气而不以质也,成质则不能生克矣",指出了五行生克是气化的状态。

我们知道,中医学是研究人体生命的学科,人体生命活动是一个极其复杂的过程,主要由三大部分组成,缺一不可。

首先,建立在物质基础上,人体是由"有形物质"形成人体结构,人体的结构及组成这些结构的材质决定了它的功能。

比如:每个人的手都一样,有两只,有手掌、五根手指,古人称之为定数。可每个人手的大小、厚、薄、纹路、长短不同,古人称之为变数。但手的功能都

是一样的。

其次,具有了功能,还需要能量驱动,这种能量是"有质无形"的。没有能量驱动就无法完成生命活动。古人把这个能量称之为"气"。

比如:一个死人的内脏移植给活人,还可以使用,而一个活人的内脏移植给死人就不能使用,就是因为有"气"无"气"的原因。

再次,能量大者称"气盛",能量少者称"气弱",能量没了称"气绝"。气的活动有无是生命的体征。

有了能量要干什么?是要完成信息交换。

信息交换就是内外交换途径,例如我们的语言、眼神、肢体动作等,都是信息交换,古人称之为"神",信息交换称之为"传神"。

神、意都是"无形无象"的。这种"神"又通过生殖传递,依附在"有形有象"的精,以DNA形式传递给孩子。

这三部分,从"有形有象"经"有象无形""有形无象"的过程,到"无形无象",只有具备了结构和功能、能量驱动、信息的内外交换这三点,才构成了一个完整的人体。

中医学的视角从人体的能量——"气"入手,向上扩展研究人的精神、思维、信息的交换;向下研究人体的结构、功能。系统地研究结构功能、能量、信息交换三者之间关系,是以整体观的结构图示和整体观的运动模式,整体地、运动地看待世界、万物及生命不断生灭的过程;以阴阳五行为工具,辨别事物的属性和演绎事物的结构与内在联系;以气化理论说明天地万物的生成、天象物候的变化和人体生理病理现象。它从形(结构、有形有质)、气(能量、无形有质和有形无质)、神(信息、无形无质)三层角度审视人体及人所生存的自然环境和社会环境,注重此三者的相互转化,提倡形神合一、天人合一,并通过阴阳二气的运化规律,从空间和时间方面将人体生命图像描绘出来。中医学不仅包括对有形世界的认识和对人体结构和功能的认识,而且包括对自然和生命本原及其发生、演化过程的认识。中医学的认识范畴侧重于生命的过程与活体的运化过程,是以藏象的阴阳、五行、升降运转的动态角度审察,高度概括了人体生命活动的形式,客观地反映了物质代谢的运动趋势,科学地论述了疾病的病理机转的医学体系。这门学问的精髓就是气机运化,气机运化的精髓就是升降出入。

二、指导诊断、治疗方法

《易经》云:"在天成象,在地成形"。器,即是形,形所产生的能量场运动就是"象",形象之间的转化规律就是"道"。有形物质不仅是升降运动的基础，亦是生长发育的根本。如无物质，升降运动就会丧失活动场所，无所依附也就无法生化发展。一旦物质遭到破坏打击，伤及升降运动，轻则升降运动紊乱导致疾病；重则升降运动停止，生化发展过程停止，生命亦随之消亡。任何生命活动无不依赖于升降运动，新陈代谢是生命的基本特征，而升降运动是新陈代谢的动力和必然过程，物质的生化发展亦是通过升降运动来维系的，机体五脏六腑、四肢百骸，经脉流通、精气输布、津液散布、筋骨濡润等无不存在升降运动，皆是升降运动的结果和反映。

人体内的气机运动是阴阳、五行、升降存在于万事万物之中的具体表现：升降运动旺盛人则体健，升降运动平和人则身康，升降运动缓慢人则体弱，升降运动失衡人则百病丛生，升降运动息止人则身亡命丧。人体疾病由于是气机升降运动的紊乱体现，诊断中就要掌握升降在体态、体质、表皮、脉、舌、内脏等的表现来了解疾病的发展。在治疗中中医学认知、掌握了这个规律并应用于诊断、治疗之中，我们会在下面的章节中详细讲解。

三、中医基础理论的核心

升降是自然界和人体气化过程的体现，是阴阳、五行的动力和运化模式。没有升降则无法解释阴阳、五行的运化过程，阴阳、五行则无法立足。阴阳学说构建了中医辩证逻辑体系的对立统一思维，是讲气的性质；五行学说是讲中医五脏的气化运动结构模式和气的五种状态，构建了气的生克制化的平衡思维。升降学说解释了阴阳、五行之间的关系和运动模式，构建了气的动态运动并避免了五行学说沦为机械论弊端。升降是整个气化过程的一种集中体现，升降实际上反映了阴阳、五行学说的实质，升降理论是阴阳、五行学说的核心。

阴阳、五行学说是中医的基础理论，升降理论是阴阳、五行学说的核心。没有气机升降，阴阳、五行学说就是孤立的、机械的、形而上的。阴阳、五行学说是中医的基础理论，没有阴阳、五行学说就没有了中医学体系，也可以说没有升降就没有中医学。

中篇　认识升降

第三章

脏腑经络的升降运动

一、脏腑升降运动

（一）人体升降核心

人体升降的核心是五脏六腑的升降运动。脏腑功能决定着后天谷气的运化、代谢残渣排泄等来保障人体各个功能的正常应用,脏腑升降顺畅保证了脏腑功能正常,所以人体升降的核心是脏腑升降。脏腑升降运动的特性,首先体现在脏与腑表里之间的升降运动。从脏腑分类角度而言,五脏六腑结构不同,升降的物质不同,所支持的功能也不同。五脏藏精气而不泻,其功能活动有升有降;六腑传化物而不藏,其功能活动有出有入。五脏是物质和能量的提供者,它们在内为六腑的运转提供物质和能量基础,所以是六腑的运动根本,是为里;六腑在五脏精气的支持、营养下实现对饮食的消化、吸收、传导及排泄,可以说六腑的功能活动是五脏物质、能量的外在表现,是为表。五脏六腑的根本区别就是六腑本身不具有储藏物质与能量的能力,五脏所藏的精气除了保证自身功能运转所需的物质、能量外,还为六腑提供必需的物质、能量,五脏六腑的分工是脏气上升,五脏精华上注于脑,同时给六腑提供能量;六腑吸收转换谷气精华以润五脏并下推排污降浊,从而形成一个升降循环(图 3-1)。

就脏腑而言,脏腑组织在上者主降,在下者主升。肝肾居下焦而主乎升,遂其升发之权;心肺居上焦而主乎降,行其肃降之令;脾胃居于中焦,左旋右转,为升降之枢纽,传化精微以溉四旁。除脏腑自身具备升功能外,脏腑表里之间还进行着升降运动。有升有降,相反相成,构成了脏腑各自的生理特性,五脏五腑之间一一对应的关系构成五个升降实

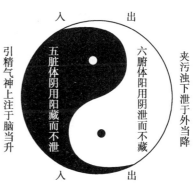

图 3-1　五脏六腑升降图

体,即肝与胆,心与小肠,脾与胃,肺与大肠,肾与膀胱。

脏腑之间一般的升降规律是:脏主升,腑主降,五脏主入,六腑主出。然而在上的脏以降为顺,如心肺;在下的脏以升为主,如肾、肝、脾。在上的腑主入,如胃主受纳;在下的腑则主出,如小肠、大肠、膀胱等。而六腑则是无论在上或在下皆以降为顺,如大肠、小肠、胆、膀胱等。腑气不降则脏气不升,如胆气不降则影响肝木之条达,胃腑不降则肺金上逆,故脏气的清气必须上升,而腑气的浊气必须下降。如浊气不降则清气不升,势必气血逆乱,清浊相干。因此,六腑以顺降而协助五脏升达,从而完成脏腑气机的升降协调作用。

脏腑的升降运动是相对的,升降特性各有不同,功能活动千差万别,在升降的调节下,维持动态平衡协调,构成了有机整体,从而促进着人体正常的生命活动。脏腑升降的物质转换支持着躯体气血运行,大脑神、意、信息的转换,支配着四肢末梢的运动,由此可见脏腑的升降运动是人体升降运动的核心。

(二) 脏腑升降动力

《说文解字》中对枢的解释是:"枢,户枢也。户之所以转动开闭之枢机也。"引申为关键、要冲。《素问·调经论》指出:"人之所有者,血与气耳。"人体的生命活动,各种生理功能无不是以气血代谢循环为基础的,气血循环是人体生命的关键。气血是人体先天元气、水谷之精气共同演化而来,是先天营养物质和后天营养物质在适当的环境下所产生的。后天的精气物质必须和先天的元气结合,才能发挥营养、滋润、支持全身的生理活动的功能;先天元气也必须有后天的营养物质的补充、支持才能维持生命的延续。

脾胃是人体后天营养能量化生所在,《素问·六节藏象论》指出:"脾、胃……仓廪之本,营之居也。"脾胃所化生的水谷精微是卫气营血的主要物质基础,其精微物质上输于肺,化生营血,注之于脉,以营养脏腑及诸经百骸;所余之物,循行于皮肤肌肉之间,至于肓膜,散于胸腹之中而为卫气。这种营养物质升清降浊的过程为"清阳出上窍,浊阴归下窍;清阳发腠理,浊阴走五脏;清阳实四肢,浊阴归六腑",最后形成气血之源,进而成为五脏之本。水谷精气是决定先天元气在人体生命活动中发挥作用的关键,水谷入胃,所产生的精气,荣养五脏六腑,五脏有了胃气的支持才能发挥各自的生理功能并进行相互之间的联系、影响、转换。

人体内的任何一个脏器的功能,既是本脏功能活动的表现,又是整体功能的需要。脾胃是受纳、运化水谷的仓廪之官,不仅担负着运化水谷、升清降浊的功能,而且也有供应全身营养的功能,是谓"后天之本"。在脾胃、肝胆、心小肠、肺大肠、肾膀胱这五脏五腑表里中,只有脾胃这对表里器官的功能是共同产生营养物质及能量的,脾胃的吸收、运化营养全身的功能属于人体后天功能的动力来源,是其他脏腑功能的上游器官。其他四对表里关系的脏腑功能是依附脾胃所提供的营养和能量的,在脏腑功能中属于下游器官。脾胃的这种功能决定了它是脏腑气机升降的动力和枢轴作用。

脾胃气又称中气,明代吴崑说:"中气者,脾胃之气也。"清代黄元御讲得更为清晰明了:"脾为己土,以太阴而主升,胃为戊土,以阳明而主降,升降之权,则在阴阳之交,是谓中气。"黄元御在《四圣心源》中说:"中气者,阴阳升降之枢轴,所谓土也。"推动枢轴转动是中气的一种特殊功能。

中气升降的实质是枢转阴阳之气的升降过程。中气升降的枢轴作用就是运转五脏的阴阳之气。心肺居于人体内腔之上,肝肾居于内腔之下,人体五脏的气机活动规律是居于上者,以降为顺;居于下者,以升为健。心肺以降为顺,肝肾以升为健。此四脏的气机交换过程都必须经过脾胃,又依赖于脾胃的精微物质濡养和推动,才能升降和顺,完成正常生理功能。脾胃升降构成气机中枢,五脏本身和五脏之间的气机升降,调节维持着五脏本身和五脏之间的升降运动的相对平衡,防止脏气的过与不及,推动着心火下降、肾水上升、阴气阳气、精与神、水与火之间的动态平衡。

黄元御在《素灵微蕴·飧泄解》中将脾胃喻为"土者,如车之输,如户之枢,四象皆赖以为推迁",并讲到"肝肾随脾而升,心肺随胃而降"。由于五脏的升降是气机转化的过程,气机升降的通道不是依靠解剖生理结构的,"五脏相生相克,皆以气而不以质,成质则不能生克矣"(清代黄元御《四圣心源·天人解》)。是以肝升于左,心旺于上,肺降于右,肾藏于下,脾居中央的升降状态,即肝肾之气在脾气的推动下,由左向上升腾;心肺之气在胃气的牵引下,由右向下沉降。如此循环往复,就是元气依赖以脾胃之气为中枢的动力驱使,上交心肺,下连肝肾,维持一种气、血平衡,精、神交换,生生不息的状态。人体五脏的结构就是以脾胃为中心,构成的有机整体,共同维持着生命活动。

这里边有一个问题,就是为什么"肝肾随脾而升,心肺随胃而降"?只是单单从生理结构上肝肾居于下,心肺居于上来划分吗?为什么五脏升降又多出一个腑——胃呢?如图3-2所示:

升华精血是和五脏最密切,所以在升降中,左升是以五脏为主导的;疏导糟粕,下泄污浊是和六腑最密切的,所以在升降中,右降是以六腑为主导的。正如前文所言,五脏五腑之间的表里关系中,只有脾胃这对表里器官的功能是共同产生营养物质及能量的,脾胃是人体后天营养能量化生所在,是人体活动能源所在。脾是脏器,肝肾除了解毒代谢的功能外,就是储存精血。脏气的升腾是为了携带人体的精微物质上行补充于脑,维持大脑的功能,完成神意的交换。所以肝肾的精血之气随脾所化生的食物中的营养物质上行滋养心脑;腑气的下泄是为了排污降浊,完成食物的转化代谢过程,转化精微是脾来完成的,排污降浊是胃肠的主要功能。心和肺与小肠、大肠相表里,小肠、大肠与胃

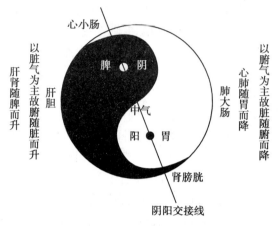

图 3-2　脏腑升降与脾胃关系图

共同完成排污降浊的过程。常人的饮食代谢方向从口向下经魄门排出体外，是从上向下的过程，心肺由于与小肠大肠的表里关系，必然顺应其下降趋势而下降。在这个过程中，最后形成两个结果，一是开放性的：腑为阳，具有发散能力，将食物代谢后的残渣排出体外；一是闭藏性的：心与肺是脏器，虽然其气下降，但不能改变脏器封藏的性质，心肺下降，心液凝集，补充肾中之精，使肾精具有人体的信息，即人体基因所含的信息。如此循环无端，生生不息。脾胃的升降相宜，互为转化，达到相对的平衡状态。脾胃升清降浊的升降过程有序，源源不断地推陈出新，以胃纳脾运的生理活动为中心，推动着心、肝、肺、肾正常的生理功能。所以脾胃构成了气机升降的动力和枢轴。

　　脾胃的枢轴作用，调理着脏器及脏脏之间的升降运动，五脏得以协调平衡，则机体的生理状态就会相对平衡，脾胃是机体内在平衡的重要调衡机制。在临床中，五脏升降失衡，调节脾胃，加强脾升胃降的枢轴功能，而使五脏升降功能恢复，也进一步用临床实践、客观事实反证了脾胃升降是脏腑升降的动力和枢轴。

　　（三）脏腑升降机转

　　气机升降运动是体内精微物质转化的模式。这种物质在能量场的作用下消长变化着，肾中之精在能量场的能量推动下，受体内元阳的温煦，不断地运动、升华、聚集着能量。随着能量的积累，精气向上升腾到达肝时，精微物质已经从刚开始的沉静内敛状态慢慢转化为可以缓慢发散，具有一定的活力状态。这种状态还不断地凝聚能量，向上蒸腾着。古人认为精微物质在肾内的状态是寒性的、收敛的，类似于凝结状态的，当吸收能量后运行到肝时的状态是逐步温化、升发的。当精微物质运行到心部位时，在高温状态下完全转化成可以滋润心脑的气态物质，支持心脑的信息交换和维持人体的自动生理系统的活

动。运用五行学说加以抽象概括:肾主水,性寒,水曰润下,水具有滋润、就下、闭藏的特性,用水的特性来形容肾内的精微物质具有滋润机体的作用,这种精微物质是要闭藏的、加以储存的。水的液态是可运动、可沉静的,具有两面性,只有这种状态才能在肾中存留。若变成气态,运动速度加快,就不符合肾储藏精气的特性了。肝主木,性温,木曰曲直,具有生长升发的特性。木性条达,有不断积聚能量并向上生长的特性。精气在肝部位的状态就具有和木相似的特性:不断地吸取积聚能量,逐步开始气化,一部分精微物质转变成气态,不断地向上升发,随着温度转热,转化成可以滋润心脑的气态物质,借以养心并发为神。在这个升发过程中,不能让精气积聚能量的过程受到阻碍,不能使之郁结。若郁结则不符合肝的疏泄功能。当精气转化为支撑心脑功能的气雾状态时,便完成了营养交换,可维持人体的神意、信息交换和生理的自动化运转。生理的自动化运转需要神意的支持,神意向下传导,支配着人体的运动。如图3-3所示:

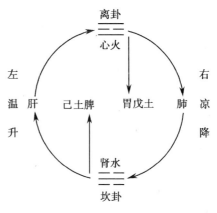

图3-3　脏腑升降机转图

　　火曰炎上,心聚集了由肾经肝转化成的高能气态物质,并将很大一部分上输于脑,维持心脑的信息交换。心火上炎过于亢盛,就会干扰人脑的神意活动,心气因之涣散不收,导致神气不足的神志病变。因此心火当降,温润脏腑,使水火交济。心火属于离火,具有下照的功用。心火之中内含离阴,即心脑信息转换后的代谢物质,又称心阴或心液。心火要下降必待火气转凉,才可顺利下降。心液凉降,就是将心火这个高能气态物质转化为液态。此时,心液的性质趋向于五行中金的气化特点。人体肺主金,性凉,有肃降收敛的特征。金曰从革,有高凝凉降之意,将心火敛降于下,使其温度逐渐下降,并凝集内敛转化为液态。温度进一步由凉转寒,凝聚物转化成肾精秘藏于肾。高能气态物质转化为液态,有利于转输和储存。心液降下,滋荣脏腑,最终化为肾精。心火转化为滋益肾精的物质,培补了先天之精,为人体生理活动的运转准备了必要的物质。

　　在这个精气循环周期中,肝和肺是精气运化的中转变化阶段,肝和肺都是精微物质的转换之地。

　　肝是"将军之官",《素问·六节藏象论》云:"肝者,罢极之本,魂之居也。"肝有藏血,主疏泄的生理功能。肝具有干预、协调体内各个脏器的功能活动的生理特性。"疏"是疏导,保持维护精气的流通有序顺畅。"泄"是宣泄,宣泄后的表现是舒畅、畅快。"疏"是肝的作用、功能，"泄"是达到"疏"这种功能的手段。"泄"是水字旁，最早是指水的通达宣泄。肝内所藏的物质是血，血类于水，肝就是依赖血来完成疏泄的功能，具有了疏导气血流注、维护脏腑平衡、舒畅条达情绪的能力。血是人体精神活动和一切脏腑组织进行生理活动的物质基础，肝正是通过所藏血的调节和分配，来完成对各脏器的制约、疏导、协调作用，达到内环境的平衡。肝的平衡调节功能不仅体现在对内环境上，还体现在对外在环境的适应上，这个功能即《素问·六节藏象论》所说的"罢极之本"。极，是极限的极，太极的极，是到了物极必反的状态，是物质状态发生根本转变的一个临界点，物质到了这个"极"的状态就会向相反的方向发展。人体要适应外在环境的极端变化，要生理变化随时与自然保持协调和适应，感知到"极"状态的出现，并使自身出现和自然相适应的反方向变化，这些功能都是依赖肝来调节的。也就是说，人体阳气随着自然环境、四季更替会出现生发、旺盛、收敛、潜藏的过程，其中由旺盛转化到收敛，从潜藏转化到生发，这人体阳气变化的两个极是由肝来进行调控的。肝木是精微物质转化为阳气的中间态。

　　肺是"相傅之官"，《素问·六节藏象论》云："肺者，气之本，魄之处也。"肺有司呼吸，主治节的生理功能。肺主气，首先是主呼吸之气，是机体同外界环境进行气体交换的器官。肺通过呼吸，吸入自然界的清气，呼出体内的浊气，实现人体内外气体交换，"天气通于肺"（《素问·阴阳应象大论》），通过肺的吐故纳新，促进了人体内气的产生，调节着气的升降出入运动，保障人体新陈代谢的正常运行。人体内血液的循环、津液的输布和排泄均依赖于肺呼吸运动的均匀和调，才能维持正常的生理活动。肺主一身之气，肺有主持、调节全身各脏器经络之气的功能，通过呼吸来参与气的生成和调节气机。通过呼吸，人体排出代谢所产生的二氧化碳，并吸入外界的氧气，通过肺部的血液循环，把氧气运送到全身各处，中医将这个生理过程称之为"肺朝百脉"。这句话是倒装句，应理解为百脉朝肺。百脉携带着全身的信息聚集到肺，肺协助"君主之官"——心来处理这些信息，并将交换过的氧气输送到全身，以供各组织器官使用。肺就是通过气来协调、制约全身各器官的。肺在这个过程的角色就相当于古时的宰相、太傅，协助着君主处理内政，所以称之为"相傅之官"。正是由于"肺朝百脉"，全身的信息都汇集在肺，流注于肺经，所以中医独取肺经循行的寸口，获取全身的信息。

　　"肺者，气之本"的气，不独指呼吸之气，人体内之气，这个气还包括了"节气"。肺是与外界大气能直接进行接触的器官，大气中除了各种物质成分，还包括了温度、湿度、气压等综合信息，中国古人将之称为"气"。这个气不同于人体中能量的气，亦不同空气的气，它是中国古代的天象学中的一个概念。《素问·六节藏象论》中黄帝问岐伯："愿闻何谓气？请夫子发蒙解惑焉。岐

伯曰:此上帝所秘,先师传之也。帝曰:请遂闻之。岐伯曰:五日谓之候,三候谓之气,六气谓之时,四时谓之岁,而各从其主治焉。"一年中由于寒热交替,气候有着周期性的更替,在古代的时间计量不是现在的小时,是时辰。一时辰包含两小时,是一阴一阳的一个周期。一天是十二时辰,五天是一候,为六十时辰,正好是一个六十甲子周期。三候谓之气,即十五天是一气。一年有二十四气,就是我们常说的二十四节气。这时的"气"是指二十四节气。

　　肺与大气直接接触,是最能直接感受到节气的变化的脏器。肺就相当于一个气候感应器,能灵敏地感受到外界的节气变化,并能根据变化调节自身的生理功能,使人体适应各种气候环境。肺有"主治节"的功能,人有四肢,四肢的大关节有十二个,每个关节由两个关节面组成,一个面对应节气,一个面对应中气,合起来又是二十四节气。每一肢有六个关节面,正好应"六气为一时",四肢应四时,四时应一岁,十五天一个气机阴阳变化,人体内的能量能同步跟上这个大系统的变化,"主治节"在这里不仅是关节的节,还是节气的节,有调节节气的含意。这样肺就具备了调节内外环境能量场的功能。

　　肝肺通过气血调节人体,使血升气降。这种调节功能,使人体这个复杂系统达到最佳自稳状态。肝升肺降是精微物质由阴转化为阳,由阳转化为阴的转换之地,机转之地。

　　(四)　脏腑升降目的

　　升降的目的是要心肾相交。肾交心使肾精最终转化成维持大脑活动的物质,来支持神意的运动,达到与外界进行信息的交流。心交肾使神意下充于精,人体的生理信息携于精内,达到生殖过程中传递遗传信息的目的。升降的目的是精、神之间的转化,是从物质到信息之间的转化,是体力和思维之间的转化。

　　现代科学认识到的客观世界是由物质、能量、信息组成的。中医认为客观世界是由精、气、神组成的。精与物质、气与能量、神与信息的对应性及相互之间功能的对应性都十分相近,虽然这两种理论认识的提出相差两千余年,但有着惊人的相似。

　　1. 精与物质相应　有学者认为结构大的称"形",结构小的称"精",形为精之表,精为形之本。一般泛指精微物。中医学中的"精"指肾中之精微、元精和生殖之精,肾中之精微是构成人体和维持人体生命活动的基本物质,肾主藏精,它把五脏之精上输于脑,化为脑髓。元精又称先天之精,与生俱来贮藏于肾中,它是人生命在胚胎时受之于父精母血的、具有濡养作用的原始物质,是人体生命活动的一个重要动力源。通常说的"补精还脑"的这个精,并不是有形可见的精,它是生命能量存在的一种方式,在生命的流程中只是不断地耗损,所以中医提出"保精"的观点。

后天之精可以通过其他的途径进行培补,最主要途径有二:第一就是五脏将其在饮食物中摄取的精微朝会于下元,经过神意的作用转化为精,但是饮食物中得到的能量往往只能应付每一天精与物质的生命活动消耗,人需要天天吃饭,而且饭量也基本上是稳定的,所以能够积蓄下来的非常有限。第二就是在睡眠的过程中,睡眠就是休息,休养生息。人此时的能耗比较少,阳气入于阴分而交合,休养人体一天的消耗,使人体内的能量增长上来。根据《灵枢》中的论述,入眠后阳气进入五脏,首先从肾经入肾,由肾入心,心入肺,肺入肝,肝入脾,脾入肾,再由肾入心,如此循环二十五周,最后,阳气从眼睛散布六阳经。它的这个过程是人体自养的天然途径,是精气转化的生理需要。

2. 气与能量相应　气是能量流,可以以点动、流动、波动、辐射等方式运动,对人体的生理活动起着温煦、推动、固摄、气化等作用。它与物理学中的能量概念相似,比如说场、波、能、光、电等,由于生物的能量是复杂的,它又包含着一些现代科学还没认识到的成分,是需要更深入地研究探讨的。

3. 神与信息相应　神是无形无质(非物质、非能量)的客观存在,它具有不同于物质和能量的属性和功能,具有相对的独立性,它借助精和气发挥作用,可以运化精和气,也可以生成或转化成精和气。科学对信息的认识是建立在物质或能量基础上的,在物质或能量中包含着信息,信息通过物质或能量发挥作用,三者是一个统一体。

自然界中的物质、能量和信息是不断运动转化的,人体亦是如此。在人体内,精与神之间并非各踞一方,各行其是,而是时时处处进行着交融和转化。精与神之间的关系概括起来就是互根互用,互依互化,但这个关系只能说明精与神具备互根互用,互依互化的功能,真正使它们实现这个关系的动力是气。它是人体生命活动的基础,是完成人体气机升降的重要动力。神因之而昌,精因之而藏,神昌是因为元气使元精缘督脉升运而化神,精藏是由于元气使元神随任脉顺降而生精。这就形成肾精上济心神及元神下化于精的升降体系。升降的目的就是要让肾精升腾支持人的大脑精神意识活动,使之完成内外的信息交换及大脑对人体的自动控制的生理反应,维持正常的生命、生理活动;心神的凝集沉降,使携带着人体遗传信息的物质转化为肾精,借此维持人类和个体的遗传特性,延续人类种群的繁衍。人体的一切生理活动都是围绕着这两个目的活动着的。这两个生理目的的完成必须在心肾的升降交换正常前提下完成,这种正常升降状态中医称之为心肾相交、水火既济。

心为阳脏,位居上焦,其性属南方热火;肾为阴脏,位居下焦,其性属北方寒水。心肾二脏似为仇敌,不相牵连,心火下蛰于肾,以资肾阳,共同温煦肾阴,使肾水不寒;肾水上奉于心,以资心阴,共同濡养心阳,使心阳不亢。心肾以脾胃为枢轴,三焦为通路,肝肺为阴阳机转,上下相交,水火既济,完成人的

生理活动。

心主血而司神明,肾主志而藏元精。从先天生成体质角度言,是谓精生神;从后天运用主宰角度言,是谓神役精。从火之角度言,心属君火居乎上而主静,肾藏相火处乎下而主动。"君火在上,而相火巽乎水而上行。譬若辘轳之转而未始停也。水乃升而火降,所谓既济者也"(《医贯》)。精神互生互用,水火相互交济,君相之火动静结合。这种相互协调的生理关系,促进了相关两脏本身阴阳的动态平衡及其整体的阴平阳秘。故《中藏经》有"火来坎户,水到离扃,阴阳相应,方乃和平"之说。心降肾升、水火交济是相互依赖、互为因果的。水得火而升,火得水而降,火宜在下,水宜在上,交则为既济,不交则为未济。"心本火脏而火中有水;肾本水脏而水中有火,火为水之主,故心气曰欲下交;水为火之源,故曰肾气欲上承"(《吴医汇讲》)。肾水不升则心火难降,而心火不降,肾水焉能升? 诚如《慎斋遗书》所云:"心肾相交全凭升降,而心气之降,由于肾气之升,肾气之升,又因心气之降。"心肾水火相须,心必得肾水以滋养,肾必得心火而温暖。这种心肾升降,既是水火相济、坎离交融的基础,更是阴阳相合的生化之机。水升火降,生命攸关。故喻嘉言有"水火相济,则能生物"之说。水火的偏盛偏衰,则可导致水火不济。盖火性本热,若火中无水,其热必极,热极则亡阴,而万物焦枯;水性本寒,若水中无火,其寒必极,寒极则亡阳,而万物寂灭。而不管是心或肾本身的阴阳失调,或是两脏同时受病,都可使心肾相交这种相互协调的生理关系遭到破坏,遂致种种病理变化,如"肾上交于心,则水火相济,不交则火愈亢","心肾不交,遗精失血,肿满咳逆,痰喘盗汗"(《血证论》)。

心肾相交有两种方式:

1. **肾精上济心神**　肾夹五脏六腑之精上注于脑而为之精,中医叫作"补精还脑"。"脑为元神之府",脑是信息交流的场所,脑支持着人精神意识思维活动的正常生理活动。脑的功能活动依赖于肾精所化的髓,"人始生,先成精,精成而脑髓生"(《灵枢·经脉》)。"脑为髓之海,其腧上在于其盖,下在风府"(《灵枢·海论》)。风府以下,脊椎骨内之髓,称为脊髓,脊髓经项后髓孔,上通于脑,合称为脑髓。先天肾精和后天脾胃所运化的水谷精微化髓而充于脑。胃是人体对饮食物进行消化吸收的脏器,为髓、精、气、血、津液的化生提供足够的养料,从而使脑、脏腑、经络、四肢百骸及筋肉皮毛等组织得到充分的营养,以进行正常的生理活动,所以称之为"水谷气血之海"。饮食入胃,化生气血精微,上以养脑,内以滋养脏腑,外以固其形体,还可以充养后天生殖之精。水谷精微经脾的升清功能上注于心肺,贯注于心脉而成血,以养心神,所以说"血者神气也"(《灵枢·营卫生会》),心神得养才能与脑的元神沟通。"五谷之津液,和合而为膏者,内渗入于骨空,补益脑髓"(《灵枢·五癃津液别》),指出脑髓主要是由先天之精所化生，又得后天水谷精微的补充和肾精的转化得以保持充满。"脑者髓之海，诸髓皆属于脑，故上至脑，下至尾骶，髓则肾主之（《医学入门》）"，脑进行信息交流的物质基础是髓，脑髓的升降道路就是中医描述的肾精化髓之路。西医学认为人的精神、意识和思维活动，是脑对外界信息的反映，中枢神经系统的主体是脑和分布于脊柱中的脊髓，其分支与人的脏腑相通，沟通脑与脏腑，将脑的信息转送给脏腑，以便调节脏腑间的平衡。这样，西医学中的中枢神经系统与脑髓及其升降道路两者不谋而合，其在人体主管神意思维活动、信息交流及肢体运动的功能也是很相近。肾精充实，上济心神，神足则脑的功能活动有效进行，精神饱满，精力充沛，思维敏捷，反应灵敏，肢体运动协调，对外界信息的认知、判断及处理恰当，记忆力强，眠好梦少，富有创造力，还有能够很好地调控脏腑的气化，对肾精的化生也有促进作用。如果肾精亏虚，精不交神，神弱则脑的功能活动就会失调，就是"火水未济"，火炎于上而扰心神，水寒于下而病遗泄。

　　2. 心神下交肾精　一者调控五脏之神，促进五脏间的气化。再就是脑元神控制、指导生殖之精的化生，而生殖之精，在男为精，也就是精子；在女为血，即为卵子，具有遗传信息，为生殖和繁衍后代的基本物质。神与信息相应，神是无形无质的客观存在，具有相对的独立性。它可以通过任脉的顺降运化生成精和气，决定生殖之精中构成遗传基因的物质组成、能量状态与信息包涵度，心神充足更能化生质量高的生殖之精。在元气的驱动下脑中元神主持精子和卵子的生成。中医讲父精母血各含有一定的元精、元气和元神，所含成分的质量和数量决定一个人的形貌特征和智力潜能，此为中医"遗传是相对的，变异是绝对的"的阐释。因此下一代的智力、心理、身体素质要受父精母血交合时父母的心理状态、身体条件、外在环境等的影响。这个理论指导着中医优生学的实践。

　　升降运动由内到外，从位于中心的脾胃升降枢轴到肝肺的升降机转，最终完成心肾的交媾，完成内外的信息交换及大脑对人体的自动控制的生理反应，维持正常的生命、生理活动和携带着人体遗传信息的物质转化为肾精，维持人类和个体的遗传特性，延续人类种群的繁衍两大目的，这也是升降运动之于人体的重大意义。升降有序，五脏六腑四肢百骸遂得安谧，从而构成人体生命活动的勃勃生机，这也说明了脏腑升降的确是人体生命活动的核心（图3-4）。

　　心肾相交促进着其他脏腑的生理功能，肝木能升发疏泄，有赖肾水滋润；肺金清肃下降有度，有赖心火克制。故《血证论》载："肾为水脏，上济君火，则水火既济，上交肺金，则水天一气，水升火降，不相射而相济，安有不戢自焚之患？"而心肾水火的协调，更是脾胃得以完成受纳腐熟、运化传导功能的保证。正如何伯斋所谓："人之脏腑，以脾胃为主。盖人之饮食，皆入于胃，而运行于

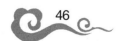

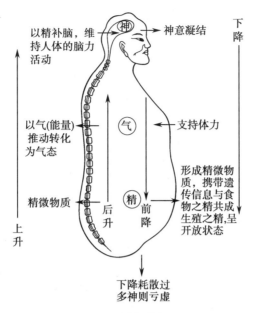

图 3-4　精气转化图

脾……然脾胃能化物与否,实由水火二气,非脾胃所能也。火盛则脾胃燥,水盛则脾胃湿,皆不能化物,乃生诸病。"石寿棠著《医原》阐述得更为明确:"肾中真阳之气,煦育,上通各脏腑之阳,而肾中真阴之气,即因肾阳蒸运,上通各脏腑之阴,阳助阴升,以养肝木,则木气敷荣,血通而气畅矣。由是,肝得上升之阴气而养心火,则火气温润,血生而脉行矣。由是,心得上升之阴气而养脾土,则土气健运,统血而散精矣。由是,脾得上升之阴气而养肺金,则金有治节,调元而赞化矣。肺得上升之阴气,转降而入肾,则水精四布,五经并行矣。"五脏六腑安和,在于水火阴阳平衡,水火之调在于相交,水火之根在于心肾。而心肾之水是升腾运动的物质基础,心肾之火则是升降运动的原始动力。动力不断地消耗,则由物质基础不断转化而得到补充。

　　总之,心主神,是君主之官,生命的主宰;肾藏精,是先天之本,生命之源。心不能受邪,受邪则危;肾不能受戕,受戕则殆。心属火,肾属水,水火是阴阳的征兆,升降为阴阳运动的反映,所以升降运动以心肾为根本目的。

二、经络升降运动

(一) 十二正经的升降

　　经脉、络脉合称为经络。经络是人体生物场能量流运动的轨迹。近代对经络脏腑相关经络生理病理现象的研究,业已证明经络是有客观物质基础的:

人身的气血流注,实际上就是支配其生命活动的能量流。经络学说是中医在气层面的解剖学,"十二经脉者,内属于腑脏,外络于肢节",这概括说明了十二经脉的特点:内部发源于脏腑,联络和沟通脏腑的物质转化,向外传递于躯干四肢,形成具有升降特性的经络循行。又因为经脉是"行血气"的通道,其循行升降有一定方向,就是所说的"脉行之逆顺",后来称为"流注";在不同的时间,流注于不同的方位,存在着周期节律。能量流在体内运转一个周期,作为时间量度单位,其流注的时间和方位密切地联系在一起。能量流在不同的时间,伴随着生物场的转换。各经脉之间还通过分支,互相联系,将人体内外连贯起来,成为一个有机的整体。经络顺承各自脏腑气机的升降,其循行与脏腑气机升降相配合,是脏腑气机升降通畅的必要条件。

人体气血运行于脏腑称之为气血,其流注于经络则叫作营卫。营行脉中,卫行脉外,营卫随经络升降流注,内助脏腑升降正常运行,外达肢节以完成经络所过的功能活动。在《史记·扁鹊仓公列传》里就有"中经维络"一语,意思是病邪侵犯到经脉、维脉、络脉,使经络之中运行的气血凝滞不通,营卫失和,升降阻滞,从而使人体发生疾病。《素问·调经论》提到"五脏之道,皆出于经隧,以行血气,血气不和,百病乃变化而生,是故守经隧焉"。其中把"经隧"讲得很重要,正常时运行血气,有病时诊断治疗,都要掌握"经隧"。经络的升降虽顺承于脏腑气机的升降,但其升降又有独特的流注特征。"阴升阳降"是人体升降的大则,而气血营卫升降运行流注遵循"血升气降"。

1. **十二经升降规律**　足三阴循下肢内侧向上升入于腹胸与手三阴交接,经上肢内侧上升至手指,此之谓阴升,阴中之阳升,阳升则为开;手三阴承接手三阴之气,顺上肢外侧下降至头,在头部进行交换后,足三阳交接手三阳之气,下降经躯干再顺下肢外侧降于足此之谓阳降,阳之阴降,阴降则为阖;阴阳之交为枢。如此循环往复,流注升降。

2. **十二经升降与十二消息卦**　古人用十二消息卦来描述经络阴阳升降的整个过程:为什么用十二来表示呢?《黄帝内经》云:"法于阴阳,合于数术。"而"数术"的来源则是"数在律历纪",《周易参同契》曰律指月,历指日。古人根据音调三进的规律,以三分损益法合以正五音。三分损益之法最早出于《管子·地员篇》,然而音止于五,还不能尽其变,因而截竹为管,用十二律以应十二月,这也是用三分损益法来校正之。黄钟为宫,宫为君音,一阳之律,阳生于子而阳数极于九,因而乘九,得八十一数,是黄钟之数,再乘九得七百二十九,是两年的日数,合为阴阳,虽有一天半误差,亦是适应一般律法之用。三分损益之法是以阳下阴生,长管生短管,三损其一则为短,阴上生阳短管生长管,三益其一为长。如黄钟之管九寸,去掉其三分之一,成六寸,是林钟六月之管;林钟之管,加上它的三分之一,成太簇正月八寸之管。其他诸管可以类推,律

吕相生,是左旋隔八,右象旋六,右转隔八,则左旋隔六,即:黄→林→南→姑→应→蕤→大→夷→夹→无→仲→黄或仲→无→夹→夷→大→蕤→应→姑→南→太→林→黄。

右旋左转,周而复始,循环无端,这十二平均律对应十二月,亦对应二十消息卦,故有"消息应钟律,升降据斗枢"之说。

太阳历是由二十四节气组成的回归年,较太阴历准确,一节一气为一个月,二十四节气刚好分配十二个月,实际上基于天体运行的不一致性,就会出现时间与节气之间的差值,古人经过长期的观察和实践,探索出了其中的奥妙,采取置闰的办法解决这一问题,把循序推进中,有节无气的一月称为闰月。易学把用来示意一岁十二月阴阳消长的就是十二消息卦,又称"十二辟卦",十二消息卦源于乾坤两宫,分别除去其中游魂、归魂两卦,以乾宫六卦示意前半年,以坤宫六卦示意后半年。人体十二经脉升降流注,其气血消长与十二消息卦中阴阳的消长同步,中医将十二消息卦用为说理十二经脉气血升降消长的工具,推演十二经脉的升降流注。

太阳历十一月:十二时序为子,一日之时为子时,律以黄钟,其卦为复,一阳生于五阴之下,阴气极而生一阳,阴极则一阳复,邵康节先生说"地下有雷声,春风弥宇宙",就是指此阳气来复的景象。此时,阳气微生,当温养则阳气更进一步升发。十一月正是北半球天寒地冻之时,阴极阳生,一阳始升于群阴之中,与人体的足少阳胆经相应,子时乃一天中阴极生阳之时,人体少阳之气初萌,胆经气血生旺循行,胆肝同气,一升一降,互为表里经,于子时末与足厥阴肝经交接。

太阳历十二月:始于大寒,在十二时序为丑,一日之时为丑时,律为大吕,其卦为临,此时斗柄低昂,临谓进而凌逼于物,此时阳气继续升发,不断聚积,缓步上升。复卦为阳气之生,到临卦是阳气之发。腊月阳气聚而上升,温气渐长,与人体足厥阴肝经相应,丑时肝经气血生旺循行,丑时末肝经气血再次进入肺,由手太阴肺经为开端,新一轮的经络升降流注启动。

太阳历一月:始于雨水,在十二时序为寅,一日之时为寅时,律为太簇,卦象为泰。《周易参同契》云:"仰以成泰,刚柔并隆,阴阳交接。"泰阴上阳下,天地交而二气通,阴本在下之物,自下而上故曰往,阳本在上之物,自然而内,故曰来,阴气也能尽去,阳气得伸,则成泰也,此时阴阳持平,阴平阳秘故曰泰,阳气经过一阳、二阳的积聚,聚为三阳,所以一月又称为"三阳开泰",阳气升发不止,继续上升,故火生于寅也。一月阴阳交泰,阴平阳秘,气血安和,与人体的手太阴肺经相应,寅时肺经气血生旺,一个崭新的经络升降流注启动,寅时末肺经气血行其经尽,与手阳明大肠经交接,肺经与大肠经一升一降,互为表里。

太阳历二月：始于春分，在十二时序为卯，一日之时为卯时，在律为夹钟，卦象即大壮，"榆荚坠落，还归本根"，壮字可解为盛壮，也可解为伤残，爻辨之义：以刚居柔，行不违谦，此时阳气升腾已摆脱阴的制约，越发上升无忌，故可讲阳对阴的伤残，也可讲阳的盛壮。二月阴阳之气失于平秘，阳盛于阴，与人体的手阳明大肠经相对应，卯时大肠经气血生旺，卯时末大肠经气血与足阳明胃经交接，大肠经和胃经为同名经，一升一降，均为多气多血之经。

太阳历三月：始于谷雨，在十二时序为辰，一日之时为辰时，在律为姑洗，卦象为夬，夬，决也，理无常益，益极必决，五阳去一阴，阴气渐降完矣。三月阳气隆盛，阴气消减，与人体的足阳明胃经相应，辰时足阳明胃经气血生旺，辰时末胃经气血与足太阴脾经交接，脾经与胃经一升一降，互为表里。

太阳历四月：始于小满，在十二时序为巳，一日之时为巳时，在律为仲吕，卦为乾卦，《周易》载："大哉乾乎，刚健中正，纯粹精也。"此时阳气盛极，纯阳之用，不过日中必西，纯阳无阴则孤阳不长，故阳极一阴生，是阴阳转换之时了。四月阳极阴消，与人体的足太阴脾经相应，巳时足太阴脾经气血生旺，巳时末脾经气血与手少阴心经交接，脾经升心经降，至此阴阳之气消长，由阳长阴消转为阴长阳消。

太阳历五月：始于夏至，在十二时序为午，一日之时为午，在律为蕤宾，卦象姤卦，阳极一阴生，一阴始升于五阳之下，与阳相遇，故为姤，火旺于午，逢极则返，一阴缓生于下，又主外阳内阴也。五月阳始消阴始长，一阴升于下，与人体手少阴心经相应，午时手少阴心经气血生旺，午时末心经气血与手太阳小肠经交接，心经与小肠经一升一降，互为表里。

太阳历六月：始于大暑，在十二时序为未，一日之时为未时，在律为林钟，卦象遁卦，阴盛之时，势须退避，阴气上升，阳气遁逸之意。六月阴气生长，阳气有降潜藏之势，与人体手太阳小肠经相应，未时手太阳小肠经气血生旺，未时末小肠经与足太阳膀胱经交接，小肠经与膀胱经为同名经，一升一降，均为多血少气之经。

太阳历七月：始自处暑，在十二时序为申，一日之时为申时，在律为夷则，卦象否卦，天地不交，万物不通，隔绝闭塞，草木不复萌生，阳往阴来，阳没其所由生，阴由是能渐伸。七月阴阳各半，从阴阳消长的趋势上来说，仍以阴长为主导，立秋以后，草木渐枯，一叶知秋，与人体的足太阳膀胱经相应，申时足阳膀胱经气血生旺，申时末膀胱经气血与足少阴肾经交接，膀胱经与肾经一升一降，互为表里。

太阳历八月：始自秋分，在十二时序为酉，一日之时为酉时，在律为南吕，卦为观卦。此时阴气上升更快，阳气降得已不能制约阴气，阴气已超过阳气矣。八月阴长阳消，与人体足少阴肾经相应，酉时足少阴肾经气血生旺，酉时

50

末肾经气血与手厥阴心包经交接,肾经升心包经降。

太阳历九月:始自霜降,在十二时序为戌,一日之时为戌时,在律为无射,卦名剥卦,万物剥,烂肢体,或灭或云,消灭其形,此时阴升阳降,阳气衰弱之极,或灭或云,故曰剥。九月阴盛阳衰,与人体手厥阴心包经相应,戌时心包经气血生旺,戌时末心包经气血与手少阳三焦经交接,心包经与三焦经一升一降,互为表里。

太阳历十月:始自小雪,在十二时序为亥,一日之时为亥时,在律为应钟。卦名曰坤,大道穷则返,返于坤元。承天布宣,阴盛极,阴极则一阳生,复卦又起。完成一个阳升阴降,阴升阳降的过程。十月阴升极而阳尽消,与人体手少阳三焦经相应,亥时三焦经气血生旺,亥时末三焦经气血与足少阳胆经交接,三焦经与胆经为同名经,一升一降,均为多气少血之经。

坤卦方终,复卦又起,如此连环,无端不尽。阴阳升降,全在十二消息卦之中表现出来。故有:"天地之道,阴阳而已,阴阳之道,升降而已"(图3-5)。

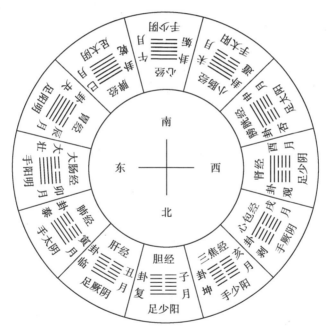

图3-5 十二经升降与十二消息卦

以上从经络升降循经、生旺时辰和升降失调角度,叙述了十二经络,旨在申明十二经络升降的时节规律,体现十二经络在升降中的意义。

(二)任督二脉的升降

在十二正经升降的正常运行外,有一个特别的升降,它统摄十二正经的升降,负责调节十二经的升降平衡,此即任督二脉升降环流体系。人体不同层面的气机升降并不是平列齐等的关系,而是有主有次,但又整体和谐的统分关系,在整个经络升降体系中,十二正经升降运行的有序和平衡决定于任督二脉对它们的制约和调控,十二正经的升降控制调节着五脏六腑及三焦的气机(能量)升降出入的数量输出,使之内脏能量的输出和肢体、大脑需求能量平衡有序。

人体在胎儿时期最先形成的经络是督脉,督脉贯穿人的生长发育全过程,人之生缘于督,所以有"缘督以为经"的精辟论述。任督二脉对人体的正常生理具有极其重要的作用,督脉属阳,代表人生命活动的功能,在"肾间动气"的推动下上升入颅络脑,为大脑的发育和信息的交换运送了能量和基础物质,人体经络层面的运化动力是聚集在督脉。任脉属阴,有顺承督脉升极而降之势,气血由上而下,是物质代谢运行的道路,也是携带人体遗传信息的信道,是人体经络层面的濡养物质积聚之地。

督脉起于胞中,沿后背正中脊柱上升,至风府穴进入颅内络脑,并由项沿头部正中线经头顶、额、鼻部,过人中到上唇系带。它的分支还要"贯心""属肾",从另一个途径强化了心肾交济的关系,同时还佐证了心肾与脑的关系,即"心主神明""肾主骨生髓"。脑为元神之府,脑髓是神明的物质基础,由肾所主;神明是脑髓的功能,由心所主。督脉升行于阳位,为"阳经之海",它统率全身阳经。督脉与六阳经交会于大椎穴,这样不但使督脉更好地调整总督全身阳经,而且加强了六阳经之间的联系。督脉渗灌其气将六阳经的升降调适平衡。从督脉的循行来看,其从下引五脏朝会的精气上升于脑而化为神,此精气是五脏将其各自的精华进行一次朝元,又叫五气朝元。督脉所过也是人体中枢神经系统之所在,督脉在背脊骨中升运,而人体是以背脊骨为中心的,人的心肝脾肺肾五脏都以韧带系在背脊骨上,督脉对人体作用的这一过程与西医学中的中枢神经系统功能相似。督脉的升运并非凭空而起,其最主要的动力就是"肾间动气"和"中气"。肾间动气充旺,中气充足则督脉升运和统率诸阳经的功能正常,如图3-6。

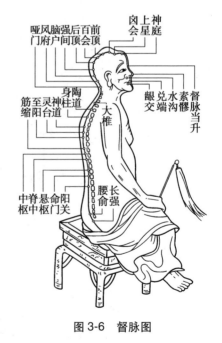

图3-6　督脉图

相应的,任脉降于身前正中线,形成任督二脉升降环流。任脉是"阴经之海",对六阴经的气血有调节作用,任脉在腹部直接与足三阴经相交,而手三阴经则要通过足三阴经才能与任脉相通,既加强了任脉对六阴经的调节,也使六阴经之间的升降关系更加协调。气血随任脉下降经胸腹脏腑,从而其对脏腑的调整作用相对较强。任脉的这一作用过程与内脏神经系统功能相近,气血随任脉下降的主要动力是督脉的上行力量和中气。那么,任脉到底是要降什么呢?这个问题必须交代清楚。任脉所降也不外乎气血两端,首先说降气,督脉升运五脏朝于下元的精气至脑,其清者化而为神,转化成人的神明。而其中浊者即稠厚的部分经过交换由任脉顺降而为全身之用,交换后的清者为气,浊者为血。清者继续随五脏之精华朝于下元,这是一贯的,它不随其他因素而改变,可以说是它特立独行的方面。而所降之血的去向主要是由冲脉涵蓄和贮存,再由冲脉灌输于五脏六腑,而为脏腑

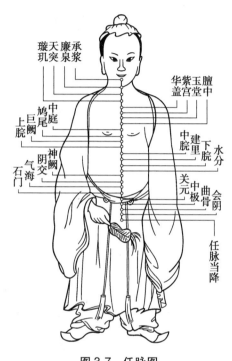

图 3-7　任脉图

经脉所用,因此冲脉被称为"五脏六腑之海"和"十二经脉之海"。还有一点就是女性月经和生殖功能也和冲脉密切相关,中医的概括是"任主胞胎""冲为血海",如图3-7。

　　脑与脏腑经络的联系非常密切,一方面脏腑经络之精气都要朝会于下元,经督脉的升运而上济于脑,保证了脑进行信息交流所必需能量的供应;另一方面,脑又将其交换后的精微经由任脉的顺降输布渗灌于脏腑经络,促成了脏腑经络气机升降运行的有序和平衡。这是一个必要的良性循环。无论是脑,还是脏腑经络,对于人体来说都是重要的组成部分,是一个有机的整体,共同维持着人体的各种生命活动。

　　任督二脉升降环流要通过人体的三个真空腔,即颅腔、胸腔和腹腔。三个真空腔连成一体,中医称之为"三焦"。它与人体的五脏六腑共同构成一个完整的脏腑系统,十二正经由此而成。三腔中精华的运行与转化是由任督二脉的升降完成的,其中腹腔位于下焦,乃藏精之所,人体脏腑经络的精华皆朝会

于此,并藏纳于下元;胸腔位于中焦,为气化之重地,是人体气机升降的枢纽;颅腔位于上焦,乃神明之府,是人精神意识思维活动之地,五脏所藏之神皆朝会于上元。精、气、神是能量的不同状态,精气神三者的互化就是靠督升任降来完成,而精化气、气化神的这个转化过程主要依督脉升运来完成。可以说任督二脉的升降是经络层面的"心肾相交"。

　　任督升降流注起于会阴穴,流注时间为子时,丑时流注到腰俞穴,寅时流注到命门穴,卯时到筋缩穴,辰时到身柱穴,巳时到风府穴,午时到百会穴,从子时到午时为督脉阳升之时,子时一阳生,午时阳气盛极,一阴始生,任阴前降;未时流注到人中穴,申时到天突穴,酉时到膻中穴,戌时到中脘穴,亥时到关元穴,再于第二天子时交于会阴穴,从午时到子时为任阴前降之时,午时一阴生,子时阴气盛极,一阳萌生,如此阳长阴消、阳消阴长,周天升降环流,如图3-8。

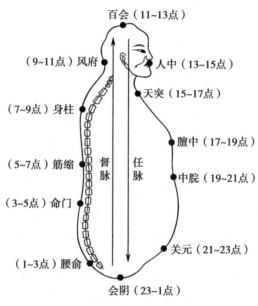

图 3-8　任督升降流注图

　　任督二脉在升降流注的动态中,总持周身阴阳经脉和经气的升降出入运动,这是由任督二脉在人体中特殊的功能决定的。全身经脉的升降流注由任督二脉统率、调节,它是脏腑升降与十二经脉升降之间的动力转化的关键。

　　督脉的脉气从会阴穴发出循行于背部正中脊柱管内,升运朝元于肾的五脏六腑之精气,直达脑中枢,在循行历程中,主要完成能量的转换,把精气转化为支持人脑信息交换的高能物质;任脉在头面部受盛经脑转化和代谢的物质,

54

从身前正中线降下,沿途经过人体的几大腺体,对腺体有资益作用,运行于任脉中的精血,一方面补充脏腑精血,另一方面生化成生殖之精,有利于人类的繁衍。

任督二脉的升降运行反映脏腑升降的状态,同时还调节十二经络的升降。事实上十二经络的升降调节因素中,既有自身的调节、环境的调节,又有来自上一层次升降的调节。自身的调节是指六经主气、司化对经络升降的调节,比如手太阳小肠经本升,但它从足太阳膀胱经而化气于寒,其经气当下降,又其夹相火所以要下降交于水;环境的调节是说自然界中的六气感触人身对人体升降的调节,《伤寒论》《温病条辨》等典籍中论述最详;上一层次的升降调节是指脏腑升降、任督升降,而与十二经络升降联系最为密切的是任督二脉的升降,中医经络学说将此概括为"任为阴经之海""督为阳经之海",督升任降,督脉与手足六阳经联接于头颈部,任脉与手足六阴经交于胸腹部,任督二脉调济经络的升降运行,将其气血渗灌于经络以资助经络升降的正常运行,当经络之气充盛时,也会蓄溢任督,为任督二脉的升降提供物力支持。

具体地说,任督升降与十二经络升降循环是一个整体的环流通道。脾胃中气左旋右转,精气朝元,督升任降,于寅时肺从中焦取气输注手太阴肺经,卯时表里传,交接手阳明大肠经,辰时同名经传,流注至足阳明胃经,巳时表里传,行于足太阴脾经,午时气血流注手少阴心经,未时表里传,交接于手太阳小肠经,申时同名经传,至足太阳膀胱经,酉时表里传,行于足少阴肾经,戌时流注于手厥阴心包经,亥时表里传,至手少阳三焦经,子时同名经传,交接足少阳胆经,丑时表里传,行于足厥阴肝经,并将气血入注于任督二脉,随任降督升,第二天寅时再流注于肺,如此周而复始,循环无端。以图3-9示意如下:

脏腑精华朝元引动任督升降,在任督与十二经络的升降环流中,十二经络的升降有机地联络了人体内外表里,上下左右,其系统外引内联,贯穿了四肢百骸,脏腑经脉,五官九窍,加强了人体各部之间的联系。经气所表现出来的生命现象又概括地叫作"神气",所谓"气行则神行,神行则气行"(《黄帝内经灵枢集注·行针》),因此关于经络升降运行传导感应、反映信息的功能又可说是"神气"的活动。

经络升降能够对机体的升降状态进行判断,在疾病情况下升降失调,出现气血不和及阴阳偏胜的虚实证候,经络不仅传递病邪和反映病变的途径,也有利于将内在的升降状况反映于外,易于察知并调整,论及邪气的传变入深情况时说"邪客于皮则腠理开,开则邪入客于络脉,络脉满则注于经脉,经脉满则入舍于腑脏也"(《素问·皮部论》),每一层深入都引起相应部位的升降失调,如邪气滞于肝肾二经,经气阻滞不通,进而影响脏腑,足厥阴肝经上升挟胃、注肺

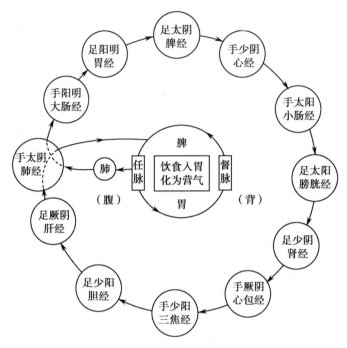

图 3-9 十四经脉升降流注图

中,其经气逆可以犯胃、犯肺;足少阴肾经上升入肺、络心,其经气逆可以凌心、射肺。"合病""并病"的复杂情况和表现多为表里两经标本中气的症状也是经常出现。

经络升降流注的意义还表现在疾病的治愈和传变的时相上,《黄帝内经》和《伤寒论》论之甚详,在经络流注升降的变化中,气血随经旺衰,旺则正气盛,紊乱的经气易于回复升降,则能够抵御邪气,病情轻减或者向愈;衰则正气不足,经气升降更加紊乱,邪气传变,加重病情,甚至恶化。

经络循行的某些特定的部位及相应的官窍可资察知升降状况,经络升降的失常,如心经滞塞不降,牵涉左上肢内侧尺侧缘疼痛不舒,这是因为手少阴心经行于上肢内侧后缘;右肩背困胀不舒,胆之经气郁滞不降而成;口苦、咽干、目眩,为足少阳胆经逆于上所致;足厥阴肝经抵小腹、布胁肋,其经气郁结则两胁、少腹胀痛;头为诸阳之会,阳经通畅而降则头部清爽,头痛一证最与阳经不降关系密切,痛在前额者,多与阳明经有关;痛在两侧者,多与少阳经有关;痛在后头部及项部者,多与太阳经有关;还有肝经上巅,因此痛在巅顶者,多与厥阴经有关。"察其所痛,左右上下,知其寒温,何经所在"(《灵枢·官能》),就指出了经络对于指导临床诊断的意义和作用。上病下治,下病上治,中病旁治等治法,都体现了经络升降的特征。方剂中某些引经报使及导引的

中药,也都依循经络升降属络脏腑的特点。

任督二脉升降的动力或循行障碍都可以引发一系列的病理变化。督脉升运的动力充盛,则人脊柱的功能活动就灵活、协调、自然,全身阳经也都通畅循行。"虚则头重"就是说督脉气虚,升运不及,而致脊背弯了,头也垂下来了,多见于老年人。先天性发育不良,如中医讲的"五迟症""五软症"的患儿也都督虚垂头弯脊。"实则脊强反折"说的是督脉因外邪侵袭而形成的脊柱僵硬活动不便,甚至角弓反张等症,癫痫就是风邪循风府入脑,督脉为风气所伤而致。强直性脊柱炎相当于中医说的"痹证",就是由于风寒湿等外邪痹阻了督脉而发。任脉顺降不力,则会任中阴旺,寒湿阴邪偏盛,容易引起女子寒滞肝脉的经血不调,湿盛淫经的带下如注,痰湿痹阻经脉的不孕、先兆流产,以及寒痰湿瘀互结的癥瘕积聚,男子则会因任阴旺而得各种疝气。

任督二脉升降异常,十二经脉的升降也会因其统摄不力而产生经脉循行不利的病变。经病日久入脏腑,脏腑因此而受累,就会产生的病理产物如湿、瘀、痰浊等随气机流窜经络,既影响脏腑间的生化和制约关系,又加重了经络的阻滞。督不升运则致督中阳虚,心肾常会受累,如脾肾寒湿,寒湿流注下肢痹阻经络的腰腿疼痛及各种关节病,痰湿阻痹经络的水肿;胸阳不振痰瘀阻络的心悸、胸痹(冠心病);还有痰瘀挟风阻滞经络的口眼㖞斜、半身不遂;头为诸阳之会,督脉又总督诸阳,所以无论是哪个证型的头痛、晕厥、眩晕都与督脉有关。甚至还会导致瘀阻脑络而造成精神神志疾病。

督脉为阳经之海,所有阳经的气血都受它的调节,反过来,阳经发生病变,最终要影响督脉升运精气的功能,出现督脉的病变;任脉为阴经之海,凡阴经的气血都受它的渗灌,换句话说,阴经发生病变,最后导致任脉顺降精血的功能异常,任脉也出现病变。

第四章

升降失常的病理机制

一、升降失常的机制

（一）气机不调、升降失位

气机升降有序，升者有度，降者有约，这样人体功能正常有序。气机升降失常由内因、外因等引起，而致无序、不调，百病丛生。

气机升降不调存在的状态有：阳不升、阴不升、阴不降、阳不降、升太过、降太过、升降逆乱。

1. 阳不升 清阳上升，挟精气上升至脑，蓄养脑髓，充养神意思维活动。五官七窍得清阳之升则空灵清明，耳聪目明。清阳升浊阴自降，浊邪不害空窍，耳不聋鸣，眼不生翳，脑清神明。如清阳不升，陷泄于下，"清气在下，则生飧泄"，多为中气下陷，脾虚升举无力，致使腹胀、四肢酸软、形寒体冷以及脏器脱垂症，如胃下垂、子宫脱垂、脱肛等。《灵枢·口问》有："上气不足，脑为之不满，耳为之苦鸣，头为之苦倾"的记载。肝寓少阳升发之气，参赞化育，随脾左升，其升达得当，情志不郁，气机舒畅，"肝之清阳不升，则不能疏泄水谷，渗泄中满之证在所不免"（《血证论》）。肝之清阳过升则逆，不及则郁，贼害五脏。肾阳为一身阳气根本，意识清净，情志安定，则温煦周身，为生命之动能，若是由于志意不治，引动相火，肾阳随之陷泄，阳虚于下，肾中阴气旺盛，相火浮游则病遗精、滑泄、蒸热盗汗等症。

（1）脾不升清：长时间的脾气虚，导致中气不足，升举无力，饮食不足则伤脾，以致气短声低，消瘦乏力。饮食过度则脾气不足，以致胸闷气短，少气身倦。

脾气不运、精微散布无力内停而化为水湿，发为腹胀停饮，中气不足，脾土中亏，精微物质乏源、清阳不升、五脏精气皆失于司，不能上充于耳、目，导致头昏而空，面黄肌瘦，目昏耳鸣，清阳不升，湿浊下流，为带下白浊，大小肠传导失职，则为飧泄，形体过劳亦伤脾，以致"有所劳倦，形气衰少，谷气不盛，上焦不行，下脘不通"，甚则郁而为火亦导致脾气不升。

（2）土壅木郁：脾失健运，水湿内停，延久生风，湿热上蒸于肝，胆失降利，而致口干口苦，泛恶欲吐，土不升木不扬；脾气虚弱，运化无力，血源匮乏，肝血不足，则营血不升而头昏眼花，肢体麻木。

（3）肝不升达：肝属木脏，其气升发，主疏泄，若肝郁气滞，上升之气受到郁阻，气机失常，则胸胁乳房少腹胀满疼痛，善太息，情绪抑郁烦躁，月经不调、瘿瘤、癥瘕、疝气等症状皆起，《素问·大奇论》云："肝雍，两胠满，卧则惊，不得小便。"《中藏经》曰："肝气升不及则令人胸痛，引两胁胀满。"《诸病源候论》："肝气不足，则病目不明，两胁拘急，筋挛不得太息，爪甲枯，面青善悲怒。"气滞之证，多源于肝，肝气滞，伤其疏泄之性，致使藏血功能受损，使气血不能上达，导致头痛而喜按，气血互根、气滞则血瘀、肝郁气又不上升，则血瘀阻于脉络，继而出现胸胁刺痛，经色黑量少，更甚者瘀血内停形成闭经、痞块、癥瘕、瘿瘤等症，六郁化火，久郁则火上扬，致人五心烦热、心烦意乱、胁肋灼痛，继而扰乱血府，导致血热目昏，真是"无病则少火之能升能降，化为津液，病则气郁，而升降失常，非维不化津液，而且劫夺津液，则少火变为壮火"。

肝气不升多由情志所伤，郁郁不得志，忧愁无穷，惊惕有过，盛怒不止，外加六淫阻滞肝脉，使寒滞肝脉，使肝气不升，头痛、肢冷、小腹胀痛、寒疝及睾丸坠痛，外阴收缩，不育不孕；肝气不升，横塞下焦，郁而化热，迫于小肠，则小便淋涩、烧灼疼痛；攻冲大肠，则泄痢频作，下利脓血。肝失疏泄于奇脉，任阴旺盛，带脉不能收引，则为带下症；郁迫冲任，则为血崩。

2. 阴不升 清阳上升，挟精气上升至脑，清阳上升运载精微物质上行，精微物质即是人体的阴精，包括阴、血、津、液等。精微缺损，不能随清阳而升发，阴主濡养，阴不升则头面官窍失于濡养。人体之精微物质赖脾以升，肝气升达助其升运，脾湿肝郁，则精微不能上升，郁于中下焦，化生痰饮、瘀浊、湿热等致病因素，阻滞气机升降，阴不升致使头面失于濡润，头昏耳鸣，头痛，面色红赤，心悸心慌，口舌生疮。肝肾同源，肝主藏血，肾主藏精，精血升运于上，脑髓得充，清窍得养。精血无以升，则生遗精、肾寒阳痿、腰膝酸软、体倦乏力、小便频数清长、大便泄泻、心中恐惧及尿血便血等症。

（1）脾湿肝郁：脾为湿困，脾阳不展，精微物质不得升运，导致肝气郁于中焦。肝木生于水而长于土，肝气升达实赖脾土之左旋，脾土之升散依于肝木之疏，故曰"土得木而达""木得土而荣"。肝脾在生理功能、病理变化的关系上非常特别，脾土既要长养肝木，左旋以升达肝木，又受肝木的制化，肝木疏脾土则脾不壅滞，相反相成。

脾湿中阳受困阻，精微物质不得上运，痰饮、瘀浊由此而生，清窍失养，浊不得降下，故头昏晕不清爽。纳运失健，脘闷不舒，食欲不振，口中黏腻，大便溏泻;肝无以升达,气有余便是火,气郁中焦而化火,则心烦易怒,胸胁满闷灼痛。肝为五脏六腑之贼,肝气郁滞,气不行血而气滞血瘀,肝不能调济血液到所需之部位,肝藏血的功能失调,肝体阴用阳,阴血亏乏则阳用无制,到处为害,故曰:"气血冲和,万病不生;一有怫郁,诸病生焉,故人身诸病,多生于郁。"(《丹溪心法》)

脾湿加上肝之郁气所化之热,就成为湿热,湿热熏蒸,流溢周身则为黄疸,出现身黄、尿黄、目黄的典型症状。

(2)肾阴不升:肾当随脾左升,将坎中之阳上交离阴,心肾交合达到人体升降的目的。肾主封藏五脏朝元之精气,通过任督二脉升降,将精气上输于脑,支持脑的功能活动,这股由五脏提供的能量在上升的过程中转化为神意,在脑部进行交换后的物质,由任脉下灌脏腑经络,整个后升前降的过程实现了物质、能量、信息的交换。此亦心肾相交的目的。肾精不能上奉,肾不济心,则心火上炎,神意昏蒙,心烦眠差,口舌生疮;肾水不得火交,则肾水下寒,精从下走,遗泄于外。肾精不足无以主骨生髓,脑髓失养,进行神意思维活动就会受到影响,轻则思维表浅不周,思绪混乱,记忆力减退,重则出现神志异常的病。

(3)膀胱津液不升:膀胱处下极,其气当升,它要随肾升而升。膀胱以寒水主令,为"州都之官,津液藏焉,气化则能出矣。然肾气足则化,肾气不足则不化。入气不化,则水归大肠而为泄泻;出气不化,则闭塞下焦而为癃肿。小便之利,膀胱主之,实肾气主之也"(《笔花医镜》)。膀胱为津液之府,为人体水液汇聚之所,其生理特性就是司开合而主气化,其开合作用维持贮尿和排尿的协调平衡,而气化主要是膀胱对水液的升清降浊,将水液之清者蒸腾输布循经布背入脑,而把代谢的废浊之水液以尿排出体外。膀胱经主行于背,为六经之藩篱,其气津流布于卫分,参与人体的自体防御。膀胱升不及,津液不能上供于脑,反从尿脱泄,卫外不力而感邪。

以上诸症证明不管阳不升或阴不升均是虚证,虚久则他邪滋生,成为虚中挟实证。

3. 阳不降 心肺居于上焦,属阳。其气当降而反不降,心火炎于上,上扰神明,心神烦躁不宁,夜难入寐,甚则谵语发狂,登高而歌,弃衣而走,出现神志异常疾病。火性炎上,心火亢盛,面红心烦,舌尖红起点刺或生疮。心火不降,流于肺中,导致肺之津液大伤,燥渴咽干,干咳咯血等症。肺不敛降,肺为贮痰之器,其气上逆,引起咳嗽上气,痰随气逆,流窜于上。心肺之不降主要源于胃之不降,胃右降为气机降下的动力,胃气通降则气机顺畅,胃气逆上则气机壅于上,心肺不得降。胃、心、肺不降,则胆无降下之路,胆气升逆于上,克犯胃土,胆胃之气上逆,而致呕吐、口苦、咽干、目眩、头痛、咯血;刑于肺金,木火刑金之喘咳;扰于心神,胆心不和之惊悸怔忡。所以凡上热之成,皆离不开胆气

之升逆。其二,"气有余便是火",五志化火,气上升而不降,直冲脑府,气血阴阳逆乱,使气血奔走于上,转变成火;肝阳上亢之大厥,胸闷气短、心慌、狂躁等证。

（1）肺失肃降:肺能升能降,以宣发为其功,肃降为其顺,肺主一身之气,若为外邪内伤所困,易寒易热,都可阻肺闭肺,邪阻气机,肺气不降,则日久兼见身痛头痛,肺气不降,肝气上升太过,上扰娇肺,导致咳嗽,谓之木撞金鸣。胃腑留聚之浊,热结肠道之实证,湿热之浊上攻皆可累及于肺,使肺升降失调,肃降紊乱,而致咳嗽。肺失肃降,肺气下降无力,而致气喘声低,神疲语塞,呼吸急促,张口抬肩以息,坐而不能卧,咳出痰后,喘始见缓。《素问·脏气法时论》有"肺病者,喘咳逆气",指出肺失肃而导致喘咳。肺失宣降,口津不布,而致胁下痰饮,痰饮阻遏气机,不能通调水道,风遏水阻,降而不及,水湿潴留于肌表,为风水,气与津液的病变是肺的特点。《素问·至真要大论》指出"诸气膹郁,皆属于肺",肺气不降是导致膹郁的根本原因。

（2）胃气不降:胃处中焦,与脾共为人体气机升降的枢轴,胃气右转,以通降为顺,是人体气机通降的核心,一切逆上皆不离胃气之逆,所有逆都可引起胃气上逆。胃气通降,浊阴自然下降,不致发生浊阴在上,眩冒膜胀。胃逆不降,浊气循经上于面,面色红或浊黯,清窍难以空明,眼目浊凝,而生翳障。胃不和则寐难安,胃失通降,阳气不敛,阳不入阴,睡卧不安。

胃气不降,滞于中焦,则胃脘疼痛胀满,不思饮食。胃气以和降为顺,胃失和降,浊气壅阻,滞于中脘而腹胀,或逆而上泛,恶心呕吐,反胃,吐血;浊气反逆,胃脘堵闷疼痛,胃气滞塞,脘热喜饥、胃灼痛,胃气不降、呃逆不止,胃寒阳重、血凝不畅、胃痛暴作、面色清白,胃阴不足,阳无阴则不降,胃脘灼痛、口干纳少、便秘。小肠受盛胃中传来食物,分清利浊,清者吸收,浊者下注大肠或膀胱以外泄;其升降失调,初起小腹急痛,牵引腰背,大小便不通,久之则为疝气。

（3）胆气不降:胆气和降则顺,胆经布胸胁,行于身之侧,胆本当携相火下温水泉,火息则胆腑清净。胆气逆于上,盘郁胸膈及两胁,胆木克胃土,胆胃不和,则恶心欲吐,胸胁疼痛,口苦吞酸,胃脘膜胀痞满,胆胃不降,痰浊随逆气而上,蒙蔽清窍,头目眩晕;若胆气不降反而上逆于肺,木火刑金,可致干咳无痰,口干口渴,胸胁胀闷憋满;胆火扰心,易惊少寐,思虑不决,心烦惊悸,口苦而干。胆热移于脑,轻则鼻渊,涕下黄浊而臭,重则为脑漏。

4. 阴不降　阴不降,此阴一是指在脑部进行代谢后的浊阴不降,填塞于脑,造成脑部升降的阻滞,脑不能进行正常的功能;再是指脏阴逆升不降,肺为水之上源,肺通调水道是功能异常,则水泛上焦,上聚于胸则水停胸中,致使心悸,甚至脑积水。水湿代谢失调而致面目肿胀,血停于目致目赤而突;肾中阴旺,逆奔于上则凌心射肺,泄于下则足胫肿胀,按之凹陷不起。肠中阴不降则腹满如箕,腹胀如鼓,大便干涩,便秘;膀胱中阴不降则生癃闭等症。不论阳不降或阴不降都是实证也。

(1)肺不降阴:肺从脾而化气,助脾散精,肺为水之上源,将水谷精微输布于周身,水精四布、五经并行,肺宣发肃降的功能失常,则水泛溢高原,留于胁下而成痰饮,痰饮阻滞气机,水道不通,发为水气,郁于肌腠,或风邪犯肺,肺合皮毛,肺卫受病,宣降失常,风水相搏,闭阻肺降之路,发为风水,肿先从头面眼胞始,因上焦失宣,中焦失布,下焦失司,三焦俱病,迅速遍及周身。

(2)肾阴上逆:肾阳虚衰,阴寒内盛,寒水上逆,心肾失于交济,肾精不能上济于心,而下寒,腰膝冷痛,腹痛,四肢沉重疼痛。阴邪乘机上逆,侮土则水湿泛滥周身,凌心则头眩,浮肿,心中悸,水气内停,随气机升降,上逆犯肺而为咳,痰多清稀,肺主呼吸,肾主纳气,水气射肺,呼吸短浅,不足以息,或因肾气不足而气化失司,膀胱水津不化,小便不利。肾阳为一身阳气之根,肾中阳微,诸脏受其害,则生机熄灭,故张景岳说:"水性本寒,使水中无火,其寒必极,寒极则亡阳,而万物寂灭矣"。

(3)膀胱气滞:膀胱之气下降,开合有道、小便溺出,肾阳变弱、膀胱气化无力,肺热壅阻,金气膹郁,窍闭于上,膀胱闭于下,湿热阻滞,气化不利,而少腹胀满,小便不通。膀胱气滞,开合无权,而至小便不利,甚则癃闭。

5. 升太过　升腾之力没有制约使之升发太过,升腾太过主要集中在肝气上逆上,肝者将军之官,刚气太盛易于升发太过而至冲脉升之太过任脉逆行不降。

肝主疏泄,为刚脏,风木之脏,易升易动,假若阴不涵阳,升无所制,则升发太达,轻则肝火上炎,肝阳上亢,重则血逆而中风。心情不舒,肝气郁结,郁化火,火夹气升,上扰头脑,耳鸣、口干口苦,急躁易怒,小便黄。《黄帝内经·胁痛》记载:"两胁痛引少腹,令人善怒……气逆则头痛,耳聋不聪,颊肿。"而素体阴虚,肝血亏损,精血内耗,肾阴亏虚无以涵木,致使肝阳上亢,头晕目花、耳鸣,脑中烘热,心烦易怒,夜寐不安,头重脚轻,肢体麻木。《素问悬解》所述:"徇蒙招尤,目暝耳聋,下实上虚。"肝阳上亢愈重,肝肾阴虚愈亏,阳升生风,风火易于上升,上至高巅,见面红耳赤,眩晕头痛,突然昏仆,口眼㖞斜,肢体偏废,半身不遂,甚则暴死。《素问·调经论》:"血之与气并走于上,则为大厥,厥则暴死,气复反则生,不反则死。"肝火上逆,横犯于胃,胃气逆则吐酸,胃脘胀痛,连及胁肋,血随气涌,则吐鲜血,叶天士指出:"肝为起病之源,胃为传病之所。"肝火上炎肺金受累,宣降失职,盖肝升肺降之性被打破,火邪入肺,致气痹阻,水津不泌,气逆上涌,导致咳嗽痛引胁肋,痰涎上涌,悬饮,火伤肺阴,口咯鲜血,烦躁多怒,便秘溺黄,升而太过主要体现在肝木升散无制,发于上部则头昏目眩,发于中其气逆上而胸胁胀痛,甚则咯血、吐血,皆因火热气逆,故

《素问·至真要大论》云:"诸逆冲上,皆属于火。"由此看出升腾太过主要是肝阳上窜无制所致,常致病灶在肝以上部位,不仅伤害肝胆、心肺、头脑甚则影响精神意识。

6. **降太过**　在升降运动中,当降失去管控而致降之太过,脏当升腑当降,而降之太过则均表现在腑中。

脾胃乃升降枢轴,胃降则心肺随之而降,但胃气降之太过,无法制约,可引发胃下垂,伴有腹胀、上腹疼痛、消化差、食欲不振等症状。

膀胱气化无力,降气太过而致小便失禁,水泉不止,尿液不净,水泄不止,小便频数,量多而清,直至小便失控难以收禁。

心肺随胃而降,源于与大、小肠表里,大、小肠降之太过,则致大便泄泻,伴有脐下微痛,腹部不温。亦有下陷降之太过而出现肠脱而坠,脱肛。

冲任二脉气下陷太过,表现在带脉失约,则不能固摄白带,带下清冷、色白亮多、绵绵不绝,是谓带下病。表现在冲脉之气降之太过,血失统摄,则月经量多,甚则崩裂,淋漓不断,是谓崩漏。表现在任脉之气降之太过,在怀孕时,则胎动下坠,滑胎、早产。表现在器官,则子宫下垂。这些都是降之太过的表现。

7. **升降逆乱**　逆:反方向运动。升降逆乱就是升降不按升降方向运动反而逆向运动致使脏腑功能紊乱,如清阳当升不升反降,浊阴当降不降反升。升降逆乱主要产生在升降互动的脏腑运动中,如脾升胃降,升降逆乱则脾下陷胃上逆,致使脾胃当升不升当降不降,枢轴功能丧失;也有心肾水火不能既济而致心肾不交等反应,是一对或多个脏器的升降运动方向逆乱而致清浊升降逆乱,清浊逆乱是疾病发生过程中的重要现象。

(二) 升降不调、诸病丛生

人体气机升降最终是要实现精、气、神的相互转化,也就是在升降运动中完成物质、能量、信息的转化和交流。

精,小到微尘,大到天体,凡是有一定结构客观存在称之为精,用现代语言来说就是物质,物质具有一定的结构,大的物质由小的结构集合而成,构成物质的基本元素排列的不同,决定了其功能状态的不同,如同样由碳原子构成的金刚石、石墨、橡胶,其排列不同所构成的物质结构各异,其所载的功能也就不同,一定的形态结构具有一定的功能。人体也是由不同形态、结构的组织器官联合而成,五脏六腑、四肢百骸的形态、结构都有各自的功能,构成各脏腑的细胞数量及材料的不同,其功能也相应各异,如肺的结构,其由肺泡集合而成,司呼吸的功能就建立于此,心脏为肌性组织,心肌富有弹性,其房、室结构决定了其有主持血液的功能。

构成人体各脏腑的细胞结构、形态相对稳定,缘何不同人体的体质状况各不相同? 这就涉及气的内容。中医讲人体之气根源于先天一气,此气为驱动受精卵分裂的原动力,此气流布,按序生成脏腑,脏腑生成先后不同,先天一气逐渐减弱,到最后生成的脏腑,其气的数量少、质量差,所以形成了人体脏腑厚薄坚脆的不同。

人体之气首重元气,其次为脏腑之气、营卫之气、宗气等,气类似于通常所讲的能量,能量驱动整个人体气机的升降运行,其在数量上的多少,决定脏腑之气的充实与虚衰,如肝脏体阴用阳,肝血充盈程度决定肝的功用,肝调济血量的功能正常,肝才能遂其升达之性,疏泄正常,情志条畅,肝之气机升降得位。肝血虚衰,肝之气机升降失位,肝之阳气不得潜藏而升逆,过升则亢而为害,上干脑神;郁则贼害余脏,使气机失调,肝气越郁逆,对人体的能量耗损越大。

各个脏腑气机升降如常,还要依赖于气的清浊,人体之气最清纯的是元气,生命活动的历程是元气逐渐衰减的过程,虽得后天之气的资培,但在现实生活中,消耗总是大于资培。气的清浊就是能量的质量,质量高则其能级也高,对生命气机升降的驱动之力也大,充满活力,生机益然,反之亦然。

能量的数量多、质量高是人体各脏腑升降及功能活力的必备条件,要使其能更好地整合人体的升降,则必须进行合理配置,也就是要维系人体升降的有序平衡。

能量在人体脏腑的分布上并非一致,而是主次各别,此差别式的分布本身就是能量配置的优化形式。脾升胃降为人体升降的动力,中气斡旋于此;肝肺为气机升降的机转,引动脏腑的升降;心与肾,一为君主之官,主司神明,一为先天之本,呼吸之根。任何一个脏气的衰竭都可致命,但以心肾之气衰竭最为凶险。能量的多少、清浊、有序平衡,是整体升降调衡的有效保障,是人体生命活动的动力源。

五脏中精气神一应俱全,其形态、结构为之贮藏能量提供容器,能量会聚,气聚生神,产生意识思维活动,也就是具有了信息交换的功能。五脏之神的根在于脑,脑为元神之府,脑的功能进行不同的划分,归类为五脏之神的职能,但都不外对内外信息的交换、处理。

六气为自然界中能量的表现,六气太过不及,均侵袭人体,引起脏腑经络气机升降的失调,改变了人体能量的有序平衡状态,从而导致疾病发生。六淫作用于人体,引发疾病,主要缘于本气之虚,正所谓"邪之所凑,其气必虚",同时与邪气的性质、强弱密切相关。伤寒多为感受风寒所致,风伤卫,寒伤营,导致行于经络中的营卫之气失和,六经传变为其基本规律,至于热化、寒化则决定于人之本气,素体阳盛则邪气热化而传于阳明,形成阳明经、腑诸证;素体阴盛则邪气寒化而传于太阴,遂生太阴诸证。温病乃温邪上入于口鼻,侵犯阳位,首先犯肺,逆传心包,素体因冬伤于寒,而阴虚有热,同气相感,最易病温。

非时之气过于强盛,是为疫疠之气,虽正气不衰,也可感邪,症状相似,具有传染性。六淫邪气,由经络或由脏腑传变,都可导致气机升降逆乱,而致瘟病发生。

七情是人对信息做出的反应,七情内应五脏,七情过激,信息的刺激太强烈,就会导致信息交换、处理的偏差,最为明显的是影响脏腑气机升降变化,即能量的多少、清浊、有序平衡遭到破坏,严重的甚至出现神志异常病变。一脏之气偏胜则其脏之志偏见,偏见之志作为信息刺激,可在不同程度上影响气机升降运行,情志即是能量纠结不散,郁阻气机。七情由肝所主,肝升达则情志舒畅,肝郁不升,内伤七情,气机升降紊乱,百病由生。怒火中烧,肝气逆于上;大喜则心气涣散而气机缓滞,减缓气机正常的升降;思虑过激、过于持久则会使脾气滞结,影响脾胃升降,升降逆乱之势萌生;惊恐则气机突然敛降于下,肾气下泄,不得升;过于悲伤则肺叶不举,气消于无形,肺气难以肃降。《素问·举痛论》中"百病生于气也。怒则气上,喜则气缓,悲则气消,恐则气下……惊则气乱……思则气结"的说法,更明了地说明内伤之病,多归于升降。朱丹溪申论此意说:"气血冲和,万病不生,一有怫郁,诸病生焉,故人生诸病,多生于郁。"(《丹溪心法》)

情志导致脏腑气机升降逆乱,人体疾病随之而生,但情志并非只是致病因素,情志之间的生克制化还可以治疗相应疾病。也就是说,情志还可以用来调节气机升降的紊乱状况,怒气气冲,肝气逆于上,得悲则缓解,谓之"悲胜怒";喜笑不休,耗散心气,恐则心气收敛,谓之"恐胜喜";久思气结,滞于中焦,升降受约,得怒则气结自散,谓之"怒胜思";悲哀气消,得喜则哀解,谓之"喜胜悲";惊恐则气机或乱或下,得思则安,谓之"思胜恐"。无论外感、内伤,其所以致病,皆因气机升降不能如常,因此在诊断治疗外感伤寒、内伤杂病时,都要以阴阳升降为纲领,分析其症,执简驭繁,达到阴阳升降得位的作用。黄元御云:"法至简,艺至精"。

饮食物的种类不同,其色、味、能量各个不同,所造就的体格特征也不同,伤及脾胃,脾胃为人体气机升降的动力,升降动力不足,则机体整个升降势缓力微,清升不及则陷,浊阴充填于上;浊降不及则逆,清阳陷泄于下。

由此可见,脏腑的结构、形态代表了一定的功能,驱动脏腑气机升降运动的动力就是能量,能量数量的多少、质量的高低及其配置的有序平衡是脏腑升降整体调衡的必备条件,此条件完备的程度,直接影响其与物质、信息之间的交流、转换情况。反之,内外信息的刺激,可以引动能量状态的改变,从而导致脏腑升降的失调,随着升降失调程度的日深,升降运动太过、不及、反佐及脏腑之间传递失衡,则形成杂病。升降止息于局部,气机郁滞,血行凝瘀,气血不能荣养脏腑,最终导致脏腑形态、结构的畸变,形成器质性病变。

二、升降失常的本质

升降不及多由气虚、气滞、气闭所导致。气虚是脏腑功能衰弱的病理表现，为营气失降，久病亏虚所致。机体脏腑无力蒸化、输布，使其阳气不升。气滞是脏腑气机壅滞所致的病理现象，为七情内伤所致，脏腑功能失调，当升者不升，应降者不降，气机不得变化，失其顺畅之性而阳气无以升，气闭是气机阻遏所致，气机遇寒、热、结、郁等，导致升降失衡，脏腑功能紊乱使之降而不及。

（一）升不及和降太过均属虚证

清阳上升，挟精气上升至脑，有清阳不升者，有精气缺损者，但不论哪一类都表现为虚证。清阳不升者多为中气下陷，脾虚无力，脱肛、腹胀、阴挺、四肢酸软、形体寒冷等症。《灵枢·口问》中有"上气不足，脑为之不满，耳为之苦鸣，头谓之苦倾"的记载。而精气不足脏中之精原本就不足，清阳无以升载至头乃出现耳鸣、神倦乏力等症。降太过导致肾气过降则肾泄，又叫五更泄，或遗精、肾寒阳痿；膀胱为阳水，以清降为顺，但降之太过，膀胱气化不利，则小便不禁；大、小肠过降则清浊不能秘别，传导失司，水谷并走大肠而泄泻；胆过降则心中恐惧，如人将捕之。这都属于降之太过而升无以制约所形成的证候。在内伤杂病中，升不及、降太过多为虚证。

外感疾病中，升不及则内虚不足，无力升举，不能托邪外出，降太过则引邪气直入于内。伤寒论对太阳病用下法之后，形成降太过的传变之证论述详尽，若下之过早，传于阳明或少阳形成痞证，下之太过，传于阳明或少阳形成结胸证。

依此来辨病位，则多在下、在里，病性多属于寒、虚，亦可兼热。

（二）升太过和降不及均属实证

"气有余便是火"气上升而不降，直接脑府，气血阴阳逆乱，使气血奔走于上，转变而成火，五志皆从火化，五志七情过激都可以从火化；胆胃之气的上逆而导致呕吐、口苦、眩晕及上热等症；肝肺之气上逆导致咯血，肝阳上亢导致大厥等症。降不及是降气无力，肠不降则腹满如箕，腹胀如鼓，肺气不降，则胸闷气短，咳嗽，以上诸症都说明降不及及升太过多为实证。

降气不及，易于里气壅滞，伤寒，里实将成，理当降下，升散太过，过汗伤津，气随汗出，表气不足，里津已伤，加速了病邪的传化，且导致里实结滞。

依此来辨病位，则多在上、在表，病性多属于热、实。

（三）升降失衡所生杂病

升降失衡，导致五脏传导紊乱，阴升阳降的自体功能不能施行，由此而升

降乖戾,阴阳失调,不能相互转化、制约,形成杂症,多寒热交杂,虚实交杂之症,上热下寒,下热上寒都是升降失衡后典型的症状,伤寒中的寒热痞症,杂病中的痞满,温病中的痞结,都是虚实错杂症的具体表现。

把握升降运动紊乱的规律,是临床的重要辨证思想之一,亦是调系百病的纲要。

第五章

诊断学中的升降

中医诊断学是在中医理论指导下,研究如何诊察病情、辨别病证的学科。包括对患者的检查,收集患者的病情,采用正确的思维方法进行分析,确定病证的临床特点与病情发展变化的规律等信息,为临床疾病的预防、治疗提供依据。在长期的医疗实践活动中,历代医家积累了丰富的临床经验,形成了中国特有的、系统的、完整的诊病体系,即四诊、辨证、辨病。中医诊断学所具有的独特诊断方法及对人体生命活动状态的认识,自古至今,一直不断地丰富和发展,在临床上发挥着重要作用。

中医要求"治病必求于本",这是中医辨证论治的根本原则。这个根本原则就是"阴阳","阴阳者,天地之道也,万物之纲纪,变化之父母,生杀之本始,神明之府也。治病必求于本"(《素问·阴阳应象大论》)。升降是阴阳的运动模式,升降学说强调升降运动是人体生命活动的基本形式,升降失调,为诸病之源,所以调理升降就是治疗疾病的基本法则,升降合宜,阴阳平衡,"故升降之法,即天地阴阳之法,亦纲中至要之法也"(《医纲提要》)。中医升降诊断学说是立足于气机升降来诊察病情、辨别病证的学科,是中医诊断学重要的组成部分,贯穿与整个诊断方法之中。

一、升降望诊

(一) 升降望诊原理

人体是一个统一的有机整体,由皮肉筋骨髓及五脏六腑组成人的形体。内脏的能量在有序的运化,支持大脑对信息的处理。外在的形体可以说是一个储藏内在能量的容器,内在的能量强弱,流动顺逆,质量清浊都可以表现到外在的形体上。正所谓是"有诸内者,必形诸外"。

古代医家在研究医道时是要求达到"夫道者,上知天文,下知地理,中知人事,可以长久。此之谓也"(《素问·气交变大论》)。为什么要知道这些呢? 黄帝也向岐伯发出疑问:"帝曰:何谓也? 岐伯曰:本气位也。位天者,

天文也。位地者,地理也。通于人气之变化者,人事也……所谓治化而人应之也。"(《素问·气交变大论》)岐伯的回答讲出了医道的秘密,医道的根本就是要知道"气位",即是"气"这个能量流在升降运动时所处的位置。能量流升降循环时,当其位于天时,与天的物质相结合,所表现的现象就是天文。位于地时,与地的物质相结合,所表现的现象就是地理。天地之气沟通于人,所产生的变化,就是人事。医生所要治化的是人在感应天地之气升降循环时,人的气机升降顺逆表现。只有这样上知天文,下知地理,中知人事才能知医这个"道",才能长久。岐伯怕医者不解其中之理,又指出:"善言天者必应于人,善言古者必应于今,善言气者必彰于物,善言应者,同天地之化,善言化言变者通神明之理"。(《素问·气交变大论》)就是能通晓天文的人,他必然能从人体的形、神、色变化的表现上,发现这个能量流的变化对人体的影响;通晓历史的人,他必然能做到古为今用;通晓气机运化道理的人,就必然能将这种道理应用到对万事万物的认识;通晓天人相应、天人合一的人,必定能够适应天地变化的规律;能够通晓生化变动的人,就必然能够掌握自然界变化的规律,通晓神明所在的道理。对于岐伯所说的"善言天者必应于人",古代医家是通过望、闻、问、切四诊来得知这个能量对人体的影响的。在这四诊中,望是第一位的。《难经》曰:"望而知之谓之神,闻而知之谓之圣,问而知之谓之工,切而知之谓之巧。"(《难经·六十一难》)《难经》用神、圣、工、巧四个层次来形容望、闻、问、切四诊,并认为望诊可以达到出神入化的境地。

人体要健康,对于内脏功能来说,首先要有足够的能量;其次运动有序并要达到平衡;其三是能量的质量要高,只有这三者正常,才能保证正常身体健康。气在现在的观念里,就是能量。气本来是看不见也摸不着,无色无味却又真实存在的一种能量团。尽管其不可测知,难以得见,但气在人体内的各种作用和现象就是气存在的表征。气运行的基本规律是"清阳上升,浊阴下降",升降相因,维持人体气的正常运化。人的一切生命活动都离不开气,而人的心态和情态更能反映气的存在与活动。人的意识思维,感慨叹息、喜怒哀乐等情态对人体生理的影响是广泛的,这里心态、情态都是外在的信息刺激下,内里的气能量在人体的状态发生了变化,从而引起了心理、生理与情绪的相关反应。也就是说,气在人体内的多少、清浊、分布、流动以及有序平衡的变化都会通过气的作用表现于外。依循"有诸内必形诸外",可以通过望而知道气在体内的升降变化。望诊也是以此为重点的。我们就从能量强弱、流动顺逆、质量清浊三个方面对形体的影响来讲望诊。

1. 气的多少(虚实)　气的盛衰可以通过气作用人体所产生的现象来认知,多少是一个量化的概念,反映虚实,"气实则顺降,气虚则逆升",至于多和少的程度倒也有章可循,其原则就是"知常达变",了解了一般的普遍的状况,我们就能依此判别其有余和不足,即多少的程度,也就能够判定是虚还是实。一个人如果形体硕实,肌肉丰满,声音洪亮,神采焕然,步履稳健,此为气实不虚。实也不能太过,要实得恰到好处,若是声高气急,言辞猛烈,行为过激,这就实得太过了;反之,如果形体弱小,瘦骨嶙峋,声低气短,神采黯然,步履颤颤巍巍,此为不足是气虚。身体虚胖,肌肉下垂亦是气虚下陷之体。

2. 气的清浊 气的清浊主要反映气在人体内的质量,它是升降的重要指征。表现在外就是脏腑经络之气对"其华"所在部位的温煦、濡润作用和效果。可资望而知清浊升降的情况,关键在于"一触即觉"的感应。"清阳升于天,浊阴降于地",清阳在上,浊阴在下就是得其位,气的升降正常而不为害,面色清丽,容光灿然,头脑清明,身安体健。若是清阳陷下,浊阴逆上就会因其不得位而为害身体,面色黯滞无光华,珠黄齿垢,浊气显发,周身散发异味,浊扰清窍,脑失灵光。在病理上,《素问·阴阳应象大论》有这样的论述:"清气在下,则生飧泄;浊气在上,则生䐜胀。"

3. 气的分布、流动、有序平衡 脏腑之气运行于各自的经络,因为脏腑阴阳属性的不同,脏腑之气的多少就各有不同,其所灌注于经络的气之多少也就不同,这就涉及气在人体的分布问题。比如在六经中,手足阳明、少阳、少阴、太阴多气,而手足太阳、厥阴少气,这样的分布是由脏腑经络在人体的生理功能决定的,足阳明胃土主降,气多、气实则降,气少就会出现呕吐恶心等气机逆升的症状。经络之气的运行随脏腑气机的升降而作环流运动,这种如环无端的流动形式,中医称为"流注"。流注的畅通与否,密切关系着身体的好坏,如果流注不通畅,气机郁阻就容易有病,反之则健康。气所分布的合宜与否,流注节奏的快慢以及畅通的程度都取决于气是否有序平衡,有序平衡即气机升降的稳态,也就是说这个有序平衡具备维持现有的平衡和平衡被打破后的整合修复功能。一旦气机升降由稳态转到紊乱,那么气的分布环境和流动状态的改变将引发心态与情态的变化,反过来又有"喜则气缓,怒则气上,悲则气消,恐则气下,惊则气乱,思则气结",实际上就是气动摇了五脏六腑气机升降的宁静平和。

气的分布、流动、有序平衡三者和谐,才能称之身体健康。中医称这类人为阴阳和平之人(表5-1)。在《黄帝内经》中形容此类人是:"阴阳和平之人,居处安静,无为惧惧,无为欣欣,婉然从物,或与不争,与时变化,尊则谦谦,谭而不治,是谓至治……其阴阳之气和,血脉调。谨诊其阴阳,视其邪正,安其容仪,审有余不足……阴阳和平之人,其状委委然,随随然,颙颙然,愉愉然,暶暶然,豆豆然,众人皆曰君子。"(《灵枢·通天》)

表 5-1　阳脏人、阴脏人、阴阳平和之人特征表

分类	特征	临床意义
阴脏人	体形短胖，头圆颈粗，肩宽胸厚，身体姿势多后仰	阳较弱而阴偏旺，患者易从阴化寒
阳脏人	身体瘦长，头长颈细，肩窄胸平，身体姿势多前俯	阴较亏而阳偏旺，患者易从阳化热
阴阳和平之人	体型介于前两者之间	阴阳平衡，气血调匀

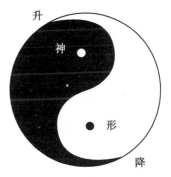

图 5-1　形神升降图

人体内的这种能量由于作用不同，划分为两种性质，具有濡养等性质的能量称之为阴，具有推动、发散等作用的能量称之为阳，它们是相互转化的，阳气下降凝结为有形的物质。

在人体就是皮、肉、筋、骨、髓、毛、发、五脏、六腑等器官组织形成的外形。形有余的表现：身材要匀称，手长成方，头顶圆厚，腰背丰隆，额阔四方，唇红齿白，耳圆成轮，眼球黑白分明，眉秀疏长，肩膊脐厚，胸前平广，腹圆，行坐端正。或清瘦面润，手如竹节，面滑，骨骼圆峻。阴气上升气化为有形物质的功能，在人体就是指精神、思维、状态等神意的表现（图5-1）。神有余的表现：眼光清莹、顾盼不斜、眉秀而长、精神澄澈、举止大方，其人卧也，犹如栖鸦不摇；其人行也，洋洋如平水之流；其立也，昂昂然如孤峰之耸。言不妄发，性不妄躁，喜怒不动其心，荣辱不易其操，万态纷错于前，而心常一（表5-2）。

人体的能量有强有弱，阴阳转化无力，就会导致阳气下降凝结不足，以致人体外形及内脏的形体不足，甚者畸形。

古人认为神不足的表现：没喝酒却似喝酒，常如病酒。无事常惊其忧，愁容上面，委屈欲哭，一惊一乍，易受惊悸，喜不喜，忧不忧，惊不惊，容止昏乱。全身色浊似漆，恍惚张惶，常如恐怖，凄凄常如大失，言论瑟缩，似羞隐藏，体见抵拒，如遭凌辱。

（二）对舌的升降望诊

望舌由来已久，早在《黄帝内经》就有记载，经历代医家的不断补充和完善，逐渐成为在中医理论指导下的独特的诊断方法。中医通过望舌象来审辨五脏六腑气机升降变化的情况，见微知著，司外揣内，是确定气机升降不可缺少的客观依据，察知脾胃升降对气机的调节，了解肝肺循环状况以及判定心肾相交的情况。《蠡海集》云："心之窍通于舌，舌虽心窍，而津液生之，则由心肾

表 5-2　神的表现类型

	神志语言	两目	呼吸	面色神体	动作反应	饮食
得神	神志清楚语言清晰	有神采	平稳	面色荣润	动作自如反应灵敏	
少神	精神不振懒言	乏神	少气	面色少华倦怠乏力肌肉松散	动作迟缓	
失神	精神萎靡，语言错乱或神昏谵语或猝然昏仆	晦暗	气微或喘促	面色无华形体羸瘦	动作艰难，反应迟钝，或烦躁不安，四肢抽搐，或循衣摸床，撮空理线，或两手握固，牙关紧急	
假神	突然神志清醒，言语不休，想见亲人	突然目光转亮，浮光外露		面色无华，两颧泛红如妆		突然食饮增进

交媾，水火既济，阴阳升降之理也。"明确了气机升降的趋势，可进一步察知正气的盛衰、病邪的浅深、邪气的性质、病情的进退，可以判断疾病的转归和预后，并且还可指导治疗。

1. 脏腑与舌的经脉联系　五脏六腑以其经络、经筋直接或间接地与舌联系，其气机的升降可以反映于舌。舌与心脾的关系最为密切，舌为心之苗，舌为脾之外候，心经之别系舌本，脾经连舌本，散舌下。具体来说舌体血络最丰富，与心主血脉的功能有关；舌的灵活运动可调节声音形成语言，又与心主神志的功能有关；心为五脏六腑之大主，主持全身脏腑气血的功能状态，所以脏腑气血的疾病，必然通过心反映于舌。脾胃为人体气机升降的枢轴，调衡脏腑气机的升降，脾主肌肉司五味，而舌纯为肌肉，为一身肌肉的特别表现者，又主味觉，所以察舌可知脾胃升降的状态。肾为先天之本，其经挟舌本，肝经络舌本，总之经络运送脏腑的精气上荣于舌，因此舌象也反映脏腑气机升降对精气的影响。

2. 舌诊部位　舌面上根据内脏的反射面划分出不同的部位，主要是三焦及五脏的位置，舌尖是上焦，主心肺；舌中部是中焦，主脾胃，中部的两侧是肝胆；舌根属下焦主肾与命门。部位划分清楚，气、苔、神、色等在不同部位展现出不同的病机，也可以看到升降趋势。

3. 舌神升降　舌的神气是舌生命活力的反映，是脏腑在全身气机升降合宜的环境中，将其精气上输于舌以荣养舌。神气的主要表现在舌的荣枯、老嫩和灵动方面。荣者谓有神，脏腑之气当升则升，舌的左半部分应之；脏腑之气该降就降，舌的右半部分应之；左右两半舌能够很好地应脏腑之气的升降，就

会荣润红活,柔嫩不坚老,光泽明润,富有生气。神既不失,则脏腑气机升降合宜,纵使有病,也不会是恶候。若是脏腑气机的升降失调,就会有不同程度的失神,凡是失神,舌就会枯晦浊黯,毫无生气,失去光泽,转动不灵。如果清升太过,则左半舌水滑而润;清气下陷不升,就会以左半舌的干燥乏津液为主;浊降太过,则右半舌不润而苔少,浊阴不降反逆于上,就会出现右半舌苔燥,坚敛苍老不鲜活的状态。

4. **舌形质升降**　舌形质升降,从整体的升降来望诊,遵循左升右降,若从局部来望诊,还得参考舌局部具体分部脏腑的升降。舌形是舌体的形状;舌质是指构成舌的肉。察舌质形容可以确定脏腑经络的虚实寒热,肝气以升达为性,以资益心血,心之气血充盈,舌体自然丰腴,如果肝气郁陷不升,无以养心而舌体瘦小,又肝主筋,肝不升则筋无力而舌纵长;脾主升清,脾阳化水则津液流通,水湿自然不生,脾气一旦不升,则水湿为害,停留于舌,舌体胖大,色淡有齿痕;脾病及肺,脾不升清则肺失养,肺虚则不肃降,舌体不养则小圆;心肾相交,心火下温肾水,肾水上济心火。舌尖属心,宜于大方,舌根属肾,本当阔直,舌体的长度就是心肾相交信道的长度,宜于长,短则心火不降,肾水难升,终致交通不畅。故屠渐斋曰"辨舌欲知脏病,当先观其舌形,如舌瘦而长者为肝病,短而尖者为心病,厚而大者为脾病,圆而小者为肺病,短阔而动,如波起伏者为肾病"。

脾胃之中气升降正常,舌体就会柔软而不僵硬,中气虚而不升,舌体就失去柔软灵活而变得僵硬。脾胃气不足,气机升降必然受影响,胃虚不降,浊在上,舌的中间可有隆起,脾虚不升,舌的中间可能出现一个圆形的凹陷或者出现一条深长的纵裂纹。舌质色淡,为肝脾清气不升,脏腑精气不能荣养舌,多提示血虚;舌质色红绛,为肺胃不降,郁热于上,灼损津液。舌尖红而痛,有红色点或刺,为心火上炎,火炎于上,则水寒于下,舌根则会发青,成上热下寒之势,火水未济。舌边尖有红色星点,为心有潜伏之火,赖肺强行敛降,所以潜伏于内,不得升炎,久之肺受火刑,逐渐失去敛降则心火窜越于上而为害。舌尖边青紫,为下寒凌迫胸中之阳。舌左边青紫,为寒伤肝脾而不左升,气血瘀陷于左,病亦在左。舌右边青紫,为寒伤肺胃,肺胃受寒制不能右降,气血阻滞于右,病亦在右。舌根偏左色青,寒凝左胁,舌根偏右色青,寒伤右侧腹回盲肠间。

5. **根察中气**　有根无根是望舌的一个重要内容,根位在形质与苔色之间,苔就是脾升胃降蒸磨水谷升腾于舌,加上肾阴上濡而成。有根表示升降运行有序,无根说明升降已息。根是后天脾胃之气与先天肾气交通,上潮而通于舌。有根者,薄苔一定是均匀铺在舌面上,紧贴舌面,就像是从舌头里面生长出来一样,至于厚一些的苔也是如此,但四周相应较薄,揩之不去。若是苔比较厚,不像是从舌里面长出来,却像是把什么东西涂到舌面上,揩之即去,这就称为无根,先天、后天之气都不能升于舌面,在病就比较危重。有根和无根可以相互转化,它的转化点就是脾胃中气的升降是否回复,此升降回复得快,疾病就向好的一方面发展,治疗也容易建功,预后良好;若此升降不能回复,每况愈下,疾病则向坏的一面发展,甚至恶化,预后不良。

6. **舌苔质苔色升降** 邪气能够对脏腑气机的升降造成影响,察舌苔色可以辨别不同邪气的浅深与性质,还包括察知胃气的存亡。"若推其专义,必当以舌苔主六腑,以舌质主五脏"(《形色外诊简摩》)。苔为脾胃蒸磨水谷升腾于舌,加上肾阴上濡而成。苔质就是指舌苔的形质,苔色就是舌苔的颜色。正常的舌苔为脾胃气化生而成,薄白而润泽。

舌苔的厚薄与脏腑气机升降和邪气的浅深有关,厚薄分判的标准为舌苔"见底"与"不见底",薄苔转厚为浊气不降,主病逐渐加重,厚苔变薄为清气上升,正能胜邪,病情好转。薄苔可知脾胃升降基本正常,即使有病,也是轻浅之病,正气未伤,薄黄苔多为邪伤肺胃,肺胃不降的程度较轻,邪入不深,常见于温病卫分证,外感风热表证或风寒化热。若胃气不降,胃气夹湿浊之邪气熏蒸于舌面,则舌苔厚,表示邪气较盛入于腑,或中焦痰饮湿食积滞,苔厚而黄燥,意味着邪气入腑化热伤津,积滞蕴热。如果腑实气闭,通降丧失,则舌苔厚燥焦黄,甚至变黑。

舌苔忽厚忽薄,见于轻病,肺降如常;见于重病,则为肾气不升而将绝。左厚右薄,主要是肝脾郁陷不升,肺胃顺降如常。左薄右厚,以肺胃不降为主,肝脾升运正常。根厚尖薄,邪困下焦,气机阻滞,上下不交。唯独中央厚,脾胃升降失调,以胃降不及为主。

舌苔的润燥同样是气机升降的表征,润为清气上升,津液得化而上奉舌面,燥则是浊邪逆上,化热伤津。润主要是了解体内阳气和水湿的相对关系,三焦阳气旺盛,水液自得蒸化,则舌苔清润而泽。如果阳气不足,蒸化有限,则部分水湿也兼夹上呈舌面,舌苔虽润而浊,甚至涎流欲滴。燥主要是了解邪热伤津的程度,浊邪不降,逆上瘀滞化热,热耗津液,舌苔燥,热盛则燥盛。

舌苔的腐腻与气机的升降失调有关,通过腐腻变化可以察知阳气与湿浊的消长。气机升降正常,就不会有舌苔腐腻的变化,腐苔多因阳热有余,蒸腾胃中腐浊邪气上升而成,一般病程中舌苔由板滞不宣化逐渐变腐,腐苔无迹,揩之即去,见于食积痰浊、湿热内壅。腻苔多是湿浊内蕴,困阻中焦阳气,阳气被遏不得升发所致,苔腻色白,为寒湿困阻中阳。苔腻色黄,为痰热或湿热中阻。

7. **舌下络脉的升降望诊** 将舌尖向上卷起,则可看到舌底两条络脉,呈青紫色,即是舌下络脉。正常者络脉粗细适中,若络脉粗大迂曲或兼见有瘀

斑、瘀点,则多由瘀血所致。

正常情况下,脉络不粗,也无分支和瘀点。若舌下有许多青紫或黑紫色小疱,多属肝郁失疏,瘀血阻络;若舌下络脉青紫且粗大,其意义与青紫舌相似,或为痰热内阻,或为寒凝血瘀,这是瘀血堆积而致的粗大,是为浊瘀不降。还有脉络粗壮色不青是为气升太过。总之,舌下络脉青紫曲张是气滞血瘀所致。

二、升 降 脉 诊

中医诊断学中,最具有特色的就是脉诊。它既反映中医理论特点又是中医理论用于临床实践的一项具体方法。脉法源于经络学说,是建立在经络循环基础上的诊断方法。经络是体内能量流的信道,携带着各脏器的生理状态信息,汇于寸口人迎部位,那么,号脉就是审查体内能量流运动来获知人体各组织器官的结构功能的诊法。随着历代医家不断完善。脉学涉及医学各个方面广阔且深,其文献资料、经验及论点亦是其他诊断方法无可比拟的。

(一) 脉口间的升降浮沉

脉诊方法自从起源就是以阴阳学说作为认识方法,马王堆出土汉帛书中就记载有阴阳脉法,此后,脉诊经过了遍诊法即十二经络诊法、三部九候诊法、人迎寸口诊法、尺寸诊法。从"十二经脉法"至"三部九候诊法",再至"人迎寸口脉法""尺寸"脉法这个过程,其实即是"气机升降"和"天人合一"在人体具体应用的过程。在《难经》中提出"独取寸口"来修改《黄帝内经》中"十二经诊法"是执简驭繁的结果,王叔和在《脉经》中以寸口之脉来候观五脏,其对脉的部位、寒热、虚实、气机运化的过程、二十四脉的规范,就是阴阳、五行、升降在脉诊中的具体体现。

脉诊经过了遍诊法即十二经络诊法、三部九候诊法、人迎寸口诊法、尺寸诊法。这是一个从繁到简的过程,这种发展方式就涉及一个很有意思的问题:任何事物的发展都是从简单到复杂,而脉诊偏偏相反,是从复杂发展到简单,这是由于独取寸口脉法的形成,是古人在人体的研究中发现了"全息现象",即现代的全息理论,寸口的脉包含了整个人体的精神魂魄、气血升降等信息,这也是"天人合一"在人体内细节的体现。独取寸口脉法形成以后,脉诊的主要目的就转化为诊病理、病机了。这个过程是与辨证论治方法体系的建立相互促进的,所以就更符合整个辨证论治的要求了。

《素问·脉要精微论》云:"微妙在脉,不可不察。"饮食入胃,腐化消磨,足太阴脾经气化其精华,化生气血,上注于肺,游溢诸经,上合于气口,即脉也。其处太渊之位,即手太阴肺经之动脉。气血的周流,内灌五脏六腑,外煦五官九窍、四肢百骸、皮肉毛发,所以五脏之坚脆,五官九窍之通灵,四肢百骸之刚柔,皮肉毛发之荣枯,都形象于脉上。故《灵枢·经脉》篇有云:"经脉者,常不可见也,其虚实也,以气口知之。"《素问·五脏别论》所论"气口独为五脏主"。气口又称寸口,分为寸、关、尺三部,三部之中每部又分浮、中、沉三部,合而为九候。浮为阳位,以主表证,沉为阴位,以主里证,浮沉之间,阴阳交替,升降消长(图5-2)。

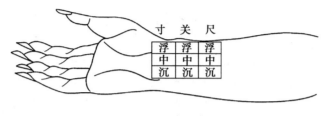

图5-2　三部九候

掌后高骨,是为关口,由关到鱼际是一寸,所以关前为寸;由关到肘是一尺,所以关后为尺;寸为阳,尺为阴,关为隘口(图5-3)。

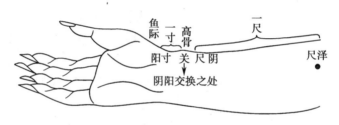

图5-3　寸关尺定位图

然阳气当降,阴当升,阳体虽浮内含降意,阴体虽沉内含升意。寸脉阳气下交于尺,过关则为阴,尺脉阴气上注于寸,过关则为阳,升降交替,阴阳有序。关为阴阳之中气(图5-4)。

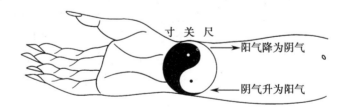

图5-4　寸关尺阴阳交换图

(二) 四季变化与四时脉象升降

由于脉的形成、变化具备了阴阳的要素,合于自然阴阳之气的运化规律,

疾病的形成是"内伤者,病于人气之偏,外感者,因天地之气偏,而人气感之"(清代黄元御《四圣心源》),从根本上讲还是阴阳之气变化导致的。那脉中的阴阳包含什么呢?《易经·系辞上》曰"在天成象,在地成形",脉中的阴阳就包括"形、象"两方面问题。象是研究阴阳之气的变化和运行问题,形是研究在阴阳之气运行、变换指导下的身体变化。

天地之气,春生、夏长、秋收、冬藏,人与天地相参也,脉象亦与四季相应,所谓春弦、夏洪、秋毛、冬石。《素问·脉微精要论》有云:"天地之变,阴阳之应,彼春之暖,为夏之暑,彼秋之忿,为冬之怒,四变之动,脉与之上下,以春应中规,夏应中矩,秋应中衡,冬应中权。是故冬至四十五日,阳气微上,阴气微下;夏至四十五日,阴气微上,阳气微下。阴阳有时,与脉为期……春日浮,如鱼之游在波;夏日在肤,泛泛乎万物有余;秋日下肤,蛰虫将去;冬日在骨,蛰虫周密,君子居室。""升降浮沉,随时变更。寸脉本浮,而一交秋冬,则见沉意。尺脉本沉,而一交春夏,则见浮机。"(《四圣心源·四时脉体》)

春天所应是弦脉。古人形容弦脉的感觉是"如按琴弦",《素问·玉机真脏论》形容"端直以长",《脉经》形容"按之如弓弦状",说明弦脉从形态上看是直而且长,很像琴弦。弦脉是脉象平直有力的表现。你看琴弦首先是直的,为什么直呢?是弦被绷紧了,这样才能发出声音,所以是脉象平直有力。其脉幅细窄,张力明显。弦脉在手下的感觉有些轻度的紧张,春天是阴极一阳生之时,此时阳气徐徐蕴生,阴寒之气尚重,阳气要如春笋嫩芽一般冲破束缚,阳气的生发必然受到阴气的束缚,这样就形成了一种对抗反应,有一种阻力就形成了弦脉的脉象。弦脉的脉象和春天的天气相合,正好反映了春天的阴阳变化。《素问·玉机真脏论》述:"春脉者肝也,东方木也,万物之所以始生也,故其气来,奘弱轻虚而滑,端直以长,故曰弦,反此者病。"春天出现弦脉是平脉。

夏天所应的脉象是洪脉。夏季是春天的延续,夏天的阳气继续生发,向上向外,这时的阳气已摆脱了阴气的束缚,阳气生发畅通无阻。《濒湖脉学》述:"指下极大,来盛去衰,来大去长。"我们知道,夏季最多的自然现象是洪水,洪水是河流的水流和宽度在短时间内加大加宽的表现,洪脉就是人体内气血循环量加速后,导致脉幅宽大,血液量加大,搏动有力的脉象。《素问·玉机真脏论》载:"夏脉者心也,南方火也,万物之所以盛长也,故其气来盛去衰,故曰钩,反此者病。"夏天出现洪脉是应时之脉。

秋天所应的脉象是毛脉。秋脉毛浮,即轻虚以浮之义。言其浮者,轻取即得,言其毛者,轻虚之象也。故其浮不是表病之浮,轻取有余之象。《素问·平人气象论》形容这个脉是"厌厌聂聂,如落榆荚"。吴崑注云:"厌厌聂聂,翩翩之状,浮薄而流利也。"张介宾注曰:"如落榆荚,轻浮和缓貌,即微毛之义也。"《脉诀汇辨》则说:"气转而西属金,位当申酉,于时为秋,万物收成。其气从散大之极自表初收,如浪静波恬,烟清焰息,在人则肺应之,而见毛脉。"秋天是阴阳转换的季节,是阳气开始内敛,阴气微升的时节。自然界的温度也随着时间的推移,越来越凉。那我们最先感到凉意的是哪里呢? 在夏季,随着阳气的扩张,最后到达皮肤毛孔,那在人体最先感到凉意的地方就是皮肤毛孔。这里所形容的轻虚之象实际是指阴凉之气始于毛发,是阳极一阴生的开始,是阳气欲敛的一个象征。《素问·玉机真脏论》载:"秋脉者肺也,西方金也,万物之所以收成也,故其气来轻虚以浮,来急去散,故曰浮,反此者病。"

冬天所对应的是石脉。我们知道"石沉大海"这个词,是形容没有踪迹,寻找不到的意思。石头在水中是要沉到水底的,是不好寻找的。冬天的时候,阳气内敛收藏,其阳气收藏近于筋骨,是脉的最底部,需重按搜寻始得。阳气收藏起来,不去鼓动阴血,脉就会收藏起来,摸脉时就会难以找寻。《素问·玉机真脏论》载:"冬脉者肾也,北方水也,万物之所以合藏也,故其气来沉以搏,故曰营,反此者病。"

这个春弦、夏洪、秋毛、冬石四时脉象的变化过程,就是气机升降的过程,是阴阳升降消长的过程,是天人合一、天人相应的体现(图5-5)。

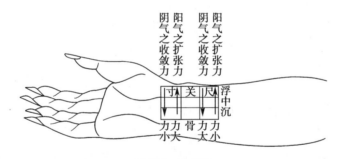

图5-5 脉象图

(三)《难经》中升降脉法

《难经》用前十二难来讲解脉象的变化,也是着重讲解气机升降变化。在第一难中提出"独取寸口"之法,是在《黄帝内经》重视寸口脉法上的更进一步。我们试讲解前四难来看《难经》的升降思想:

一难曰:十二经中,皆有动脉,独取寸口,以决五脏六腑死生吉凶之法,何谓也? 然:寸口者,脉之大会,手太阴之脉动也。人一呼脉行三寸,一吸脉行三寸,呼吸定息,脉行六寸。人一日一夜,凡一万三千五百息,脉行五十度,周于身,漏水下百刻。荣卫行阳二十五度,行阴亦二十五度,为一周也,故五十度复会于手太阴。寸口者,五脏六腑之所终始,故法取于寸口。

释:指出脉行一周,挟带一身之"信息"交汇于寸口,诊于寸口可以获得全身的信息。"独取寸口"方便准确,这实际上是用"天人合一"的方法,将一大

物体,聚缩在一个小物体上的全息论思维体现。

二难曰:脉有尺寸,何谓也? 然:尺寸者,脉之大要会也。从关至尺是尺内,阴之所治也;从关至鱼际是寸内,阳之所治也。故分寸为尺,分尺为寸。故阴得尺内一寸,阳得寸内九分。尺寸始终,一寸九分,故曰尺寸也。

释:二难中将脉的部位及阴阳属性讲解很清楚,阴阳部位清晰,是三难中讲解气之太过、不及的基础。此节中"从关至尺是尺内,阴之所治也;从关至鱼际是寸内,阳之所治也"较之《黄帝内经》的脉学基础上确定了脉象中"关"的部位和功能。

三难曰:脉有太过,有不及,有阴阳相乘,有覆有溢,有关有格,何谓也? 然:关之前者,阳之动也,脉当见九分而浮。过者,法曰太过;减者,法曰不及。遂上鱼为溢,为外关内格,此阴乘之脉也。关之后者,阴之动也,脉当见一寸而沉。过者,法曰太过;减者,法曰不及。遂入尺为覆,为内关外格,此阳乘之脉也。故曰覆溢,是其真脏之脉,人不病而死也。

释:此节描写阴阳二气在脉上升降的动态表现,形成了太过、不及、有阴阳相乘、有溢有覆、有关有格的各种形态,是升降在脉上具体体现。

四难曰:脉有阴阳之法,何谓也? 然:呼出心与肺,吸入肾与肝,呼吸之间,脾受谷味也,其脉在中。浮者阳也,沉者阴也,故曰阴阳也。心肺俱浮,何以别之? 然:浮而大散者,心也,浮而短涩者,肺也。肝肾俱沉,何以别之? 然:牢而长者,肝也,按之而濡,举指未实者,肾也。脾者中州,故其脉在中。是阴阳之法也……

释:将五脏按其升降属性分于脉中,最终将阴阳、五行、升降与脏脏升降紧密联系,形成一个系统学科,与辨证论治等带有阴阳、五行、升降学说内容形成一个整体,是阴阳、五行、升降学说具体应用方法之一,它既验证阴阳、五行、升降学说正确性,又扩展阴阳五行升降学的应用面(图5-6)。

腑气内交,脏气外济,则阴平阳秘,脉象调匀,不浮不沉,腑病则其气外越不能内交于阴,是故脉但浮而不沉,脏病则其因气内敛不能外济于阳,所以脉但沉而不浮。常脉之象,不浮不沉,不大不小,来去从容,细长和缓,有神有根,得常脉者,可为平人。五脏

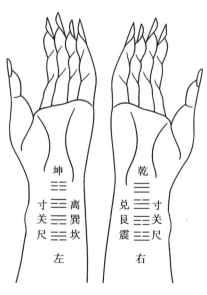

图5-6　寸口八卦图

六腑,心肺均浮,肝肾均沉,脾胃居浮沉之间。心肺属阳,心为阳中之阳,肺为阳中之阴,肝为阴中之阳,肾为阴中之阴,脾胃居中处阴阳之间,阳浮而阴沉,故其脉居浮沉之间。人身之阳主潜降,阴主上承,故阳脉虽浮,而内含降意,所以浮而微沉。阴脉虽沉,而内有升机,所以沉而微浮。<u>脉的运行三大要素:节律一致、来去和缓、脉贵有根有神</u>。若寸脉但浮不沉,为阳气上逆,不下交于阴,若尺脉但沉而不浮,为阴血下陷,不上交于阳,则水火分离,坎离难以交合,上热而下寒,诸证丛生。升降阴阳之权,在于中土,土气冲合,则脾土左升,肝肾亦随之温升,而化清阳,胃土右降,心肺亦随之清降,而化浊阴。阴阳交济,所以寸脉浮中含有沉意,尺脉沉中含有升机。

脉中的升降出入:生命的特点就是循环不止气化不绝,气化的模式就是升降出入,亦显化在脉上。

（四）升降的具体表现形式:二十四脉象

1.浮脉、沉脉　浮,近皮取而得之者,谓之浮脉。沉,近骨取而得之者,谓之沉脉。阳盛则脉浮,阴盛则脉沉。心肺居上,属阳,所以心肺之脉俱浮,心脉浮而大散,肺脉浮而短涩。肝肾居下,属阴,所以肝肾之脉俱沉,肾脉沉而濡实,肝脉沉而牢长。又因阳盛于表,阴盛于里,故浮沉可以定表里。《难经·三难》云:“关以前者,阳之动也,脉当见九分而浮。过者,法曰太过;减者,法曰不及。遂上鱼为溢,为外关内格,此阴乘之脉也。关之后者,阴之动也,脉当见一寸而沉。过者,法曰太过;减者,法曰不及。遂入尺为覆,为内关外格,此阳乘之脉也。”阴乘阳位,则浊气上逆,故上溢于鱼,阳乘阴位,则清阳下陷,故下覆于尺。

2.迟脉、数脉　一息脉不足四至者,谓之迟脉,属阴,主脏。一息脉来五至以上者,谓之数脉,属阳,主腑。经脉之动,应乎刻漏,一呼一吸,呼吸之间,润以太息,而脉无动,谓之平脉。过则为数,不足为迟。脏阴而腑阳,故数则阳盛而为腑,迟则为阴盛而为脏,故张仲景云:“数为在腑,迟为在脏。”数之极,曰至,迟之极,曰损。《难经·十四难》云:“一呼再至曰平,三至曰离经,四至曰夺精,五至曰死,六至曰命绝。此至之脉也。一呼一至曰离经,再呼一至曰夺精,三呼一至曰死,四呼一至曰命绝。此损之脉也。”都属危脉。凡脉或迟或数,乖戾失度则死。迟脉数脉,以脉中气的推动能力快慢而言。数脉乃气升之太过,迟脉乃气降之太过。

3.滑脉、涩脉　脉来流利,如盘走珠者,谓之滑脉。脉来艰涩,如刀刮竹者,乃是涩脉。脉涩为气盛血虚,气盛则血病,脉滑为血盛气虚,血盛则气病,滑涩二脉都是病脉。故张仲景云:“脉有弦紧浮滑沉涩,此六脉,名曰残贼,能为诸脉作病也。”寸脉应滑,尺脉应涩,此平脉。尺脉应涩反滑,则精遗而不藏,寸脉应滑而反涩,则气滞不通。寸脉滑甚,则肺金不降而痰生,尺脉涩甚,则肝

木不升而淋痢作。此升降无度脉象。

4. **大脉、小脉**　脉形大于常脉者,谓之大脉。脉形小于常脉者,谓之小脉。大脉为阳,小脉为阴。木火开露升发则脉大,金水敛藏下降则脉小。寸脉过大阳气开露则上热,尺脉过小则下寒。

5. **长脉、短脉**　脉形首尾端直,超过本位,谓之长脉。脉形首尾俱俯,不能满本位,谓之短脉。木火为阳,阳气当升,肝属木,心主火,故肝脉沉滑而长,心脉浮滑而长。金水为阴,阴气当降,肺属金而肾属水,故肺脉浮涩而短,肾脉沉涩而短。阳升则气治而脉长,阴降则气病而脉短,故细濡而长高寿,粗促而短夭亡。此有阳则生,无阳则死。

6. **缓脉、紧脉**　脉来和缓,一息四至者,为之缓脉。脉来紧急,如牵绳转索者,为之紧脉。阳盛则脉缓,阴盛则脉紧。缓则生热,紧则生寒,有降而无升则寒愈盛,寒愈盛则脉愈紧,有升而无降则热愈盛,热愈盛则脉愈缓。所以然者,阳性发散上升而阴性闭藏而下降。发而不藏,升而不降则脉缓。藏而不发,降而不升则脉紧。

7. **石脉、芤脉**　脉来沉实,按之坚硬如石,为之石脉。脉来浮沉俱现,中空如葱管者,为之芤脉。脉阳体虚而阴体实,阳虚不蛰,水中无气,沉降凝结,则脉来外虚内实,按之坚硬如石,则成石脉。阴体实而阳体虚,阴血脱亡,火中无血,脉升浮而空,则脉来浮大,外实内虚,如按葱管,则成芤脉。

8. **促脉、结脉**　阳性清虚而阴性重浊,阴阳不相交济和合,阳盛而阴不能上升相济,则脉现促象。阴盛而阳不能下降相济,则脉现结象。孤阳独阴,寒热不调,燥湿偏盛,其气必结。脏腑经络,本来一气,脏腑阴阳独盛而气结,脉必应之,而现结促之脉象。故脉促主阳热盛实气浮升无根而促,脉结主阴盛气沉降不能上济而结。

9. **弦脉、牢脉**　脉来端直以长,壮如弓弦者,谓之弦脉。脉来实大弦长,沉取甚者,谓之牢脉。弦乃生张之象,肝应春而性升发,所以肝之脉弦牢。《素问·玉机真脏论》:"春脉如弦。"《难经·四难》:"牢而长者,肝也。"故牢、弦脉为肝之脉。但牢、弦之脉必有濡弱之象,否则是为无胃气,则是肝之病脉也。《素问·平人气象论》:"平人之常气禀于胃……人无胃气曰逆,逆者死。"里湿支饮,抑遏肝木,则脉现弦象。寒邪肃表,肝木郁结,则脉现牢象。故脉现弦牢,多为木气郁结之太过之象。

10. **濡脉、弱脉**　脉来虚大,如绵之软,谓之濡脉,为阳虚之脉。脉来虚弱,软而无力,谓之弱脉,为阴虚之脉。此二脉都系肝肾生气不足之脉。《四圣心源·二十四脉》:"肝者,木也,其脉微弦,濡弱而长。肝病自得濡弱者愈。濡弱者,肝家之脉,非病也。然软弱之中而有弦牢之意,则肝平,但有濡弱而无弦牢,则肝病矣。"故脉现濡弱,为肝肾生气不足之象,气血虚弱之候。弦牢为刚,濡弱为柔,刚则木气升而太过为病,柔则木气升而不及为病。刚柔相济,是为常脉,刚柔不济,则为病脉。诊之刚柔多寡,则知肝肾升降几何。

11. **散脉、伏脉**　脉来浮散满指而不聚,重按则无,来去不明,漫无根蒂者,谓之散脉。脉来沉潜,推筋着骨始得,聚而不散,伏而不起,谓之伏脉。阳性浮升而散,阴性聚沉而伏,但见伏散,俱为病脉。阴气上升,经关而发,化为阳气,阳气经关而敛,化为阴气,如此交替,阴升阳降,阴平阳秘。若关合而不开,阴气无以升发,重阴沉敛,无以升发,脉见伏象。若关开而不合,阳气无以沉聚,虚阳外越,散而不聚,脉见散象。散脉乃气血耗散,脏腑起绝,纯虚之候。伏脉乃阴阳潜伏,邪闭不通,虚实兼见。凡一经将病,则一气先伏。肝病者木郁,心病者火郁,肾病者水郁,肺病者金郁,脾病者土郁,郁则脉伏。故张仲景曰:"伏气之病,以意候之。"

12. **动脉、代脉**　脉来数,现于关部,其形如豆,上下无头尾,厥厥动摇者,谓之动脉。脉来动而中止,止而有定数,不能自还,谓之代脉。关为阴阳之枢机,阴自此上升而为阳,阳自此下降而为阴,阴升于寸,则遂其上浮之性,阳降于尺,则顺其下沉之性,气机畅通,脉平而不动。脾胃之脉,应于关部。若阴欲升,而脾虚不能升,阳欲降,胃虚不能降,则阴阳郁结于关部,欲发而不能,故脉现于关部,动而不宁。故张仲景曰:"阴阳相抟,名曰动也。"

呼吸,乃气机升降之征。呼则气升于心肺,吸则气降于肾肝,呼吸定息,经脉五动十息之间,五十动内,可以候五脏之气。中气健旺,阴阳顺接,气不中歇,故脉不代而平。中气虚败,气不平而间歇,故脉断歇不连,而脉现代象。

脉的三部九候,有五脏六腑之应,层次上下之别,升降出入失调在脉象上即可反映上来。寸关尺三部是以形态言之,反映了形体的上中下;浮中沉九候反映了形体的前中后,概括了形层的表里;如此九宫,完整地反映出一个立体的人形来,寸、关、尺、浮、中、沉的变化是定病位的根本。迟数滑涩大小等脉象则体现气机升降的变化,是定疾病的性质的根据。病在上则现于寸,病在中则现于关,病在下则现于尺。上实下虚,脉寸大尺缓;上虚下实,脉寸弱尺弦。病在表脉现于浮,病在里则脉现于沉。里寒外热,脉现于沉紧浮缓;里热外寒,脉现于沉缓浮紧;木邪横侵,克伐中土,则脾之清阳不升,胃之浊阴不降,两关之脉,则现大象。肝脾郁而不升,则大脉现于左关,胆胃滞而不降,则大脉现于右关。戊土不降,碍甲木下行之路,胆木势必逆升,化生相火,火性上炎,而刑肺金,肺金被刑,清气郁蒸,而生上热,致使肺失清肃降敛之常,则右寸脉大。己土不升,碍肝木升发之路,生意抑遏,势必下陷,癸水渐寒而不温,则左尺脉大。肺金上逆,而不降敛,致使君火失根而上炎,则左寸脉大。肝木下陷,而行疏泄,致使相火陷泄而不藏,则右尺脉大。大为有余之象,有余则病,故《素问·脉要精微论》云:大则病进。黄元御曰:大则病进,正虚而邪旺也。《素问·评热病论》云"邪之所凑，其气必虚"，病进则正气必虚，虚则脉当现不足之象，故于大脉有余之中，当现不足之意。若能知此，则脉理之精蕴，可得之矣。概而言之，两寸关大者，为浊阴上逆而上热作，两尺关大者，为清阳下陷而下寒生。两关寸大者，为气滞而不降，两关尺大者，为血瘀而不升。右关寸大而滞者，为肺胃气滞不降。右关寸大而弦短者，为甲木克伐戊土，胆胃气滞不降。左关尺大而涩者，为肝脾郁而不升。左关尺大而弦长者，为乙木克伐戊土，肝脾郁陷不升。左关尺、右关寸大者，曰格，系脾陷而胃逆，上热而下寒之诊。右关尺、左关寸大者，曰关，系肺气虚弱，不能清肃降敛，致使心火无制而上炎；金弱不能制木，乙木旺而行其疏泄，下陷水中，冲动相火，致使三焦相火不秘，而陷泄于膀胱；甲木过旺，化生相火，上逆而重刑肺金。仅现寸脉，而关尺脉不现，为阳气外脱，仅现尺脉，而关寸脉不现，为阴精下竭。上脱下竭，均为阴阳离决之诊……更参脉之稍大、略大、略显等微细之别，以察邪正之消长，病势之浅深。寸、关、尺三部脉之大小，以中取得之。

总之，脉诊是候气血之盛衰，正邪之进退，天时之逆从，脏气之生克，以阴阳为总纲，五行为总目，各取其能量运动所处的经络、脏腑升降气化而定病机，是内因，是诊断学中最重要的一环。

第六章

针灸学中的升降

一、经络升降与子午流注

十二经脉的升降消长和流注过程,在临床上逐步发展为"子午流注"针法。

人生活在天地这个大环境中,必然要适应环境的要求,或者能动地改善环境,更有利于人的生存和发展。长期以来,人类就生活在天地这个大环境中,天体活动的周期性变化对人体生理机制的改造早已完成,人体气血的升降流注在适应过程中稳定下来,并形成规律性运行。人不但能有效地适应天体活动的周期性变化,还能在一定范围内应激各种突如其来的变化而做出积极的调节。比如气候转寒,人体激活御寒机制,皮腠闭阖,散热减少;气候转热,皮腠舒张,毛孔开泄,以出汗的方式散热,通过此调节以维护内环境的稳定。它是"天人合一"强调的人与天地谐和、调和的动态变化过程,"人与天地相参,与日月相应",以太阳、月亮、地球在自转和公转的过程中必然带动相关能量流的周期性变化为据,论证其与人生理、病理的关系以及其所形成的自然规律。此与人的生命状态、形式息息相关,人体的气血也随之或消或长。

气血的升降是气血随年节律、月节律、日节律而衰旺消长的运行变化状态。地球绕太阳公转一周为一年,在地球上形成四季的节律性变化,人体为适应自然环境温热凉寒的变化,也形成相应的年与四季的节律,气血升降则有了生长收藏的消长变化过程。春夏阳气旺,气血处于生化活跃状态,秋冬阴气隆,气血慢慢沉静下来,处于生化缓慢状态,此为年节律对气血的影响。

月亮绕地球一周为一月,形成了月节律,月相圆缺,对地球的吸引力不同,引起潮汐现象。人体的气血随月节律出现消长变化规律,"月始生,则血气始精,卫气始行;月郭满,则血气实,肌肉坚;月郭空,则肌肉减,经络虚,卫气去,形独居。是以因天时而调血气也"(《素问·八正神明论》),就是说从月初到月圆,气血逐渐旺盛,人的体力增强、智力变强、情绪高涨,从月圆再到月初,气血渐渐衰减,体力、智力、情绪有所减低。妇女的月经周期与朔望月周期呈现着明显的同步效应,而且统计表明经期若是偏近月圆,则经血的量明显增多,

84

都是月节律的体现。

地球自转一周形成一个昼夜,为日周期,一日十二个时辰,气血随时序升降运行,有消有长,气血旺盛方能灌注于经络,才有经络升降流注,所以经络升降是建立在气血旺盛的基础上的,虽然气血的升降同时受到太阳、月亮、地球能量的影响而产生消长,但就经络升降流注而言,其受地球的影响较大。

经络是气血升降运行的轨迹,子午升降流注是经络升降描述和应用的典范,其通过人体气血消长的周期性盛衰按时来调理人体脏器功能,"子午流注"针法就是运用这种变化发展而来。

子午既可表示时间,又可代表方位,在经络升降流注中子午主要用于表示人体气血升降循行的时限。子时后午时前的六个时辰,为阳气从一阳生到阳气盛的时间段;午时后子时前的六个时辰,为阴气从始生到阴气盛极的时间段。升降流注是指人体气血在经络中如潮水一样定期涨退,子午升降流注的实质就是日节律对气血消长的影响,以及由此引起的人体各功能发生的周期性变化。在方位上,子代表北方,午代表南方。

经络气血流注又叫"脉气流经",气血流注实际就是加强脏腑升降,濡养四肢百骸,支撑和维持人体生命活动的能量流,这股能量流总是处于耗损与资益交替的消长变化中,这个交替的消长变化它的周期约为一个时辰,即约 2 小时,任一经络和相对应的脏腑在每天有 2 小时的活动性、敏感性。这 120 分钟里,一阴一阳的消长必须完成各自 60 分钟的小甲子周期,这个虚实盛衰的消长变化,它为子午流注针法补泻的应用提供了条件,它由五腧穴蓄积渐盛,流于经脉濡养机体,气血中的能量物质经代谢后,交接另一条经,如此循环无端。人体的十二正经,恰好对应一天的十二时辰,每个时辰有一条经脉气血生旺,至于气血的多少,经与经之间存在差异,"人之常数,太阳常多血少气,少阳常少血多气,阳明常多气多血,少阴常少血多气,厥阴常多血少气,太阴常多气少血"(《素问·血气形志》)。经脉气血多少的不平衡性形成升降运动,也是子午升降流注的动力。

经络气血的循行走向是寅时从肺经开始,按时序依次流注大肠经、胃经、脾经、心经、小肠经、膀胱经、肾经、心包经、三焦经、胆经,最后于丑时入肝经,然后由肝经再次入肺经开始新的循行,并认为一昼夜间,反复升降流注 50 周。子午升降流注针法就是依据气血盛衰的时机对人体进行调理。其中常用的迎随补泻,实质就是借地球自转的能量引起人体能量场的节律性变化,巧妙调节,使虚补实泻,即"随而济之""迎而夺之"。

子午升降流注是认识和实践气血灌注的时-空理论,在人体经络系统多维立体坐标体系中,任何确定的时、空关系,人体都有一个与之相对应的点,古人以"子午为经,卯酉为纬"来论述人体的坐标,并且在观察、实践中得出了气血在经络中升降流注的时间规律,依据气血流量,流速的不同,确定了六十六个穴位,也就是气血流注在一天十二时辰中表现为生旺的空间位置,把各经穴生旺的时间定为相应经穴的值时。并将此六十六个穴位分为六类,分别命名为井、荥、输、原、经、合,除去原穴,则统称为五腧穴,五腧穴是气血由始生到旺盛的不同阶段,为经络气血的出、流、注、过、行、入的生旺值时所在。

子午升降流注的应用,最主要的环节是查清当日的日干,日干相对应的脏腑就是值日经和开穴推理的关键所在。十二地支就是相应的时辰,其与脏腑也有必然的联系。需要记住以下歌诀:

十二经纳天干歌:

甲胆乙肝丙小肠

丁心戊胃己脾乡

庚属大肠辛属肺

壬属膀胱癸肾脏

三焦阳腑须归丙

包络从阴丁火旁

五腧穴的五行属性明确后,才能找到各经穴的开阖,井、荥、输、经、合,依次相生,但因其所在经络的阴阳属性而有差别,凡阴经的井穴都属木,阳经的井穴都属金。开穴的一般规律是阳日阳时开阳经,阴日阴时开阴经,经生经,穴生穴;至于日干重见,就要行施"气纳三焦,血归包络",三焦经为阳气之父,阳经气纳三焦,按"他生我"的原则;心包络经为阴血之母,阴经血归包络,按"我生他"的原则。

子午升降流注的出现,丰富了中医临床的诊治范围,使十二经脉在针灸临床中的应用更加精细、准确。从现代科学角度发展来看,现代医学的模式趋向于多元化,从简单的生物医学模式转型,涉及的范围逐渐宽广,研究者尝试从宏观、整体来研究疾病的发展变化过程。也就是说注重从人们生存环境、生活方式、心理状态等方面研究疾病,结合时间生物学与西医学,从宏观上探索人的各种生命形式与宇宙运动所形成的年、月、日等时间节律的反馈调节机制,逐步形成了"时间医学"。"子午流注"针法系统,早早地走在现代时间医学的前列,如能与现代科技手段紧密结合,将会促成整个医学、生命学新的突破。

二、经络升降与灵龟八法

任督二脉与十二经脉之间的升降消长和流注关系,发展出一种针法"灵龟八法"。

灵龟八法是介于任督升降流注和十二经脉升降流注之间的针刺应用方法。"灵龟"二字,最早见于《易经》,寓有珍贵、神奇的意思,"八法者,奇经八穴为要"(《医学入门》),它以奇经八脉与十二经脉气血交会的八个穴位为主,配合八卦、九宫中阴阳的演变,形成的按时取穴和定时取穴的治病疗疾的方法。它是时间医学与气象医学的巧妙结合,既考虑时间的节律性对人体的影响,又要考虑人生存和生活的气候环境与疾病发生、发展、转归之间的关系。

八卦、九宫

伏羲氏依《河图》演先天八卦以法象,他"仰则观象于天,俯则观法于地,观鸟兽之文与地之宜,近取诸身,远取诸物,于是始作八卦,以通神明之德,以类万物之情"(《易经·系辞》)。可知八卦象征着自然界的一切现象,乾兑离震巽坎艮坤八个卦象,分别代表自然界中的天泽火雷风水山地等八类物质。大禹治水的时候,在洛水见到一只灵龟,龟背上划有九个数字,龟背近头部为九,尾部为一,左右分别是三、七,左右肩部分别为二、四,左右足部分别为八、六,五居于龟背正中央。大禹将这九个数字纳入八卦,后来周文王据此演易,称为"九宫",九宫数字的布局排列有许多特点,但都不外左升右降、阴阳消长的规律。九宫与八卦结合后,八卦所代表的数字按生数成数和乾坤两卦阴阳相索变化为乾六、坎一、艮八、震三、巽四、离九、坤二、兑七,灵龟八法进一步用此数字联系八脉八穴,而且依此八卦数取穴、开穴。

八卦应用时-空体系,反映自然界四时八节天气消长盛衰的交变与不同地域地气的差别之间的规律,艮卦和坤卦在节气上分别为立春、立秋,是一年温热凉寒的转化时期,从艮卦到坤卦,天气阳长阴消;从坤卦到艮卦,在节气上分别为立夏、立冬,天气阴长阳消。在方位上艮卦为东北,坤卦为西南或中央。灵龟八法就是充分利用这一特点,结合八卦所代表的象数,确定了八个点,这就是八穴,八穴是对周身穴位的凝缩,"八法者,奇经八穴为要","周身三百六十穴,统于手足六十六穴,六十六穴又统于八穴"(《医学入门》)。此八穴为内关、公孙、后溪、申脉、足临泣、外关、列缺、照海。八穴中内关穴配艮卦,穴位代数为八,八节对应立春;公孙穴配乾卦,穴位代数为六,八节对应立冬;后溪穴配兑卦,穴位代数为七,八节对应秋分;申脉穴配坎卦,穴位代数为一,八节对应冬至;足临泣配巽卦,穴位代数为四,八节对应冬至;外关穴配震卦,穴位代数为三,八节对应春分;列缺配离卦,穴位代数为九,八节对应夏至;照海穴配坤卦,穴位代数为二、五,八节对应立秋。穴位与八卦的配合,穴位代数在具体临床运用中是非常重要的(图6-1)。

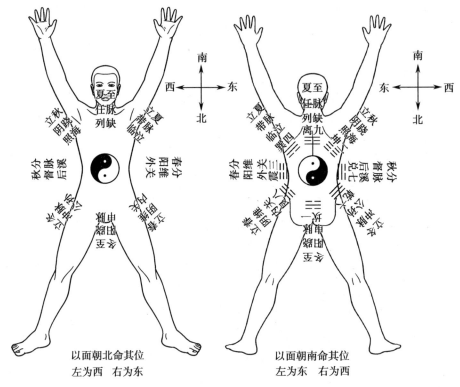

图 6-1　八卦八节消长图

八穴内通八脉

八脉是指在人体内"别道其行",无表里相配的经脉,具有渗灌气血,调节十二经脉气血的作用。督脉循行身后正中,总督诸阳,为阳经之海;任脉循行身前正中,总任诸阴,为阴经之海;冲脉循腹上行至咽喉口鼻,向诸阳经渗灌精气,下行入肾经大络,将精气渗灌于足三阴经,故称冲脉为"五脏六腑之海""十二经之海""血海";带脉起于季胁,回身一周,交于足少阳胆经,约束诸经;阳跷、阴跷脉起于跟中,阳跷循外踝入风池,为膀胱经的别络,而阴跷循内踝至咽喉,交贯冲脉,为肾经的别络,阳跷、阴跷脉交通一身阴阳之气,调节肢体运动的功能,输布卫气遍于全身;阳维脉起于诸阳之会,脉气发自膀胱经金门穴,联络全身阳经;阴维脉起于诸阴之会,脉气发自肾经筑宾穴,联络全身阴经。根据循行所过,可见八脉与十二经脉有密切的联系。

八穴内通八脉,在经络系统中有理论依据,内关穴为心包经的络穴,心包经与任脉会于膻中,阴维脉交任脉于天突、廉泉,所以心包经与阴维脉经气相通,即内关通阴维脉。公孙穴为脾经的络穴,位于足大趾内侧本节后,冲脉出

于气街下行,入足大趾间,因此冲脉与脾经经气相交于足大趾处,即公孙通冲脉(表6-1)。

表6-1　八卦八法交会八脉八穴表

八卦	乾	艮	兑	坎	巽	震	离	坤
方位	西北	东北	正西	正北	东南	正东	正南	西南(中央)
九宫数	六	八	七	一	四	三	九	二(五)
季节	立冬	立春	秋分	冬至	立夏	春分	夏至	立秋(中州)
身形	右足	左足	右胁	腰尻下窍	左手	左胁	膺喉首头	右手(六腑膈下三脏)
八穴	公孙	内关	后溪	申脉	临泣	外关	列缺	照海
八脉	冲脉	阴维	督脉	阳跷	带脉	阳维	任脉	阴跷
关系	父	母	夫	妻	男	女	主	客
	心、胸、胃		目内眦、颈项、耳、肩膊、小肠、膀胱		目锐眦、颊耳后、颈、肩		肺系、咽喉、胸膈	

后溪穴为小肠经的输穴,小肠经上行与督脉会于大椎穴,所以小肠经与督脉经气相通,即后溪穴通督脉;申脉为膀胱经的穴位,"阳跷者,足太阳之别脉,其脉起于跟中,出于外踝下足太阳申脉穴"(《奇经八脉考》),故后溪穴通阳跷脉。

足临泣为胆经的输穴,带脉起于季胁,回身一周,与胆经交会于带脉穴,胆经与带脉经气相通,所以足临泣通带脉;外关为三焦经的络穴,阳维脉与三焦经交会于天髎穴,所以三焦经与阳维脉经气相通,即外关穴通阳维脉。

列缺为肺经的络穴,肺经在内的上循支脉过喉咙,任脉循经至咽喉,两经经气相通,因此列缺穴通任脉;照海为肾经的穴位,阴跷脉"起于跟中足少阴然谷穴之后,同足少阴循内踝下照海穴"(《奇经八脉考》),故照海穴通阴跷脉。

古人在长期的观察、实践中,逐步认识到八穴之间也有着极为密切的关系,并把在治疗中有特殊作用的配穴固定下来,如公孙与内关配合运用,偏于胃、心、胸的治疗;足临泣与外关相配,偏于目外眦、颈肩、耳后的治疗;后溪与申脉配合,偏于目内眦、颈项肩胛、耳的治疗;列缺与照海相配,偏于胸膈、咽喉的治疗。可以发现,八穴的配合都是一上一下,相配的两穴在手足部位有对应性,与体环针的穴区交叉分布是一致的。

　　灵龟八法避免了子午流注应时开穴的不足,运用不拘时限,任何一个时辰都有对应的开穴,临床将灵龟八法和子午流注结合使用,能够增强疗效、扩大主治范围。

第七章

中药学中的升降

　　中药是中医临床的手段之一,是组成方剂的基本元素。中药所用的药物,大多来自天然的动、植物及矿物,这些药物都是在自然环境中孕育产生的,它们在和自然界的气候、地理环境等综合因素对抗、适应的过程中,会在体内形成能对抗和适应外界因素的物质,所以在不同的自然因素下形成的药物,它体内所产生的物质及能量是完全不同的。不同的物质和能量能对人体产生不同的影响,这就构成了中药变化万千的作用和功效。药物的自然特性其实就是药物在和自然因素相适应和对抗的过程中产生的一些物质和能量的具体体现。这种自然特性中医称其为偏性。中药之所以能治疗各种疾病,主要就是依靠其所具有的偏性,这个偏性是恢复人体内在平衡、治愈疾病的关键所在。中药学就是运用这种宇宙间的能量来治病的。

　　药物的偏性由于其气味厚薄、质地轻重等因素的影响,具有或升或降或浮或沉的性能。升降浮沉概括了药物的趋向性,运用药物的升降浮沉的性质,来调理人体内的气机升降失常,是临床治疗中确定治法以后合理用药的另一个重要依据。《医源》中有"皆以辨药性之阴阳,以治人身之阴阳,察药性之升降,以调人身之升降而已"。利用药物的升降浮沉之性,调理病理的升降失常之偏,达到阴阳升降平衡的目的,是升降运动理论应用于临床的重要表现。《医源》指出:"吾人业医,必先参天地之阴阳升降,了然于心目间,而后以药性之阴阳,治人身之阴阳,药性之升降,调人身之升降,则人身之阴阳升降,自合于天地之阴阳升降矣。"用药必先明阴阳虚实、寒热温凉,升降浮沉,才不至于用错药,药不对症贻害万方。用之合于阴阳升降之理,疴疾无不应手而瘳。所以,升降浮沉是中药理论的重要指导理论,是中医运用中药临床处方基本法则之一。

　　升降浮沉理论在中药学中具有的意义分以下几点说明:

一、升降沉浮是采摘药材时机的指导理论

　　药物禀四时之气而生长,药物内的能量亦是随四时而生化。《素问·六节

藏象论》讲："五日谓之候,三候谓之气,六气谓之时,四时谓之岁。""四时"即春、夏、秋、冬四季,四时有寒、热、温、凉之变,春生、夏长、秋收、冬藏,升浮收藏寓意其中。正如李东垣所言"药有升降沉浮化生长收藏成,以配四时,春升、夏浮、秋收、冬藏,土居中化"。

春天万物复苏升发向上,万物吐绿,嫩芽生机勃勃,须用嫩苗或带叶花梢,即要在此时采收。如柴胡功效疏肝解郁、升举阳气、和解退热,此时采摘柴胡,升阳之力最胜。又如茵陈,采摘时机要求更高,如采摘时机把握不好,既失去药用效果,故民谚有"三月茵陈四月蒿,五月采来当柴烧"之说。夏季,万物茂盛,生机盎然,植物体内浆液充沛,则药性较强,疗效较高,如黄柏、厚朴、杜仲。因此,春夏采摘的药物多具升浮之性。秋季,万物肃杀,枝叶干枯,植物的果实开始成熟。植物为了保证果实种子的成活率,将大量的营养成分收敛聚集在果实内,此时是采集果实类药物的良好时机。此时采摘的药物如茴香、豆蔻、牵牛子、女贞子、枸杞等。冬季,冰天雪地,万物蛰藏,植物为了来年的生长,积蓄的能量和养分都在根部,此时根块饱满,是采摘根茎类的药物最佳时机,如天麻、苍术、大黄等。因此秋冬采收的药物多具沉降之性。正因植物受天地四时之变化而生长,各种植物在其生长发育的各个时期,根、茎、叶、花、实各个部分,由于所含有效成分的量各有不同,因而药品有效成分的强弱也往往有较大差异,因此,药材的采收,应该在有效成分含量最多的时候进行。根、茎、叶、花、实的饱满期、升降浮沉的趋向性,都是随着四时的寒、热、温、凉,升降变化而导致的。故此,升降浮沉是采摘药品的指导理论。

二、升降沉浮是中药分类标准之一

升降既然是宇宙间的自然规律,存在于任何事物中,中药也不例外。中药既然符合升降规律,升降就成了中药重要的分类原则之一。我们以张元素、刘奉五的分类法说明。

张元素按药物升降浮沉分类,说明药物的作用趋向,即五运分类法:

(1) 风升生 20 味:<u>防风、羌活、升麻、柴胡、葛根、细辛、威灵仙、独活、香白芷、牛蒡子、桔梗、藁本、川芎、蔓荆子、秦艽、天麻、麻黄、荆芥、薄荷、前胡</u>。凡此属味之薄者,阴中之阳,味薄则通,酸、苦、咸、平之类。

(2) 热浮长 20 味:<u>黑附子、干姜、生姜、川乌、高良姜、肉桂、桂枝、草豆蔻、丁香、厚朴、益智仁、木香、白豆蔻、川椒、吴茱萸、茴香、玄胡、缩砂仁、红花、神曲</u>。悉属气之厚者,阳中之阳,气厚则发热,辛甘温热之属。

(3) 湿化成 21 味:<u>黄芪、人参、甘草、当归、熟地、半夏、白术、苍术、陈皮、青皮、藿香、槟榔、莪术、京三棱、阿胶、诃子、桃仁、杏仁、麦芽、紫草、苏木</u>。其

气平,略兼温、兼凉、兼寒,兼热,其味淡,略兼辛、兼甘、兼咸、兼苦。

（4）燥降收 22 味:泽泻、猪苓、滑石、瞿麦、茯苓、车前子、木通、灯心草、通草、五味子、白芍、桑白皮、天冬、麦冬、犀角（现用水牛角代）、乌梅、丹皮、地骨皮、枳壳、琥珀、连翘、枳实。凡此属辛、甘、淡、平、寒、凉,为气之薄,阳中之阴,气薄则发泄。

（5）寒沉藏 23 味:大黄、黄柏、黄芩、黄连、石膏、龙胆草、生地、知母、汉防己、茵陈、朴硝、瓜蒌根、牡蛎、玄参、苦参、川楝子、香豉、地榆、栀子、巴豆、白僵蚕、生姜、杜仲。此属味酸、苦、咸、寒,味厚,为阴中之阴,味厚则泄。

药有气味厚薄,升降浮沉补泻主治之法,各各不同,今详录之,及拣择制度修合之法,俱列于后。

刘奉五老医生在妇科临床的实践中,除了对中药的性味功能以及常规分类使用外,尚提出应从升、降、收、开、温、清、补、泄等八个法则进行归纳,更加切合妇科实际。当然从上述八个分类中不可能把所有的中药都包括在内,但是有些药在临床上,同中有异,异中有同。下面将妇科临床上常用的中药,按照升、降、收、开、温、清、补、泄八个分类:

1. 升药类　升药多偏于辛温,也有的微寒或为散风药。因其味辛上升走窜,能够带动阳气上行,如果运用得当可以配合补益药以加强补益作用,故升中有补。有时与药物的用量相关,例如防风少用可有人参之功,升麻少用则能升阳,与参、芪同伍则有补气之用。藁本、蔓荆子,多用能散风,少用则司引血上行,以治疗血虚头痛。常用的药物有升麻、荆芥穗、防风、葛根、蔓荆子、柴胡等。

2. 降药类　降药多属苦寒,故有下降的作用。因其能下降所以又能开下元。如萹蓄、瞿麦、木通、车前子能使湿热下行,开膀胱而利尿,使湿热排出。瞿麦、萹蓄、车前子又能入血分而通降,故有通经闭的作用,所以说降中有开。常用的药物有木通、车前子、滑石、萹蓄、瞿麦、牛膝、冬瓜子、地龙等。

3. 收药类　收药多属苦、酸、涩或兼温、兼寒。而补肾药中多为苦温以补为用,以收为治。收涩药中的止血剂如地榆、侧柏叶、棕榈、椿根白皮、乌贼骨、牡蛎等药性酸涩。因其酸涩,故能止血,但均为调冲、固冲止血之剂,是以收为用,以补为治,即所谓收必兼补。常用的药物有地榆、侧柏叶、棕榈、椿根白皮、乌贼骨、牡蛎、白芍等。

4. 开药类　开药多属辛苦或温或寒,但温性药较多。功能行气行血、疏通经络、开脏腑。总之以疏开畅通为其主要功用。常用药物有薄荷、藿香、威灵仙、白芷、羌活、香附、乌药、瓜蒌、赤芍、归尾、川芎、丹参、桃仁、红花、泽兰、益母草、五灵脂、延胡索、乳香、没药、王不留行、穿山甲、水蛭、土鳖虫等。

5. 温药类　温药,有甘温,也有辛温。凡温药均有舒发阳气的作用。气为阳,阳气舒发则气血流畅,气以通为补,故育补于温之中。常用药物有白蔻、红蔻、草豆蔻、橘核、荔枝核、吴茱萸、肉桂、附子等。

6. 清药类　清药均属于寒凉药,有苦寒、辛凉、甘寒之分。寒者为阴,热者为阳,寒胜热以降阳气。故清可育降。常用药有桑叶、菊花、金银花、连翘、蒲公英、败酱草、黄芩、栀子、黄连、牡丹皮、地骨皮、麦冬、石斛、玄参等。

7. 补药类　补药是指具有补亏益损作用的药物。包括补气、补血、补阳、补阴等药。甘药多有补气补血的作用。因其性温又能通阳,阳气主升,故补药多升;补阳药多辛温,以其辛温助阳也可育升。补阴药多咸寒,性属阴。升性较差,所谓补中育升者系指甘温通阳而言。常用药物有人参、党参、太子参、沙参、白术、山药、当归、阿胶、黄芩、酸枣仁、远志、石莲、生地黄、女贞子、墨旱莲、龟甲、鳖甲、杜仲、续断、菟丝子、覆盆子、仙茅、淫羊藿、巴戟天、肉苁蓉、鹿茸等。

8. 泄药类　泄药多属苦寒之剂,苦则能泄,寒则能清,但也有苦温之泄剂,苦以泄下,温能泄。常用药有大黄、芒硝、番泻叶、火麻仁、郁李仁、芦荟、牵牛子、甘遂、大戟、芫花等。

各位先贤利用药物的升降特性将药物进行分类,使之在临床组方事半功倍。

三、升降沉浮是辨别药性的重要标准

药物升降浮沉之性,实是临证的圭臬。张元素在《珍珠囊补遗药性赋·用药发明》中指出:“升降浮沉之辨,豁然贯通,始可以言医,而司人命矣。”要掌握药物升降浮沉的特性,就得知道导致中药升降浮沉的因素。

中药由于生长环境不同,会产生偏性。在自然界中,由于生长环境不同,各个物种所具备的寒热温凉是不同的,寒热温凉这四种不同的特性就是中药的“气”。其中寒和凉是属于阴气类,温和热属于阳气类,寒凉与温热只是在程度上有差异。凉之甚者为寒,温之极者为热。

人作为恒温动物,维持体温的恒定很重要,体温的升高或下降都是脏器的功能异常反应,急速的、大幅度的体温变化都有生命危险,所以人体需要通过脏器的系统功能来发热或散热达到寒热的平衡借以保持体温的恒定。当脏器功能紊乱导致人体的产热和散热的功能紊乱,体内的寒热平衡会产生病态:产热多于散热,那就会出现发热、脏器功能亢进等症状;散热多于产热,又会出现畏寒、脏器功能衰退等症状。中医将这两大类疾病现象分为:热证和寒证。

中药所具有的寒、热、温、凉四气恰恰可以纠正人体的寒热失衡情况。具备寒凉性的药可以抑制人体的新陈代谢速度,减慢脏腑器官的活动及血液循

环,所以可以治疗热证;具备温热性的药可以加强提高人体的新陈代谢,加快脏腑器官的活动及血液循环,所以可以治疗寒证。热性药作用于人体后可使体内的各种物质产生向上、发散、向上的运动,从而表现出升浮的特性;寒凉药作用人体后可使体内的各种物质产生向下、收敛、向内的运动,从而表现出沉降的特性。所以中医强调:"寒则温之,热则凉之,不寒不热,以经调之"的治疗法则。

"味",就是味道。是人体感官对中药味道的分类,主要有酸、苦、甘、辛、咸五种味道。进而发现酸味药具有收敛、涩滞的功效;苦味药具有泻火、燥湿、沉降的功效;甘味药具有补益、和缓的功效;辛味药具有开通、发散功效;咸味药具有泻下、软坚的功效,而淡味药附属在甘味里,具有渗湿的功效。这六类药物所具备的特性和作用可以分为两大类:一类对人体能起到兴奋、增强作用,如辛味的发散,甘味的补益,淡味的渗湿作用,这类药所体现的特性表现就是升浮;另一类对人体能起到抑制、减弱作用,如酸味的收敛,苦味的泻火,咸味的泻下软坚作用,这类药体现出来的特性表现就是沉降,所以在《素问·至真要大论》说:"辛甘发散为阳,酸苦涌泄为阴,咸味涌泄为阴,淡味渗泄为阳。"阳气的特性就是升浮,阴气的特性就是沉降,这就是五味对药物升降浮沉的影响。具有升浮特性的药物对人体的作用具有向上、向外的趋向性,所以在应用中能起到提升阳气、发表散寒、催吐等作用;具有沉降特性的药物对人体的作用具有向下、向内的趋向性,所以在应用中能起到潜阳降逆、镇惊泻火、渗湿利尿、泻下通便等作用。中药的四气、五味的特性归纳、综合起来,就是李时珍所说的"酸咸无升,甘辛无降,寒无浮,热无沉"。

药物的四气和五味所具有的特性,决定了药物肯定具备了升降浮沉的特性。《素问·阴阳应象大论》中指出:"阴味出下窍,阳气出上窍。"其阴味出下窍就是指其下沉降,行于下窍,其阳出上窍是指其上升浮,行于上窍。中药的"味"虽有出上窍,有行下窍,而其性味厚薄亦导致其上升浮或下沉降。《素问·阴阳应象大论》指出:"味厚者为阴,薄为阴之阳;气厚者为阳,薄为阳之阴。味厚则泄,薄则通;气薄则发泄,厚则发热。"张元素在这个理论上,制出"气味厚薄寒热阴阳升降图"(《医学启源》)将药物的升降浮沉功能在临床中的应用说明得更清楚(图7-1)。李东垣说:"是以味薄者升而生,气薄者降而收,气厚者浮而长,味厚者沉而藏","气薄者为阳中之阴,薄则发泄,厚则发热。味为阴,味厚者为阴中之阳,味薄则为阴中之阴,薄则疏通,厚则滋润"。简而言之,味薄者升,甘平、辛平、辛微温、微苦、微平等都是其范围内药物;气薄者为降、甘寒、甘浮、甘淡寒凉、酸温、酸平、咸平等都是其范围内药物;气厚者浮、辛热、甘热者都是其范围内药物;味厚者沉,苦寒、咸寒都是其范围内药物。李时珍总结为:"酸咸无升,辛甘无降,寒无浮,热无沉,其性然也。"统而言之,"气浓属

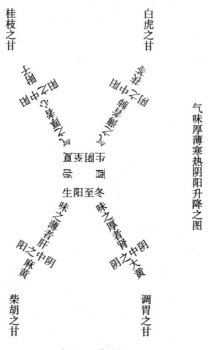

图 7-1 气味厚薄寒热阴阳升降图

阳主升,味厚属阴主降"。在中医学中,要辨别药性、临床使用药物,都离不开这些理论。气厚入脑,中药常用荆芥、防风、细辛、藁本等以上行于脑……味厚入肝肾,以首乌、熟地等入肾肝,正是这种理论的具体体现。

　　由于升降浮沉和四气、五味的密切关系,反推升降浮沉就成了辨别药物药性的重要标准。

四、升降沉浮对药材质地的辨别作用

　　中药所用的药物,大多来自天然的动物、植物及矿物。由于来源不同,性质不同,药物的质地也就不同。植物类药物的质地相对较轻,动物类的药物质地较重,矿物类的药物质地最重。植物类药物质轻,药性上多为升浮,例如菊花、千张纸、连翘等;动物类的药物和矿物类的药物质地较重,药性上多为沉降,例如鳖甲、龟甲、磁石、龙齿等。

　　就植物类药性来讲,由于质地不同,轻重不一,药物的升降之性也有区别,其花、叶之类,质地轻浮,药性大多浮升,例如金银花、菊花、苏叶、桑叶等;其籽多沉重,大都下沉降,例如苏子、枸杞等。汪昂在《本草备要》中指出:"药之为

枝者达四肢,为皮者达皮肤,为心、为干者内行脏腑。质之轻者上入心肺,重者下入肝肾。中空者发表,内实者攻里。枯燥者入气分,润泽者入血分。此上下内外,各以其类相从也。"临床上用桑叶发表,桑枝行肢节,茯苓皮行皮水,大黄攻里,黄芩清肝热、熟地补肾阴,就是叶、枝、皮、根、茎、果升降浮沉的具体应用。同一植物的部分不同,质地不同,升降浮沉之性亦不同,例如桑叶、桑枝、桑皮、桑寄生、桑椹:桑叶发散解表,升浮之力大;桑枝通经活络,行走之力大;桑皮上行上往,宣肺之力大;桑寄生下行,下焦补肝肾之力大;桑椹重浊下行补肾,滋阴补血力大。再如苏叶、苏梗、苏子:苏叶质轻力发于上,发表为主;苏梗以行为主,行于中,理气为主;苏子质重,行于下,降气为主。

张元素提出"根升梢降",指出:"凡根之在上者,中半以上,气脉上行,以生苗者为根。中半以下,气脉下行,入土者为梢。当知病在中焦用身,上焦用根,下焦用梢。《经》曰:根升梢降。"在临床用药中"当知病在中焦用身,上焦用根,下焦用梢"。运用这类取类比象的方法用药,是中医方剂之中"君臣佐使导引"六法之中的"导引"二法的重要理论指导。阴中有阳,阳中有阴,升中有降,降中有升,这是阴阳理论的重要原则,中药也不能脱离这个原则。花升籽降是讲的是一般规律,并不是绝对的,在这规律之中也有例外,"诸花皆升,唯覆花独降;诸石皆沉,唯海浮石独浮;诸木皆浮,唯沉香木独沉;诸子独降,唯蔓荆子独升",就是阴中有阳,阳中有阴,升中有降,降中有升的反应。

掌握药物升降浮沉与药物质地之间的关系,就能灵活运用取类比象的用药原则,也是在研究新药物时推导药性的重要原则。

五、升降沉浮对中药炮制的指导

中药的炮制是中药在运用之前的加工程序,包括水制、火制、水火共制三类,缪希雍在《炮炙大法》中将前人炮制方法归纳为"按雷公炮炙法有十七:曰炮、曰燀、曰煿、曰炙、曰煨、曰炒、曰煅、曰炼、曰制、曰度、曰飞、曰伏、曰镑、曰搬、曰曝、曰露是也,用着宜如法,各尽其宜。"炮制方法是要达到以下五个方面的目的:一是减低毒副作用;二是改变药物的性能;三是增强药物疗效;四是引药入经;五是改变药物的升降浮沉的趋向。

中药素有一药多效之能,其有效成分复杂,具有多方面的生理作用。辨证论治整体治疗多为复方,以多种药物合并应用来发挥新的疗效,这就对药物提出了具体要求及性能的取舍,权衡损益,使某些作用突出,使某些作用减弱,力求符合疾病实际的治疗需要。

古人根据阴阳升降原理指导中药炮制加工,根据临床需要改变药物的趋向,具备了精确打击疾病的能力,这对中药的炮制提出要求。中药的炮制就利用外界五味的升降浮沉来改变药品的升降趋向,做到可上可下,可左可右的能力。陈嘉谟在《本草蒙荃·制造资水火》中说:"酒制升提,姜制发散,入盐走肾脏,仍使软坚,用醋注肝经,且资住痛,童便制,除劣性降下。"例如大黄生用峻下猛烈,酒军则能行瘀血,清上热而下行,炒炭则止血;小茴香生用辛散暖肾,盐炒则下行入肾治疝。李时珍说:"升者引之以咸寒,则沉而身达下焦;沉者引之以酒,则浮而上至巅顶。"大凡生升熟降,故药物经炮制后,由于性味的变化,可以改变其作用趋向。如黄柏原系清下焦湿热药,经酒制后作用自上,就能兼清上焦之热;黄芩能走上焦,用酒炒制后,增强了上清头目的作用。砂仁行气开胃消食,作用于中焦,经盐炙后,可以下行治小便频数。张元素在《医学启源》中讲到药性生熟用法:"黄连、黄芩、知母、黄柏,治病在头面及手梢皮肤者,需酒炒之,借酒力上升也。咽之下,脐之上者,须酒洗之;在下者,生用。凡熟升生降也。大黄须煨,恐寒伤胃气;至于乌头、附子,须炮去其毒也。用上焦药,须酒洗曝干。黄柏、知母等,寒药也,久弱之人,须合之者,酒浸曝干,恐寒伤胃气也;熟地黄酒洗,亦然。当归酒浸,助发散之用也。"炮制的方法不同及其辅料本身的功能相异,是变更药性升降趋势的不可忽视的重要因素。"今所立方中,有辛甘温药者,非独用也;复有甘苦大寒之剂,亦非独用也。以火、酒二制为之使,引苦甘寒药至顶,而复入于肾肝之下,此所谓升降浮沉之道"(《脾胃论·脾胃胜衰论》),就充分说明炮制对药物升降的影响。总之,"一物之中,有根升梢降,生升熟降,是升降在物亦在人也"(《本草纲目》)。

中药炮制,是为了符合疾病实际的治疗需要。气机升降的紊乱是人体疾病的根源,作为治疗调理人体内气机升降紊乱工具,中药必须符合气机升降原则,经过炮制的中药,增加了药性,减轻了弊端,把中药的作用发挥到极点。

六、升降沉浮是中药引经导气理论的基础

归经,是中药所具备的另一个特性,是指药物对某个脏腑经络有特殊亲和性,能对与其具有亲和性的经络和所属的脏腑起到治疗作用。

中药归经的特性,早在秦汉时期已为医家所注意,但尚未形成系统的理论。古人通过长期的临床实践,对于药物对脏腑经络的选择性有了进一步认识,方才逐渐形成了"归经"理论。宋代《本草衍义》在论述泽泻时曾说:"张仲景八味丸用之者,亦不过接引桂、附归就肾经,别无他意。"首先提出"归……经"的字句,虽然它的原意只是引经报使的作用,但不能否认寇宗奭对泽泻能归入肾经是有所认识的。此后,张元素对于药物归经做了大量的研究工作,他在所著《珍珠囊》中提到"辨药性之气味、阴阳、厚薄、升降浮沉、补泻、六气、十二经及随证用药之法",明确将十二经与药物的关系作为"药性"的一部分,并

在各药项下分别注明所归经名，如"丹皮：手厥阴、足少阳""苦参：少阴肾经""赤芍药：足太阴脾经"等。同时，他还创造了"引经报使"，奠定了中药归经的基础，给后人以很大的启发，在中药理论研究方面作出了巨大的贡献，所以博得李时珍的赞扬，说他"大扬医理"。在此基础上，李东垣的《用药法象》、王好古的《汤液本草》、朱丹溪的《本草衍义补遗》、李时珍的《本草纲目》以及张山雷的《脏腑药式补正》等文献都对药物归经做了载述，有的还做了纠正和补充，从而使中药归经的内容更趋完善。

中药的性能是多方面的。《黄帝内经》《神农本草经》两书中已经提到了性味、升降浮沉、阴阳、厚薄、补泻以及有毒无毒等内容，如《黄帝内经》指明"辛甘发散为阳，酸苦涌泄为阴，咸味涌泄为阴，淡味渗泄为阳"，"味厚者为阴，薄为阴之阳；气厚者为阳，薄为阳之阴"等。《神农本草经》也有"药有酸、咸、甘、苦、辛五味，又有寒热温凉四气及有毒、无毒"的载述。自"归经"理论形成后，对药物的客观认识才臻于全面。

中药的五味除了各自具有不同的功效之外，还和人体的五脏有着密切的关系。酸味可以入肝，苦味可以入心，甘味可以入脾，辛味可以入肺，咸味可以入肾。不同性味的药物进入人体后，随五脏的生理需求发挥着不同的升降补泻作用。"肺欲收，急食酸以收之，用酸补之，辛泻之""肝欲散，急食辛以散之，用辛补之，酸泻之"（《素问·脏气法时论》）。五味之所以对五脏的功能产生影响，这还要从人的生命开始说起，人的生命是从受精卵开始的。当精子和卵子成功的结合，形成受精卵，受精卵就不断地分化，各种细胞会产生各种各样的运动，这个受精卵蕴涵着人体最初始、最基础的物质能量，这个物质能量为人体的形成和生命活动提供了原始动力。这物质能量具备了两方面的功能：一是具有使自身生长发育，不断运动、不断分化、不断扩大的特性，并能维持体温和提供动力；二是为自身的各种活动积蓄能量、提供营养支持以及滋润组织器官，并能把自身的分化、活动限制在某一个范围之内而不至于失去控制。物质的这两方面的特性互相影响、互相促进、互相制约，并影响着整个人一生的生命活动。中医先哲把第一种能量物质叫"元阳"，把第二种能量物质叫"元阴"。这两者之间相互作用混合产生出一种高能能量，称之为"气"，气所携带有元阴、元阳相互作用而产生的能量供应脏腑，而推动了脏腑的各种生理活动，维持人的生命，再通过经络传递到四肢百骸，所以经络的作用就是联通气的能量从器官向皮肉筋骨、四肢百骸传递的一个路径。如果中药能运用自身的能量增强或减弱气在某个经络路径上的传递，它就能实现对某一脏腑、皮肉筋骨、四肢百骸的能量供应的改变，进而实现其功能的改变。由于五脏具有不同的生理功能和特性，药物进入体内后，对某个脏腑经络有特殊亲和性，就会积聚在同气相求的经络脏腑内，这样就形成五味对五脏的对应关系。如酸味入肝,则酸味可以调控气所携带的能量向肝脏传递并改变肝脏的功能;而苦味入心、甘味入脾、辛味入肺、咸味入肾,其理相同。这特点也是"归经"对脏腑功能的意义。

除了"归经"以外,还有"引经"。"引经"是在药物的归经同归于数个脏腑,专一性不够,就应选配对某一种经络有特殊偏好的药物来引导诸药,使之目的性更强。同是升阳举陷药物,黄芪入足太阴脾经,侧重于升中都之气;柴胡入足厥阴肝经、足少阳胆经,偏于畅发肝胆之气。同为降气平逆,旋覆花、代赭石入足阳明胃经,以降胃气为要;杏仁、厚朴入手太阴肺经,则以降肺气为先。羌活走行于足厥阴肝经,独活入归于肾经,相辅相成,协举肝肾之用。故有"引经报使"之说。当然,有时尚可利用药物归几条经的特点,更好地调理脏腑之偏。柏子仁、莲子、远志、龟甲、龙齿既入手少阴心经,又归足少阴肾经,因此,交通心肾水火升降用之颇宜。人体发病又有各脏、各腑、各经的不同。同是热证则有心火、肝火的差别,同是虚证又有肺虚、肾虚之异;清泻肺胃之品未必能泻除心火,补中益脾之药未必能补养肾气。如果能在掌握性味、补泻的基础上,又考虑药物归经的特性,选用与发生病症的脏腑经络相吻合的药物,就往往可以取得理想的疗效。相反,如果只凭性味、补泻,而不考虑"归经",虽然所选药物能切合病情的寒热虚实,却也不一定能达到预期的治疗目的。因此,古人曾明确告诉我们:"不知经络而用药,其失也泛,必无捷效。"

附　引经药物:

"各经引用

太阳经:羌活;在下者黄柏,小肠、膀胱也。

少阳经:柴胡;在下者青皮,胆、三焦也。

阳明经:升麻、白芷;在下者石膏,胃、大肠也。

太阴经:白芍药,脾、肺也。

少阳经:知母,心、肾也。

厥阴经:青皮;在下者,柴胡,肝、包络也。

以上十二经之引经药也。"

归经的引经导气功能,使药物能准确地趋向病位发挥作用,建立在气机升降基础上的中药引经导气理论也是临床用药的重要原则之一。

七、升降沉浮是指导服药的重要原则之一

自然与人的能量运化是相互呼应的,人体的气血、脏腑功能变化是与天

时、季节、气候等自然环境相对应的。人体生命活动的时间节律同自然界五时（春、夏、长夏、秋、冬）的时间变化节律是同步的,在一日之中人体的阴阳升降,气血消长,营卫、经脉之气的循行也是随着一天时间的变化有一定的运动规律的。《灵枢·岁露论》云:"人与天地相参也,与日月相应也。"这包括了自然界中季节交替、纬度、磁场、引力、潮汐等对人体的影响。《黄帝内经》强调治病用药"必知天地阴阳,四时经纪","合人形以法四时五行而治"。选择时间服药,正是顺应了人体所特有的生理和病理的节律性变化,即按照脏腑、气血、阴阳、经络在一天当中盛衰的节律性变化规律以及病情在体内的变化规律,有针对性地服用药物。四时节气的更替对机体脏腑气机升降出入及药性趋向有着重要影响,因此,必须适时运用药物升降浮沉之性来调节这种影响。历代医家运用昼夜节律指导对疾病之治疗,主要是在服药时间的选择上,并已积累了丰富的经验,临床行之有效。可归纳为如下三种规律:

1. 大凡升提外透的药物,宜于午前服用;沉降下行的药物,宜于午后服之。

2. 大凡温阳补气的药物,宜于清晨至午前服用;滋阴养血的药物,宜于入夜服用。

3. 大凡祛除阳分气分之邪的药物,宜于清晨服用;清泄阴分伏火的、安神助眠的药物,宜于入夜服之。

总之,天地之气,以升降浮沉乃生四时;人身之气,以升降浮沉而生生不息。遣方用药,善于利用升降的大势,因势利导,则可事半功倍,获得奇效。

第八章

方剂学中的升降

一、方 剂 知 要

（一）理法方药与方剂的关系

"理、法、方、药"是中医药学的四大支柱，"理"是指理论，统摄着"法、方、药"。"法"是连接理论和实践的具体操作规划方案，亦可称为"治则"。"方"是方剂，是治疗大法的体现，"药"是方剂的组成基本元素。"理法方药"是一个紧密联系的系统，而方剂则是最终体现，能集中体现中医理论精髓、辨证论治特征。明代李中梓说："方者，定而不可易者也；法者，活而不可拘者也。非法无以善其方，非方无以疗其症。"（《伤寒括要·总论》）

方有两种：单方、复方。

药物生长于不同的自然环境，种属各别，形质各异，吸收不同的天地能量，具有寒热、强弱等不同性质的能量。由于药物具有的偏性，人体脏腑具有的偏气，先民逐渐用单味药物的偏性纠正人体的偏气，恢复人体本有的升降，称为单方。

人体是复杂的生理结构，单味药物所具有偏性并不能完全涵盖脏腑之偏气，应运而生由多味药物组合达成一个共同目的处方称之为复方。复方灵活多变，升降随机，能够适合复杂的脏腑升降变化，更加有利于临床，由单味药物的运用到复方的使用，是药物运用上的一大进步。

单方、复方合称方剂，方剂的目的在于调节人体形体之病气机之偏，而气机的根本在升降，方剂与之相应以治疗气机之偏。

方剂是在理论指导下，应用具体的方法，在治则的指导下，将所要应用的药物合理搭配，是集合了理、法、药的综合体。

方剂实是时空、时间、物质的综合信息体。

中医升降方剂说就是在升降理论指导下的方药使用学问。

（二）以法统方，方中带理

中医讲求辨证，辨证是为了求因，知因就要寻机，探明病机才能立法，法立

而后遣方用药。是谓"方从法出,法随病立"。治法是建立在辨证的基础上的,方剂是明确治法的具体应用。通过实践又可以检验治法是否正确,组方是否合理。所以在方中是以法为纲,以法统方而方要合于中医辨证之理,是谓方中带理。方剂与理法是相互依存、相互促进、相互验证的关系。

二、升降制方要素

升降理论是组方的重要原则,以及临床指导的根本,从病机的角度言,升降运动失序,乃诸病之源,临证辨证的纲要即是审查升降,论治的法则即为调理升降。脏腑气机紊乱,升降失调,清浊相干,导致了人体内环境的紊乱,阴阳失衡,百病丛生。临床实践也总是先进行辨证、立法,也就是依据人体气机升降失调的情况,辨别升降失调的脏腑,以及失调的程度,确立能纠正升降失常的法则,再据相应的法则来遣药组方。"辨证求因,审因论治,依法选方,据方议药"是对病因病机、辨证论治、遣方选药关系的概括。病因有根本原因,即升降失调;有主要原因,即内伤外感。辨证与论治的精当,要依赖于方剂进行验证,但无论何方,都离不开辨证与论治的指导。

立方用药过程中必须注意六个因素:

(一) 审因辨证,标本缓急

审因即是详审导致机体升降失调的致病因素,又是辨病的过程。辨证是中医的一大特点,在天人相应、恒动、整体观的指导下,通过四诊合参进行诊断的辨证思维。证是疾病某一阶段现象与本质的纲领性概括,包括不同疾病或同一疾病在不同阶段的发展、传变、转化的过程和规律。徐大椿说"病之总者为之病,而一病总有数证",可知病与证的区别。《伤寒论》就是病证结合的典范,如"辨太阳病脉证并治"的模式即是表明辨病与辨证密不可分,辨病如太阳病、阳明病、少阳病、太阴病、少阴病、厥阴病都有各自的纲领症,提纲挈领,把握纲领症就能够理清疾病发展变化规律;辨证则是更加清楚地知道,在疾病过程的某一阶段,病位的表里浅深,病性的虚实寒热,邪正关系的对比,真正指导临证处方用药。

辨证要求别具慧眼,就是对气机升降准确认识,辨证的途径非常多,如用脏腑辨证就得谙熟脏腑升降,经络辨证就得了知经络升降,六经辨证就要明晰六经从化的升降。同样是感冒风寒,脉浮缓、浮紧、浮弦,其症状、邪气所伤部位、传变及用方均不同:脉浮缓,是指风邪伤卫,有汗,用桂枝汤;脉浮紧,是指寒邪伤营,无汗,用麻黄汤;脉浮弦,是指风寒之邪入于少阳,用小柴胡汤和表里。

临证中明确标本缓急有其重要的现实意义,"急则治其标,缓则治其本"是临证时的两个大原则,立方用药必当遵循该原则,"知标本者,万举万当,不知标本,是谓妄行"(《素问·标本病传论》)。本是指导致病证的根本所在,从源上说就是阴阳升降运动的失调,而从流上说即是升降不得位时的各种变化,如升太过则热,降太过则寒,升不及降太过为虚,降不及升太过为实,敛降不及升散太过为表,升散不及敛降太过为里。所以张介宾说:"起病之因,便是病本,万病之本,只此表里寒热虚实六者"。标是指阴阳升降失调后所表现出来症状情况,如胆气不降为本,则胆气郁于上而致胸膈烦惊、上热、疼痛、呕逆等为标。

标本是为辨证、临证而设,没有绝对的分野,都是相对而言。升降的枢轴失调,继而引起周围脏腑经络升降的紊乱,如升降机转的失调、升降目的的失调、脏腑气机升降失调引起经络升降的失调,则本即为处于核心位置的升降的枢轴,表就是由枢轴引起的周围脏腑经络升降的紊乱。相应地,先病为本,后病为标;正气为本,邪气为标;内为本,外为标等。临证应区别标本缓急,急则治其标,缓则治其本,据证还可标本兼顾。急则治标,如伤寒阳明腑实证之谵语,温病逆传心包的神昏谵语,杂病热入血室的谵语,邪热、实热扰神谵语当先治其标,以祛邪为急,必待邪气尽,才议治本。邪之所凑,其气必虚,正气虚损不足的情况下,六淫之邪侵袭,阻滞经络,虽有正虚,外感重则当先解其外,外解方能治本之虚;外感不重,则可表里同解。标本并重之证适宜于标本兼施,如虚证实证并重,补虚有碍于实,攻实又恐伤正,必须标本兼顾,攻补兼施,方可两全。

总之,处方用药的原则就是为了更有效、更快捷地恢复升降平衡,证辨得精准,处方用药精当,方证才能丝丝相扣,可见要想使处方用药精当,必须持之有据,理清病证特点,明确标本缓急。学习方剂,要透过药物和方子的排列组合看到运用中药与疾病之间的制约关系,虽然"方以药成",但是方是"方从法出",是有原则的,不是散漫的、无规律的,是"法随病立"的,从客观的病理发展提炼出来的。能知道病理的变化,并能运用方药使之治愈,明了此间变化的规律,才能明白方剂学的真谛。

(二)　必先岁气,因地制宜

天地之气升降交感,化育万物,人处天地气交之中,天有六气,布于四时,形成季节迁变,气化流转,是人们生存的自然环境,也是构成各种气象变化的基本要素。地有五方,五方即是人们生存的地理环境,人与天地相参,人体的生理活动和病理变化顺应四时之气化,五方之化育,形成不同环境下人体体质、气质的差别,一般在恶劣的气候、地理环境下,易于形成强壮的体魄和剽悍的性格;在舒适的气候、地理环境下,多可养成娇弱的体质和柔顺的性格。这就形成了一个环境、体质(生理)、性格(心理)以及病理之间相互作用的模式。

针对环境引发疾病的这一环节,中医提出了相应的制方用药原则。

就自然环境,季节气候而论,当"必先岁气,无伐天和",六气合于四时,正常情况下,能促进万物的生长,如果六气太过或不及,就会导致岁气之偏,引发疾病。如岁之木气太过,则易见泄泻食减,体重而烦,肠鸣腹支满等肝木乘脾土的症状,也有胁痛、眩晕、善怒等肝气旺盛之症;岁之木气不及,肺气乘之则寒热,咳嗽、鼻衄,脾气侮之则见肠鸣溏泄,肝气不足则胁肋、少腹疼痛。所以用药必当审度岁气之偏,"凡治病不明岁气盛衰,人气虚实,而释邪攻正,实实虚虚,医之罪也"(《医门法律》)。

《素问》较为详明地论述了依据岁气用药的规律,岁气六分,称为主气,在正常情况下,主气各依其性升降,对人体有益而无害,初之气为厥阴风木,二之气为少阴君火,三之气为少阳相火,四之气为太阴湿土,五之气为阳明燥金,终之气为太阳寒水,从大寒起依次各主六十日多。主气不能按时而至,时至而气不至为气不及,时未至而气先来为气太过,若其影响超过了人体的适应能力,就会因机体升降失调而引发疾病。主气太过、不及的认识,可以参验于二十四节气,六气相应交节换气时的天象变化,变化明显为太过,其程度由变化明显的程度定,变化小为正常,几乎不变为不及。

客气是指各年中气候上的异常变化,包括司天之气、在泉之气、左右四间气,司天之气主上半年,在泉之气主下半年。司天之气既定,则在泉之气及左右四间气也随之而定。客气的运转包含阴阳升降之理,即司天之气在上,不断地右转,自上而右,以降于地;在泉之气在下,不断地左转,自下而左,以升于天。此升降异常,脏腑升降因之而异常,如厥阴风木司天,木气太过,则木乘脾土,多见脾的病变;太阳寒水在泉,水气旺则凌心,则见心的病变。

主气致病处方用药的原则:

厥阴风木所致之病,以酸泻之,以辛补之。木气升发太过,酸味敛其过升之势,故以酸泻木气;木气郁而不升,辛味散发,合于木气升达之性,故为补。

君、相二火所致之病,以甘泻之,以酸收之,以咸补之。火性升炎无制,甘味缓其急,故以甘泻之;酸味使火气收敛,故以酸收之。

太阴湿土所致之病,以苦泻之,以甘补之。湿盛困阻中阳,苦能燥湿,故以苦泻之。土性缓和,甘顺其气而缓之,故以甘为补。

阳明燥金所致之病,以辛泻之,以酸补之。金性收敛,易于壅滞,辛能散,故以之为泻。金欲收,酸则顺其敛降之气,故以之为补。

太阳寒水所致之病,以咸泻之,以苦补之。膀胱气化依赖于肾气,肾坚则行封藏之职,咸能软之,苦能坚之,故以咸为泻,以苦为补。

主气致病相对比较稳定,一岁一个周期,它涉及了主从之气升降的变化,客气致病处方用药的原则当有司天、在泉之别。

（三）固护中焦，调衡枢轴

脾胃为人体气机升降的枢轴，脾升则清阳随之而升，胃降则浊阴随之而降，脾升胃降，维持人体内环境的相对稳定，更好地调节了脏腑气机升降的平衡。脾胃为气血生化之源，周身气血都从脾胃而来，脾胃升降相因，纳运相得，则化源充足，气血旺盛，为整个生命的活动提供了必需的动力和能量，脏腑经络得其气血，升降有序。

药物作用于人体，发挥其功效依靠他们的性味和归经、升降浮沉，但转输其升降的动力依然是脾胃，凡药入于胃，脾胃先得，脾胃未伤，药物达病所的速度可加快，其疗效也好；若是过于苦寒、滋腻都会减缓脾胃的运化，甚至破坏脾升胃降的平衡，疗效不能很好地发挥，还会新增脾胃一病。因此治疗过程中当时时顾护胃气，不可损其胃气，否则，"胃气一虚，病皆滋长，轻者至重，重者必死"。

处方用药时，得综合详参，权衡方剂总的升降趋势以及潜在的影响脾胃升降的因素，并斟酌增减，直至影响最小为止。用药时调理中焦乃治病之捷径，也是医者必应了知的法则，所以说"胃为六腑之本，能纳受水谷，方可化气液。脾为五脏之本，能运化气液，方能充荣卫。胃气弱，则百病生。脾阴足，而诸邪息。调理脾胃，为医中之王道。节戒饮食，乃却病之良方"（《药鉴》）。

调衡脾升胃降以疗疾，历代医家均有阐发，并创制了大量的方剂，其中补中益气汤（举元煎，升陷汤）和旋覆代赭石汤（橘皮竹茹汤）具有代表性。

补中益气汤始载于李东垣《脾胃论》，组方：黄芪、人参、白术、炙甘草、当归、陈皮、升麻、柴胡。功能：补中健脾，益气升阳。中气者乃指脾胃之气也，各种脏器皆赖以承之。今正气衰，脾胃气衰，清阳下陷，升降之机失常不能举器。脾主四肢、肌肉，脾虚则四肢、肌肉承受水谷精微无由，肌肉松弛，收缩无能，脏器势必下垂，肢软体倦，神疲少力。脾胃虚则谷气不盛，阳气下陷阴中，则发热自汗。胃下垂，可出现胃脘隐痛，胀饱嗳气，食后脘坠，以及厌食。肾下垂可出现腰痛，肝下垂可出现肝区隐痛，子宫下垂、脱肛可见脏器外露。虽部位有异，病因相同，均属脾气不升也。中气下陷，虚损之证，可异病同治。此方可调补脾胃之气，升阳益气鼓舞脾之清阳之气上升，使精微物质输布，则气血自旺，诸症自除。方中生黄芪补中益气，升阳固表，大补脾肺之气，益土生金也。而谷气自体内皆由脾气上输于肺转化营、卫之气，输布全身。久病必虚，肺合皮毛，体虚则皮毛自疏，补肺则升阳固表，一药双意也。党参、甘草甘温益气，"火与元气不两立"，因而宜甘温之品以除热。"甘温除大热"之意，配白术以补益脾气，脾胃乃气血营化之源，脾胃强健，则正气盛，"正气足则邪不干正"。柴胡清升肝气于左，兼行肝之郁气。肝胆之气温，则行春夏发生之气，不使胃肝气寒而沉降。升麻辛温升于右，左右清气上升，提举脏腑之力增强矣。甘草补中，

"脾欲缓,急食甘以缓之……甘补之",而本方妙就妙在当归与陈皮两味药,当归上合黄芪成当归补血汤,以增加补血养阴之力。气血互根,"善补阳者,必于阴中求阳",当归补血活血,使诸药补气而不燥,养血和营血以载气,使气不乱行,坚阴使阳不妄升矣。理气化滞,气乱于胸,浊清相干则以陈皮清之,而陈皮之性可升可降,升其清阳,降其胃气。脾气升而胃气降,以降促升,合白术则补脾气,合甘草则补肺气,真乃妙用也。全方以升脾举阳为主,有升有降,是补中气,升脾气的代表方剂。

举元煎(人参、生黄芪、升麻、白术、甘草)和升陷汤(生黄芪、知母、柴胡、桔梗、升麻)均系从补中益气汤中化裁而来,而两个方剂都以升阳为主,区别是升的部位不一。举元煎乃是大补脾气,举升陷下之元气,以固元气,气充则可固摄血,血不妄行则可治疗血栓、血崩之亡阳证。升陷汤是重点大补肺中之大气,肺主一身之气,位于胸中,肺气下陷,故气短而喘,升陷汤主升大气以治气短息促之症。两方都是补脾益中为主,将补中益气中兼补于肺者发挥而成升陷汤,把气统一身之血者发挥则成举元煎,可见中气之升在体内之重要也。旋覆代赭汤(橘皮竹茹汤)组:旋覆花、代赭石、人参、生姜、甘草、半夏、大枣。本方原载《伤寒杂病论》,用于"伤寒发汗,若吐若下,解后心下痞硬,噫气不除者"。此乃外邪经汗、吐、下而解,但以伤阴,使胃气受损,中气受伤,痰涎内生,胃失和降,虚气上逆之故。《灵枢·口问》有:"寒气客于胃,厥逆从下上散,复出于胃,故为噫。"后世亦常用为治疗呃逆的首选方剂。本方中代赭石体重而沉降,善镇冲逆,入肝经而有镇肝降逆的作用,使肝气平和,胆气下行为顺。半夏祛痰散结,降逆和胃,配之以生姜降气,除痰温胃散寒止呕,代赭石合半夏共以平噫气而消痞硬。旋覆花能升能降,能疏肝利肺,又能消散凝结之气,降胃中之浊气,又能温胃和中。人参补中气,配合甘草、大枣同奏补脾健胃和中之功。此方中有升有降,有温有散,有补有泄,偏重于和降胃阳不足导致的呃逆。

橘皮竹茹汤组方:橘皮、竹茹、大枣、生姜、甘草、人参,本方出自《金匮要略》,亦是临床治疗呃逆之要方。方中橘皮涤荡胃之浊气,开通中焦而降气,竹茹清肝胆之热,使肝气清升胆气和降,安胃以止呃。人参补中益气与橘皮合,行中有补,生姜合竹茹,清中有温,和胃止呃。甘草、大枣健脾补阴血以扶正,达到脾胃升降平衡。本方与旋覆代赭汤均降胃气,升脾气,其区别在于:旋覆代赭汤是胃寒呃逆为主,以温胃降气为主,橘皮竹茹汤是胃热呃逆为主,以清热和胃为主。

补中益气汤和旋覆代赭汤是升脾、降胃的代表方剂,一升一降,在一升一降之中,又有升降,五行相互传导、阴阳相互制约、转化的成分在里边,使方剂显得构思精巧,与病症丝丝相扣,亦看出升降对方剂学渗透之深,实是方剂指导理论核心。

（四）必先五胜，乘侮胜复

脏腑升降失调，必定缘于五脏六腑之气的偏盛、偏衰。凡处方必先权衡五胜，五胜有两层含义，其一为人体五脏之气的制化，其二就是天地之气引起脏腑之气的乘侮胜复，总的来说就是脏腑气机升降失其常度。任何一个脏腑升降失调，都会引起周围其他脏腑升降环境的改变。气机升降紊乱，不外太过、不及，表现为乘侮，胜复，乘侮即是升降的平衡受到破坏，太过之气过度克伐"所胜"一方为乘，被克一方其气有余，对"所不胜"的一方进行反克为侮。其规律就是"气有余，则制己所胜而侮所不胜；其不及，则己所不胜侮而乘之，己所胜轻而侮之"（《素问·五运行大论》）。就是说必须在整体的升降环境中认知脏腑之气太过不及与其升降的趋向，用药之时必当兼顾乘侮。如肝气有余，郁陷于腹中，定当乘脾土，肝疏泄，脾主腹，木气凌迫则腹痛而泄；肝气旺盛，逆于肺则侮金，干咳痰少，胸胁满痛。

机要当于脏腑之气制化的关系中把握，此为中医制胜的关键，既可使已得之病扭转，还能防制化所传之未病，最为熟知的论述即"见肝之病，知肝传脾，当先实脾"，即要求临证得知其虚实，补其不足，损其有余。良工辨得肝病，先审天时衰旺，再察脾气的升陷虚实，如果脾正当时令，处四季土旺之时，不需补益脾气，直接治疗已病之肝；若是时令不济，脾气虚衰，则肝木必当乘脾土，此时先要补益未病之脾，兼以治疗肝之病；要是肝不实而虚，则不会传脾，肝木反受肺金之制。在立方用药时都要兼顾，以酸补已病之肝，以甘益未病之脾，焦苦入心使火生土，土旺水衰则火不受制，金受火制则木不受邪，肝病自愈，此治肝补脾之要妙。其余四脏，依此类推。

胜复之气，为脏腑系统整体对于太过或不及的自行调节机制，旨在恢复正常的制化状态。胜气过度克制"己所胜"，必然会导致一种相反的力量，将胜气抑制下去，此反力谓之复气。如木气太过，过度克土，土衰则水盛，水盛则火不足而金旺，金旺则可将太过的木气抑制下去，恢复正常；若木气不足，土气就会偏亢，土亢水衰而火旺，火旺金不足以乘木，使不足的木气归于平。

六气胜复用药的原则：

厥阴风气所胜之病，用甘凉药主治，用苦辛药为佐，用酸味药泻其胜气。木胜则土金受制，甘为土味，凉为金气，土金相生则木有制而土不受克，故治以甘凉。苦辛之味以散风邪，故为佐。酸为木之正味，木性条达，反其性而敛之。厥阴复气所致之病，用酸寒药主治，用甘辛药为佐，用酸药泻其邪，用甘药缓其急。

少阴热气所胜之病，用辛寒药主治，用苦咸药为佐，用甘药泻其胜气。辛为金味，寒为水气，金水相生则火有制而金不伤，苦泄热，咸益水，故为佐。火

性升炎,其泻以甘。少阴复气所致之病,用咸寒药主治,用苦辛药为佐,用甘药泻其邪,用酸味收敛,用辛苦药发散,用咸药软坚。

太阴湿气所胜之病,用咸热药主治,用辛甘药为佐,用苦药泻其胜气。湿热则以咸化之,寒湿则以热治之。湿胜则土寒,辛甘化阳以燥湿土。若湿胜而土实则以苦泻之。太阴复气所致之病,用苦热药主治,用酸辛药为佐,用苦药泻其邪,燥其湿,或泻其湿邪。

少阳火气所胜之病,用辛寒药主治,用甘咸药为佐,用甘药泻其胜气。少阳复气所致之病,用咸酸药主治,用苦辛药为佐,用咸药软坚,用酸药收敛,用苦辛药发汗,发汗之药不必忌热天,勿用温凉药。君相二火胜复为病所治基本相同。

阳明燥气所胜之病,用酸温药主治,用辛甘药为佐,用苦药泻其胜气。酸味入木,温为木气,治以酸温。阳明有清金之气和燥金之气。燥气有余则以辛散之,清气不足则以甘滋之,苦能泄,燥实可去。阳明复气所致之病,用辛温药主治,以苦甘药为佐,用苦药泻之、下之,用酸药补虚。

太阳寒气所胜之病,用甘热药主治,用辛酸药为佐,用咸药泻其胜气。水胜则火衰,甘益土而制水,热能扶阳以逐寒。辛散寒邪之实,酸收心气之伤,咸入水,泻水以咸。太阳复气所致之病,以咸热药主治,以甘辛药为佐,以苦药坚其气。

总之,凡治各种胜气复气所致之病,其基本原则是"寒者热之,热者寒之,温者清之,清者温之,散者收之,抑者散之,燥者润之,急者缓之,坚者耎之,脆者坚之,衰者补之,强者泻之,各安其气,必清必静,则病气衰去,归其所宗,此治之大体也"(《素问·至真要大论》)。

(五) 审时度势,轻重缓急

方药在于理升降之性,剂量在于调升降之偏,方药相对固定,是长期以来在临床实践中总结凝炼出的有效方剂,是对某一证所表现的升降情势作出的用药指导,如旋覆代赭汤治疗胃虚气逆之虚痞善噫;升陷汤治胸中大气下陷之气短不足以息。除非证情恰好与之相应,才可套用其方,故曰"欲用古方,必先审病者所患之症,悉与古方前所列之症皆合,更检方中所用之药无一不与所现之症相合,然后施用,否则必须加减。无可加减,则另择一方"(《医学源流论》)。

方药有一定的规律性,谙熟其所传变时升降的变化,则可以灵活化裁,如《伤寒论》所载诸方,方证相对,辨证准确,有是证则用是药,建立了伤寒六经从化辨证以及传变的用药处方模式,为后世认识和研究六经从化升降,临证加减化裁提供了方便。临床证情错综复杂,辨析升降的变化趋势,把握其规律性,才能"师古不泥"。"临证非难,贵在变化",变化就是要明晰方药与证之间的升降对应性。

方药虽明,把握不了气机升降失调的度,就不能把握药物剂量之轻重。君、臣、佐、使、导、引各药剂量的多寡,对方剂临床效果有很大影响。中药的剂量是在长期的实践中总结出来的,有很大的经验性与实用性。<u>剂量是一切药性、药效的基础</u>。晋朝的裴颐颇言:"药物轻重,分两乖互,所可伤夭,为害尤深。"指的就是药物剂量不准确,会对人体造成非常深的危害。"病有缓急,方有大小",遣方用药是以"微者调之,其次平之,盛者夺之"(《素问·至真要大论》)为原则的。所谓"微者调之",即疾病在轻浅阶段,不用重剂,只用轻剂帮助人体恢复自身的能力,疾病自然就可以治愈。"其次平之",即疾病在较重时,气机升降功能紊乱时,就要以平衡气机功能为原则,达到气机升降运行恢复正常,疾病就会痊愈。"盛者夺之"即疾病过重时,必须以重剂以攻邪气,助正气恢复正常生理功能。

剂量的实质是药物应用于机体后能产生特定生物效应的量。方剂中药物的剂量要求有最好最大的疗效,最少的不良反应。在方剂的组成中,单味药的剂量还涉及对其他药物作用的影响以及与其他药物配合后产生共同效应的作用。中药的成分是多成分。一味中药就是多种化合物的集合体,这个集合体里含有很多不同的成分,不同成分的含量在药中又不相同。比如大黄,主要的成分有蒽醌衍生物,总量约为 2%～5%,还有大黄鞣酸、脂肪酸、草酸钙(6%)、葡萄糖苷和大量淀粉(16%)等,其中每一种成分里又包含了一系列的化合物,如蒽醌衍生物中又包含有大黄酚、大黄素、芦荟大黄素、大黄酸、大黄素甲醚等多种化合物。这些化合物在药中的含量不同,它的生物活性的阈值也不一致,因此在临床选用某一剂量时,这味药里面所含有的全部成分的生物活性不可能同时呈现出来。也就是说一味中药多半都具有多种功能,不同功能的有效剂量不尽相同。附子回阳救逆和温中散寒就不是同一剂量;大黄清热解毒和荡涤通下也不是同一剂量。含量多或生物活性强,生物活性阈值低的成分,可能在小剂量时就表现作用;含量少或生物活性较弱,生物活性阈值高的成分,也许只能在大剂量时才能看到其特有的作用。即使同一成分,不同剂量,或在不同配伍情况下,也会显示不同的药效。

这些都需要根据辨证并视机体的具体情况作出恰当的选择,而且往往是因人而异。剂量不同,疗效也不同。通常说"剂量是中医不传之秘",就是说剂量的选择有相当的难度和灵活性,没有统一固定的规律可循。

一味西药就是一种化合物,它在体内的代谢、疗效、副作用都可以研究得清清楚楚。中药剂量不确定性的情况很多,因此很难用一个"常用剂量"来概括中药的量。同样由桂枝、白芍、生姜、大枣、炙甘草组成的方剂,由于君臣、剂量的不同其功用相差甚巨,如桂芍并重各用三两为桂枝汤,桂枝达营气之郁,芍药清营中之热,全方解肌和营卫,治疗太阳中风表虚证,恶风、汗出、脉缓;桂枝大于芍药,桂枝五两,芍药三两为桂枝加桂汤,桂枝则主要疏达乙木而平其冲逆,全方散寒降逆平冲,治太阳伤寒,烧针发汗,针处被寒,核起而赤,寒气从少腹上冲心胸;芍药两倍桂枝,桂枝三两,芍药六两为桂枝加芍药汤,芍药清风木之燥,桂枝达肝气之郁,全方和里止痛,治疗太阳伤寒,下后腹满痛。

小承气汤、厚朴三物汤、厚朴大黄汤三个方剂,同样由大黄、厚朴、枳实组成的方剂,由于君臣、剂量的不同,其功用主治也不同,升降的程度有浅深之分。小承气汤大黄四两、厚朴二两、枳实三枚,治阳明病,腑热方作,大黄泻其燥热,朴、枳开其郁滞;厚朴三物汤大黄四两、厚朴八两、枳实五枚,治滞气搏结之腹满,大便秘结,朴、枳行滞止痛,大黄破结通便;厚朴大黄汤大黄六两,厚朴一尺,枳实四枚,治支饮胸满,饮邪居于心下,肺胃郁阻之胸满,大黄破坚逐饮,朴、枳泻满而降逆。

蒲辅周谓:"太阳病,本寒标热,故辛温图本,麻黄、甘草剂量相近,必不得汗"。麻黄辛温升散,本以发汗解表为功,甘草味甘性缓,量少则辛甘化阳,助升而得汗表解,量等同麻黄,则减缓麻黄升散之力,甘温通阳。再如阳和汤中麻黄与甘草同用,生甘草的用量是麻黄的两倍,主要发挥甘温通阳的作用。

在临床应用中,要合理的应用药物的剂量首先根据辨证论治,确定药物剂量。影响剂量确定的因素有很多,其中最主要的因素应该是辨别病证,以主证来确定剂量。简单的审查处方,可以从剂量的不同大致区分出药物在处方中所起的君臣佐使的作用。比如麻杏石甘汤是清宣肺热、降气平喘的重要方剂。方中石膏用量是麻黄的 2~3 倍,主用石膏以宣肺热,因此石膏便成为君药。如果将两者的用量颠倒一下,麻黄作为君药,主治就变成了辛温解表,降气平喘。治疗的主证就不一样了。

六味地黄丸主治血虚阴衰,方中熟地作为君药用量为八两,山茱萸、山药各用四两为臣药,茯苓、丹皮、泽泻各用三两为佐使药。如果主治改为精滑头昏,山茱萸便成为君药;小便或多或少,或赤或白,茯苓为君药;小便淋沥,泽泻为君药;心虚火盛或有瘀血,丹皮为君药;脾胃虚弱,皮肤干涩,山药为君药。只要作为君药,剂量都用八两,而地黄的剂量改为作臣药的分两。

小柴胡汤中柴胡的用量达 24g,是用其清解少阳之热,而柴胡疏肝散中的柴胡用量只有 6g,是取其疏肝解郁之功。由于对症不同,两者剂量悬殊。

六一散中的滑石 18g,甘草 3g,是清暑利湿之妙方。如果将两者的剂量互换,不但不能清暑利湿,反而会阻碍暑湿从小便中排出。因甘草的甘甜滋腻,妨碍了湿邪的排出。

又如当归补血汤中黄芪一两,当归身二钱,补气生血,治疗证像白虎的血虚发热,唯脉不长实之证。而此方在临床变证应用时,剂量的变化很多。有黄芪一两,当归三钱;还有黄芪一两,当归五钱……方虽不变,剂量却因见证的不同而变化。但是无论怎样变,黄芪大于当归的剂量关系没有变,这就是此方立意的宗旨:"黄芪多数倍而云补血者,以有形之血不能自生,生于无形之气故也"。

除了依据辨证主治的不同来确定剂量外,患者的禀赋及体质的强弱也影响着剂量的确定。《黄帝内经》云:"圣人之治病也,必知……贵贱贫富,各异品理,问年少长,勇怯之理","不适贫富贵贱之居,坐之薄厚,形之寒温,不适饮食之宜,不别人之勇怯,不知比类,足以自乱"。古人认为环境与人是相呼应的,人生活在自然社会中,自然社会所形成的环境导致人出现贵、贱、贫、富的差异,而这些差异又使人们在饮食起居、生活状况、生活环境等方面存在很大的不同,以致影响到人们体质,产生虚实、寒热、壮弱、肥瘦等不同改变。作为医者,在诊断疾病的同时,必须清楚地了解这些情况,以作为辨证用药确定剂量的基础。这些随证变化的规律往往属于口传心授的秘诀。

但依据体质定剂量并没有现成的方法,而且体质的强弱也还有程度上的差异,不可能机械规定。即便是补药,虚人用补药也不是多多益善,大虚之证还有"虚不受补"之说。

剂量在于调升降之偏,同样的药物组成的方剂,剂量不同其主治相异,说明疾病状况下,脏腑升降失调程度也不同,对待药物剂量,首先依据升降的趋势,其次应当参考药物的性能缓峻及客观病情,再者根据患者禀赋,确定药物剂量。

(六) 六法具备,良工大法

"六法":君臣佐使导引。

在方剂中,君臣佐使诸药是治病的核心力量,导、引药则是药势发挥的向导,是方剂的指挥中心。导、引药是在方剂中指导药势整体升降出入的趋向,或引火归原、导血下行,或升提阳气,旁散水气,具有明显的趋向性,如镇肝息风汤中的牛膝;升陷汤中的桔梗。

脏腑气机升降是君臣佐使导引组合成方剂必须遵循的规律,也只有如此,才能调衡人体气机的升降,治疗上主次分明,配伍上精当严谨,疗效上切实可靠。

有升有降、有出有入的药物组合一体,重新整合而构成一个具有升降合力的方剂,以之调衡人体气机的升降。徐大椿指出:"方之与药,似合而实离也,得天地之气,成一物之性,各有功能,可以变易气血,以除疾病,此药之力也,然草木之性,与人殊作,入人肠胃,何以能如之所欲,以致其效,圣人为之制方,以调剂之或用以专攻,或用以兼治,或以相辅者,或以相反者,或以相用者,或以相制者。故方之既成,能使药品各全其性,亦能使药品各失其性,操作之法,有操大权焉,此方之妙也。"用药如用兵,方剂有如一个兵团,疗效好比战斗力,一个精锐的兵团是指挥、士兵素质、装备等因素决定的,所以一个方剂绝不是药物的任意组合,方有君臣佐使导引,掌握好君臣佐使导引是一个方剂的基本要求,也是立方处药精当与否的衡量标准,故"君臣佐使导引,六法具备,乃良工之大法也"。

清代王清任创立"血府逐瘀汤"是六法具备的典型方剂。该方升降明晰,制方严谨,立意全面,以气血理论为基础,升降出入为旨归,是他所创诸方中应用最为广泛的方剂。主为胸中血瘀,血行不畅的病症而设,认为"唯血府之血,瘀而不活,最难分别。后半日发烧,前半夜更甚,后半夜轻,前半日不烧,此是血府血瘀。血瘀之轻者,不分四段,唯日落前后烧两时,再轻者,或烧一时,此内烧兼身热而言",这里只是从气血的角度说明气血瘀滞生热的特点,当然取证血瘀,得参合舌脉症。

气血理论中,气属阳,血属阴,人体阴升阳降,阴升则血不致寒瘀,阳降则气不致郁滞。气主动,为血之帅,帅血濡润一身,清凉而降敛,所以不滞;血主静,为气之母,载气温煦周身,温暖而升发,气推血行而不瘀。升降失调就是气滞血瘀的关键所在,治疗则气血兼顾,"能使周身之气通而不滞,血活而不瘀,气通血活,何患疾病不除。"

该方主治由血瘀引起的胸痛,头痛日久不愈,刺痛有定处,或呃逆日久不止,或心悸烦闷、失眠健忘、急躁善怒、入暮渐热,或饮水即呛,小儿夜啼,肌肤甲错,目眦黯黑,唇青舌有瘀点、瘀斑,脉涩或弦紧。瘀血不去,新血不生,血瘀之证常兼血虚的症状。

"血府逐瘀汤"由桃红四物汤(熟地易为生地,白芍易为赤芍)加柴胡、枳壳、桔梗、牛膝、甘草组成。

君——桃仁、红花。桃仁辛苦甘温,气薄味厚,主降。其辛能散结,苦能泄滞,甘温通行而缓肝,通经而行瘀滞,润燥结而破癥瘕;红花辛苦而温,可升可降,专入血分,为通瘀活血要剂,李东垣认为其可补血虚,瘀去则新生。两者以活血化瘀见长,量轻则能活血养血,量大则破血消癥。

臣——当归、川芎。当归辛甘温润,气味俱轻,可升可降,为入心生血上品,缘脉为血府,心失血养则脉不通,血滞气不得行,当归养血滋肝,诸血证都可以应用,随引导之药而各行其所,"入和血药则血和,入敛血药则血敛,入凉血药则血凉,入行血药则血行,入败血药则血败,入生血药则血生,各有所归也,故名当归"(《药鉴》)。川芎辛温,气厚味薄,具升浮之性,善达肝郁,散滞气而破瘀血,张元素曰:"川芎其用有四,为少阳引经,一也;诸经头痛,二也;助清阳之气,三也;去湿气在头,四也。"论及其辛窜之性,其上行头目,下达血海,旁通四肢,遍行周身。当归、川芎均被誉为血中气药,言其化瘀行气止痛之功效卓著,共为臣药,"气郁于血,则当行气以散血。血郁于气,则当活血以通气。行气必用芎、归,以血得归则补,而血可活。且血之气,又更得芎而助也"(《本草求真》)。川芎还可疏散生地之滞。

佐——生地、赤芍。四物汤中本用熟地为君,专主养血生血,今以生地易之,以消瘀滞之热,并且佐制君臣药的辛散升动,因血贵于静,不贵疏动。生地甘苦寒,气薄味厚,主沉降,性虽大寒,相较于熟地,其宣通而不腻膈,力专清热泻火,凉血消瘀。赤芍易白芍,主要是针对血瘀的病理机转,赤芍散邪行血,凉血逐瘀。两者共为佐药,佐君臣化瘀行气之力,滋生新血,兼清瘀热。

使——甘草,气平味甘,调和诸药,补中气、益脾胃,资益化源。

导——枳壳、牛膝。枳壳苦酸微寒,气厚味薄,主沉降,功专下气开胸,清降肺胃,消心下痞塞之痰,推胃中隔塞之食,泄腹中滞寒之气,下腹中连年之积。"枳壳,气药也,唯泄胸中至高之气,此便是降火妙剂"(《药鉴》)。牛膝苦酸而平,性善下达入于肝肾,强健腰膝,活血破瘀消肿,引药势下行,直达下部经络血分,调补一身虚弱,能助行十二经脉。

枳壳、牛膝偏趋内、里,其导药之势不同,枳壳将药势导归腹部胃肠,药到病所,其效始彰,破结化瘀,消痞泄积,通降胃肠,腹中气血和利;牛膝则主要以导药归于腰膝腿足为主,偏补其里之下部,肾得补则内收藏,封藏得宜则健。觅其血瘀之源,核心就是坎中阳虚,阴寒凝滞,血得寒则凝,得温则行,药势归肾,肾气因得资助而温固,血温升而畅。

凡病位在内里,病邪居于胃肠,则以枳壳导药势而归胃肠;偏居腰膝,则以牛膝导药势下趋肝肾。

引——柴胡、桔梗。柴胡味苦微辛,气平微寒,气味俱薄,主升散。行经于表里阴阳之间,为表里转枢之剂,邪踞于此,则有寒热往来之特征,清陷浊逆,升降乖常,头晕目眩,口苦咽干,左右胁下刺痛不舒。柴胡清升于左,引清气升达于上外;桔梗辛苦而平,苦泄辛散,主于升,为舟楫之剂,肺经之引药,能够开提气血,气血凝滞,用桔梗开提则气血流行,壅滞自疏。论及桔梗之治,"总皆寒入于肺,闭其窍道,则清不得上行,浊因不得下降耳。桔梗味苦气平,质浮色白,系开提肺气之圣药,可为诸药舟楫,载之上浮,能引苦泄峻下之剂至于至高之分成功,俾清气既得上升,则浊气自克下降"(《本草求真》)。

柴胡、桔梗偏趋外、上,其引药所归部位不同,柴胡将其药势升达于外表,将病邪疏散于外;《神农本草经》谓柴胡具有推陈出新,荡涤胃肠瘀滞之功,瘀滞所在,必有伏阳,柴胡气寒,可以疏散伏阳,使瘀滞得散;桔梗载药势上达于肺,主要在于咽颈胸膈,稍偏于上焦内里。

导药、引药中,桔梗和枳壳一升一降,开胸行气,使气行则血行;柴胡和牛膝,一升一降,一表一里,解气分之郁结,行血分之瘀滞。全方共奏活血祛瘀,

行气止痛之效。

此以"血府逐瘀汤"为例,说明了导药、引药的升降特征,针对病因病机辨出证型得出治疗方法后,就得按脏腑气机升降的实际情况确定一个与证相吻合的方剂,谓之方证相对,再根据三因制宜,导引升降而化裁成一个具有针对性的方剂。

下篇　应用升降

第九章

气机升降临床应用

一、气机升降临床应用方法

理论必须指导实践并加以验证,气机升降理论亦是如此。在两千年的实践中调理人体升降运动,使其恢复运行有序、平衡是治疗疾病的基本原理和重要手段。运用调节气机升降之法,是中医治疗学中应用最为广泛的一种思路,贯穿在整个过程中。"故升降之法,即天地阴阳之法,亦纲中至要之法也"(《医纲提要》)。

使用调节气机升降之法有以下几种方法:

(一) 以升制降

此法用于气动无力而致气机下陷,使气机当升不升病势趋下,滑脱不禁,陷而太过,当以升提阳气为纲要,改变气机趋向,以升举气机来制衡其滑脱不禁,陷而太过的病理状态。

(二) 以降制升

此法用于气力过盛而致亢进,使气机当降不降病势向上,升而太过,逆而无制,多缘于降而无权,制约不足。当以助降平逆治疗升之太过所致的病理状态。

(三) 升降共制

此法用于五脏六腑之气机混乱,清气不升反下陷,浊气不降反上逆,生克不张。若单纯升清,则浊气难降,一味降逆,则清气不升,必须升降同调,理顺五脏六腑升降关系,才能使升降如常。

(四) 以出入调升降

此法用于升降出入的关系。升降出入是人体的生命活动指标,升降是维持人体生命活动的基础,是人体的代谢形式,是维持机体内平衡的重要方式之一。出入是与外界进行交换的形式,支撑着人体对外界的信息交换。外感疾病由出入通道入侵人体,进而影响气机升降功能而致杂病丛生,通过调节出入的功能来制约升降的功能,借以恢复机体正常功能。

(五) 以升降调出入

此法用于出入升降的关系。升降是人体气机上下回旋,出入则为人体内外之气相交换,虽然升降失调多表现为内伤杂病,出入乖戾多见于外感时病。通过调节升降功能,来控制情绪、汗液、津液、大小便等的出入来维持体内环境平衡。

二、以 升 制 降

人体一气周行敷布,脾举肝肾之气上升,化为中气、大气,又称为清阳之气。清气上升,荣养心脑,鼓荡心肺,尤其表现在推动生命活动的功能方面。

清阳上升的动力来源包括两个方面,一为人体阳气本具的升运之力,如肝肾随脾左升的力量,用清阳将肾精、肝血源源不断地向上升运;一为顺降脏腑在右降过程中产生的推动力使清阳上升。这两方面的动力来源不足或失调逆乱,就会导致阳气的郁陷。阳气郁陷于下,治必当升举。

升举阳气,临床中通过补益中气,或升提大气,或温补肾气,或固摄冲任的方法,来改善、纠正清阳不升、不升反降、降而太过的病理状态,此类治法称之为升阳举陷,即“以升制降”之意,凡因为阳气下陷而导致的各类病症都要遵循升阳举陷的方法。

(一) 补益中气

直立行走是人类所独有的特点,这样对人体生理的要求是非常高的,人体要克服地心的引力,把大量的血液上供于脑,还要维持直立行走时内脏不致下垂,要完成这些生理功能皆依赖于中气的升发。

阳气清升,集聚于中焦的称为中气。中气充足斡旋气机升降,是人体脾胃功能、精、气、神相互转化的主要动力。中气居于中焦,以清升为顺,是人体气机升降的动力。中气虚损,升运无力,中气呆滞甚至陷落于下,首先中焦脾胃的功能失调,引起脾胃疾病。临床可见脘腹胀满,不思饮食,神疲乏力,少气懒言,大便溏泻,舌质淡边有齿痕,苔薄白,脉细软。补中气是为脾虚、中气不足甚至下陷而设的方法。

脏腑气机升降失调,气机下降的趋势增强,久之引起脏器的脱垂;清阳不升,不能为大脑提供必要的能量,导致脑的功能下降;中气陷落下焦,下焦内在压力增大,引起下元不固或冲任失调。李东垣为之创设了许多升提中气的药方,各药方均依据中气运行情况不同而有各自的主治特征,或升中气以散火,或泻火,或除大热等,其中应用最为广泛的是补中益气汤。

补中益气汤始载于李东垣的《脾胃论》。由于"饮食不节则胃病,胃病则气短精神少而生大热……形体劳役则脾病,脾病则怠惰嗜卧,四肢不收,大便泄泻"。这不仅说明"饮食不节"和"形体劳役"是损伤脾胃的重要原因,而且说明脾胃气虚,常见气短、少神、倦怠、嗜睡、四肢痿软及大便稀溏等症,并指出了内伤脾胃亦可导致"大热",把内伤发热及外感发热加以区别,指出"内伤脾胃,乃伤其气;外感风寒,乃伤其形。伤其外为有余,有余者泻之;伤其内为不足,不足者补之……内伤不足之病,苟误认作外感有余之病而反泻之,则虚其虚也。"因此,李东垣针对饮食劳倦所致脾胃气虚及内伤发热之证,根据《黄帝内经》"损者益之""劳者温之"之旨,创补中益气之法,制甘温补气,"甘温除热"之方——补中益气汤。

补中益气汤由八味中药组成:

黄芪 30g　党参 30g　白术 30g　柴胡 15g　当归 18g　陈皮 9g　升麻 9g　炙甘草 6g

方中黄芪益气为主,党参、炙甘草补中为辅,意在用甘温之品以补气。"火与元气不两立",是甘温除大热的圣方。配白术健脾以助补气;配当归养血以利补气,补气药宜动不宜静,动之于陈皮,既理气以散甘药之滞,又可降胃气反助脾升,三药共为佐药。升麻、柴胡升举清阳而为行使,升麻举陷于右,柴胡升清于左。合而共奏补中益气,升阳举陷,甘温除热之功。

柯琴对组方之意的论述颇为精要:"凡脾胃一虚,肺气先绝,故用黄芪护皮毛而闭腠理,不令自汗,元气不足,懒言气喘,人参以补之;炙甘草之甘以泻心火而除烦,补脾胃而生气,此三味除烦热之圣药也。佐白术以健脾,当归以和血。气乱于胸,清浊相干,用陈皮以理之,且以散诸甘药之滞。胃中清气下沉,用升麻、柴胡气之轻而味之薄者,引胃气以上腾,复其本位,便能升浮以行生长之令矣。"赵献可则认为:"后天脾土,非得先天之气不行,此气因劳而下陷于肾肝,清气不升,浊气不降,故用升麻、柴胡以助参芪。本方所以补益后天中之先天也。凡脾胃喜甘而恶苦,喜补而恶降,喜燥而恶温,此方得之"(《名医方论》)。由于此方中善于调节升发之气,变成以升制降的代表方。

【医案　阴挺】

蒋某,女,39 岁,2001 年 11 月 2 日初诊。主诉阴道不舒,似有物阻塞 3 年。

患者 28 岁时产后休息不当,家务过多,操劳过早,导致阴道不舒,似有物阻塞,下腹坠胀,腰酸痛劳动后加重,睡眠较轻浅,心悸烦躁。逐渐加重已 3 年之久,阴中有物外脱,不能自收,须手托才能上纳,曾在某医院检查诊为Ⅱ度子宫脱垂。舌形肥大齿痕,舌质淡,苔薄白,脉形双尺脉浮大而芤,双寸不及位而细伏,脉象细缓。

中医诊断:阴挺。

证属:气虚下陷。

治则:补气升提。

处方:补中益气汤加减。

方药:党参 50g　土炒白术 50g　当归 9g　炙黄芪 60g　陈皮 9g　升麻 15g　乌梅^(打粉冲服)15g　枳实 9g　炒山药 30g　柴胡 15g　炙甘草 9g

7 剂

二诊:阴道内脱出物有明显收回,但不能保持;下腹坠胀、后腰酸痛减轻,心悸烦躁如故。脉象沉大,脉形右寸及位,左寸沉细而不及位。上方去山药加山茱萸、五味子各 30g,以增加肾中收涩之力且安补五脏,收敛心气不至虚阳外越。另配合灸百会、肩井、膻中、气海,隔日一灸。

三诊:诸症皆轻,精神好转,心悸消失,稍有烦躁伴口渴。舌形:齿痕减弱,脉象和缓,脉形:双寸及位,双尺沉小。上方加桑椹 60g,艾灸不变。

随症加减,共五诊服药 35 剂而愈,嘱其每至长夏及冬季服用补中益气丸巩固中气善后。

中气下陷引起的子宫下垂,系由产后体力虚弱,正气未复,过早劳动,更加损伤中气,乃至中气虚陷,不能收摄胞宫引起该病症,又称阴挺或阴脱。宗"陷者举之"之法,治宜补中气,升提举陷,方用补中益气汤加味,方中重用白术以健脾合党参大补中气,白术又可利腰补益脾肾;柴胡引气左升,升麻引气右升,枳实降气利胆而在宽中使补益之气不至痞塞中焦,意在寓升于降,以降促升;加炒山药补益脾肾之气;黄芪及甘草均用蜜炙以增加收涩之性并健脾;乌梅既酸收其陷,又防止气升太过。通方补气升提,切合病症,故获得满意疗效。

【医案　颅鸣】

孔某,男,30 岁,2003 年 10 月 22 日诊。主诉头颅声响 2 年余。

患者自觉头脑中有如机器转动样隆隆声响已 2 年余,每因思虑用脑过度而发。曾服中西药效果不佳,近半年来脑鸣频作,每次发作半小时至 2 小时,伴头晕目眩,多梦,面色萎黄,神疲乏力,不思饮食,烦躁不安,舌形舌肥,舌质淡,舌尖赤红,脉形尺关大寸沉细,左小于右,脉象弦细。

中医诊断:颅鸣。

证属:心脾两虚。

治则:补益心脾。

处方:归脾汤合补中益气汤加减。

方药:党参 30g　生黄芪 30g　桔梗 18g　炒白术 30g　川芎 9g　制首乌藤 30g　茯神 30g　当归 18g　炒枣仁 30g　龙眼肉 9g　柴胡 15g　黄连

15g　龙齿 30g　升麻 12g　远志 12g　甘草 9g　大枣 3 枚　小麦 30g　小米 30g

7 剂

服 14 剂后,诸症明显减轻,加白豆蔻 9g 继服,上方加减 32 剂而愈。

患者因工作繁重,劳倦过度,损伤心脾,暗耗心血,以致气血不足无力清升提举不能上荣清窍,故出现脑鸣等症。因此以补益心脾为法,用党参、土炒白术、生黄芪、龙眼肉诸味补益心脾增加心脾气血。以黄连配合甘麦大枣汤去心中烦,以炒枣仁、茯神、龙齿安神助眠,眠安则修养心脾,以补中升提之法促使清阳上升,填充神元之府,脑窍得养而愈。方中所加白豆蔻取其醒脾之性,使脾气兴奋而促升发并能开胃,故此对症而愈。

【医案　不寐】

李某,女,28 岁,1997 年 6 月 27 日初诊。主诉难入睡,多梦 3 个月。

近 3 个月来连续难入睡,多梦,睡前服甲喹酮(安眠酮)3~4 粒,仍无济于事。患者平日纳谷不馨,神倦乏力。观其体弱瘦,面㿠白,声语低细,齿痕舌,舌苔薄白,尺大浮寸浮小滑,脉象沉细。

中医诊断:不寐。

证属:脾气虚弱。

治则:补脾益气。

处方:补中益气汤加减。

方药:生黄芪 30g　土炒白术 30g　陈皮 9g　升麻 9g　柴胡 15g　桔梗 18g　当归 12g　党参 30g　茯神 30g　甘草 9g　首乌藤 30g　鸡内金 30g　甘松 9g　生麦芽 50g　清半夏 30g

7 剂

3 剂后,渐有睡意,随症加减 18 剂,直至每晚可睡 6 小时之久,临睡前未服任何安眠药物,且纳谷增进,精神转佳。后处方加红参 15g,以壮中气。

"脾胃不和,寤寐难安",脾气之弱无以升腾清阳以养脑,致使气虚神疲无以养心,脾胃之气旺盛,气血生化有力,血得以生升可养心脑,脑得以充、神得以养,故失眠之症可除。

【医案　嗜睡】

张某,男,60 岁,1999 年 4 月 12 日初诊。主诉嗜睡 3 个月。

近 3 个月来嗜睡,甚则稍坐片刻,便昏昏而睡,酉时腹胀满微痛,观患者神疲乏力。舌苔白腻肥厚伴水滑,脉形右关大寸小,左尺大,脉象沉细。

中医诊断:嗜睡。

证属:脾胃气虚。

治则:健脾益气。

处方:补中益气汤加减。

方药:黄芪60g　　炒白术30g　　苍术30g　　陈皮9g　　升麻30g　　藿香30g　柴胡15g　当归18g　红参30g　甘草9g　桔梗30g　远志9g　菖蒲9g　甘松12g　草果9g　沙苑子30g

7剂

7剂后精神转佳,嗜睡明显好转,为巩固前效,再续服7剂。后用苍术、白豆蔻打粉热水冲服1个月巩固疗效,随访4个月症无复发。

本证由于湿困中焦,令中气升腾无力,清阳不能上升以充脑导致神昏欲睡。本方中柴胡、升麻升提中气,同时重用黄芪及红参以补益脾肺之气,"苍术善行,白术善守",重用苍术、白术是在健脾的同时去脾湿气之困;沙苑子补益肾之精气,"肾主骨,骨生髓,脑为髓海",肾之精气充足上充于脑,精满则脑活,远志、菖蒲芳香开窍,醒脑提神。本方在补益中气的同时,顾及心、脾、肾,以中气提升精气神的运化而使嗜睡之症而愈。

以升治降中的补中气之法在临床中还广泛应用于提高免疫、乳糜尿、重症肌无力、眩晕(梅尼埃病)、各种脏器下垂、低热、肿瘤及术后并发症,合小建中汤治疗垂体前叶功能减退症等各种疾病。

(二)升举大气

大气,清升之阳集聚于上焦,其位在上居于心肺之间,张锡纯谓之为大气。大气根源于先天,作用于全身:"大气者,以元气为根本,赖水谷之气而化生,藏于胸中"。以其能撑持全身,为诸气之纲领,包举肺外,司呼吸之枢机,属于人体的内气,并非呼吸之外气。人觉有呼吸之外气与内气不相接续者,即大气虚而欲陷,不能紧紧包举肺外也。大气虚陷,不仅仅引起心肺的病变,依其下陷的程度不同而有不同的临床表现。因此大气下陷引起的病症也就非常广泛。

大气的主要功能是托举上焦脏器,促进上焦气化的进行。大气居于最高,最容易因持久用力负重、努责而虚陷,引起"大气下陷"的病症。大气陷下,上焦心肺受外界气压的影响,出现气短不足以息,如出现胸中憋闷,心悸怔忡,神疲失眠,气短不足以息,气急似喘而有声,动则尤甚,语声低怯,少气懒言,脉象微细迟弱。

大气陷于中焦,除了上焦症状外,还会有脾胃升降的失调症状,脘腹胀满不适,咽干口燥,面色灰滞,唇舌黯滞,苔垢,脉沉细无力或结代的中气下陷症状。

大气下陷,直趋下焦,在上、中二焦的基础上引发下元不固的病变。

张锡纯在前人基础上,阐发大气下陷并形成完整而独立的理论。创立了

治疗大气下陷的升阳举陷法,实为临床治疗各种慢性衰弱病症的指南。

升阳举陷法,有单纯的升举大气法,如升陷汤的使用。也有针对复杂病因病机而创设的升陷方法,如回阳升陷汤、理郁升陷汤、醒脾升陷汤。

升陷汤由五味药物组成:

生黄芪30g　知母30g　柴胡15g　桔梗18g　升麻9g

气分虚极下陷者,酌加人参,或再加山茱萸(去净核)。以收敛气分之耗散,使升者不至复陷更佳。若大气下陷过甚,致少腹下坠痛,宜将升麻改用18g,甚则30g。

黄芪为主者,因黄芪既善补气,又善升气。唯其性稍热,故以知母之凉润者济之。柴胡为少阳之药,能引大气之陷者自左上升。升麻为阳明之药,能引大气之陷者自右上升。桔梗为药中之舟楫,能载诸药之力上达胸中,故用之为向导也。

【医案　咳嗽】

张某,男,44岁,2003年3月13日初诊。主诉咳嗽20天。

咳嗽20天,痰白黏不易咯出,两胁隐痛,胸中满闷,纳差,气短不足以息,上楼或活动稍多则气短,观其乏力神疲,颜面晦暗不华,唇甲青紫,二便正常,舌体胖有齿痕,舌下静脉怒张,脉形左寸短伏紧,右寸关大于左寸,脉象沉细。

中医诊断:咳嗽。

证属:大气下陷。

治则:升举大气。

处方:升陷汤加减。

方药:生黄芪50g　知母9g　柴胡15g　升麻18g　桔梗18g　当归9g 川芎9g　丹参24g　旋覆花12g　葶苈子9g　生薏仁30g　海浮石30g

14剂

14剂后,症情明显好转,饮食增加,气短减轻。因痰量同前,乃于方中加茯神30g,瓜蒌30g、鱼腥草12g。服7剂后,饮食增加,行路及上楼亦不觉气短,上方生黄芪用至70g,30剂而愈。

本案以典型之大气下陷为主要见症。胸中大气一虚,津液失却敷布,血行瘀滞不畅,故又夹痰浊与血瘀之兼症。治疗时兼顾痰浊与血瘀之标,大补大气下陷之本,标本兼治,故拟用张氏升陷汤为主方,升举下陷之大气,复加当归、川芎、丹参通利血脉;旋覆花、葶苈子降气肃肺,配以大枣为"葶苈大枣泻肺汤"以泻肺中之滞;生薏仁、海浮石健脾化痰。使大气恢复而病除。

（三）束固下元

阳气下陷,下焦的压力增大,迫泄下元,导致下元不固随之引发相应病症。

下焦为元气集聚之处,发挥温煦脏腑、推动人体生长发育的功能。元气不充,升运之力不足,加上中气、大气、宗气陷下,下焦内压过大,导致下元不固,引起人体精微陷泄。精微陷泄过多,元气化源不足,既不能温煦脏腑,也会影响督脉升运精气上奉于脑的功能,导致神元不充。下焦元气不固的治法必为收涩固摄法。

收涩固摄法主要针对精微物质的陷泄,包括遗精滑泄、小便失禁、大便滑脱、白带异常等。以下元不固导致精微物质从前后二阴流失、遗泄。肾主二便,开窍于二阴,所以固下元即是温肾摄精为主,再按病症涉及的具体兼证加以治疗。

若下元不固,遗精滑泄是用桑螵蛸散化裁。该方中人参、茯神、菖蒲、远志补心气、安心神,使心火下温肾水。龟甲、桑螵蛸、龙骨补肾滋阴而收涩,如此使下元得固,不病遗泄。遗泄过于频繁,则需加沙苑子、山茱萸、芡实、金樱子则疗效更佳。

若小便失禁,遗尿或夜尿频频,色白清长,当用缩泉丸,本方由乌药、益智仁、山药组成。主为下元虚冷、小便频数或遗尿不止而设。下元虚冷不固,膀胱气化不利,导致小便异常。太阳膀胱之气,贵于冲和,因此益智仁辛热色白,补下焦之火,缩小便于水府。山药专补脾肾之阴,以复脾肾上升之机,阳施阴化,小便自缩。乌药善疗肾间冷气,内助膀胱气化。三药相配,收涩行散并用,使膀胱开合有度,则小便可愈。

下元不固,大便失于收摄,最为典型的是五更泄,主治黎明时分阳气当至不至,虚邪留而不去的泄泻,立方四神丸。本方由补骨脂、肉豆蔻、五味子、吴茱萸四味药物组成,主治五更泄。五更之泄论其缘由,柯琴归纳有四,一为脾虚不能制水;一为肾虚不能行水;一为命门火衰不能生土;一为少阳之气无以发陈。所以用补骨脂入肾以制水,肉豆蔻入脾以暖土。五味子收坎宫耗散之火;吴茱萸为水气开滋生之路。

下元虚冷不固,带脉失约而带下清冷量多,伴见心烦易怒,腰骶酸困,小腹寒痛,当用右归丸化裁。张介宾制此方峻补下焦真阳,熟地、山茱萸、山药补脾肾涩精气,杜仲强腰膝,鹿角胶温补精血以壮阳,枸杞子填精补髓,附子、肉桂使虚阳安固下元,群药合伍共固下元。

【医案　五更泄】

杨某,男,56岁,2000年5月15日初诊。主诉黎明起床腹痛伴腹泻3年。

近3年来自黎明起床即腹痛,继而泄泻便稀甚则水样,腰痛,下肢酸软无力,阳痿,头晕,记忆力减退,舌质淡,苔白,脉形双尺散浮双关大,脉象沉细濡。

中医诊断:五更泄。

证属:脾肾阳虚,运化失常。

治则:温肾健脾,固涩止泻。

处方:四神丸加味。

方药:补骨脂 30g　吴茱萸 9g　肉豆蔻 12g　五味子 30g　党参 30g　茯苓 30g　炒白术 30g　炮姜 9g　焦三仙各 18g　伏龙肝 50g　甘草 6g

7 剂

服药 7 剂,腹泻减轻,腹痛未减。

二诊:加白芍 30g、元胡 15g 缓急止痛,再服 7 剂。

三诊:腹痛减轻,上方加丁香 18g,肉豆蔻加量至 30g,7 剂。并艾灸神阙、关元、命门、肾俞。

四诊:诸症皆轻,巩固治疗 21 剂,艾灸方加百会。药尽而愈,随访 3 个月未复发。

五更泄是一种发生在黎明之前腹部隐痛、肠鸣腹泻、泻后则安的病症,多属下元不固、命门火衰之证。"久泻皆由命门火衰,不能专责脾胃,故大补下焦元阳,使火旺土强则能制水而不复妄行矣"(《医方集解》)。四神丸温脾,暖肾,止泻,本案患者五更泄年久日深,单纯温固下元恐难一时见效。命火不温脾土,久泻伤其中气,以四君子汤益气健中州,焦三仙消食导滞,炮姜温脾,配合艾灸督促阳气升发使脾胃升降恢复正常身体而愈。

【医案　遗精】

杨某,男,26 岁,农民,1998 年 4 月 17 日初诊。主诉遗精 2 年。

已婚 2 年,每周房事 2~3 次,但每周内仍有 1~2 次遗精,稍劳即遗,或梦交而遗,平素头昏不清,口干不欲饮,腰酸膝软,四肢倦怠,大便溏薄,舌质红、苔薄白,脉形左关大,双尺大,脉象左寸芤,双尺滑。

中医诊断:遗精。

证属:脾虚清气不升,肾虚封藏失职。

治则:益气健脾升清,补肾固精止遗。

处方:炙黄芪 50g　黄连 15g　桂皮 9g　制黄精 30g　土炒白术 30g　升麻 30g　山茱萸 30g　芡实 30g　莲肉 30g　石菖蒲 15g　沙苑子 30g　金樱子 30g　生甘草 9g　覆盆子 15g　补骨脂 9g　鸡内金 15g　煅龙牡各 30g　五味子 30g

7 剂

二诊:药后无性欲,遗精次数减少,头昏、腰痛亦减,睡眠正常,大便稍实,舌质红苔白,脉沉无力,脾气渐复,肾气渐固。

三诊:体力大增,尤以睡后精力旺盛性欲恢复伴晨勃,仍以上方随症加减治疗 2 个月余病愈。

遗精一证,与肝脾肾有关,与脾肾关系尤为密切。肾主封藏,其藏精功能在于肾气,而肾气是否强健赖于脾气,盖脾为后天之本,肾为先天之本,后天养先天者也。同时,脾主统摄且能升清,脾气强健,清气升提,统摄有权,有助肾精的固藏。鉴于此治疗遗精病症时,不仅治肾而且治脾,脾肾兼顾临床实践证明,疗效优于单纯治肾。

(四) 调经冲任

阳气下陷,升提固摄之力不足,冲任不得清气固摄而下陷。冲任二脉同起于下焦胞宫,与肝脾肾三者关系密切。冲为血海,任主胞胎。冲脉隶于阳明,足阳明胃多气多血,为冲脉的生理功能提供必需的气血。所以冲任气陷易引起妇科经带胎产的相关疾病。

足太阴脾经、足阳明胃经在少腹部的气街,以及三脘穴与冲任二脉相通,故有"太冲脉隶属于阳明"之说。所以,冲任二脉间接与脾、胃相通。脾胃为气血化生之源、月经之本。如薛己所说:"营者,水谷之精气也。和调于五脏,洒陈于六腑,妇人上为乳汁,下为月经"。脾胃精气充盛,则冲脉盛、血海盈,月经以时下。若脾胃虚弱,气血化生无源,则经血稀少或经闭。脾虚不能统血,则经血淋漓不断或崩中下血。故临床有"治血先治脾"之说。

冲为血海,而血的来源与生成依赖脾胃之生化与肝的调节。血的贮存与排泄依赖肾的闭藏和脾的统摄。如果脾胃不生化则经血无源,肝不藏血则血海盈亏无度,脾不统血,肾失闭藏则经血外溢而失控。任脉虽主胞胎,但是气血、津液、阴精均源于脾胃之生化,故脾为孕育之源,其所以能孕育和系胎,又依赖于肾气之盛衰,故肾为孕育之根。

【医案　崩漏】

王某,女,46 岁,工人。2001 年 6 月 8 日初诊。主诉阴道淋漓下血 20 天。

因阴道下血淋漓不止,被诊为"功能失调性子宫出血"而住院治疗,经用卡巴克洛(安络血)、维生素 K 等治疗 9 天,流血量稍减,但停药后如故,现症:阴道淋漓下血,血量时多时少,色淡质稀而无块。伴面色㿠白,气短乏力,心慌,食少。舌淡、苔白,脉形双尺寸短,脉象芤而弱。

中医诊断:崩漏。

证属:漏证(脾虚不固)。

治则:益气固冲,健脾统血。

处方:归脾汤加减。

方药:红参 15g　熟地 50g　炙黄芪 60g　当归 9g　土炒白术 30g　茯苓 9g　炒山药 30g　炮姜 9g　升麻 30g　炙甘草 15g　焦艾叶 30g　龙眼肉 9g　山茱萸 30g　阿胶^(烊化)9g

7 剂

服上药 2 剂后心慌、气短减轻,漏下减少;服完 7 剂,下血基本控制。但食欲未增,上方加鸡内金 15g,减熟地加龟甲 15g、川续断 15g,继服 21 剂诸症全消,又经 1 个月经周期观察无恙而告愈。

本案运用归脾汤合胶艾四物汤加减而成,以健脾升清为本,摄固下元配以养血、统血之品使崩漏之症随药而消。

【医案　胎动不安】

刘某,女,25 岁,1996 年 11 月 11 日初诊。主诉阴道不规则出血 3 天。

患者于 1995 年 1 月怀孕,2 个月后自然流产。1996 年 9 月 20 日停经,停经 40 余天后有恶心呕吐等妊娠反应。11 月 9 日突然阴道不规则出血少量,色鲜红,腰腹时有下坠胀痛感,睡眠欠佳,二便正常。月经 15 岁初潮,周期 26 ~ 28 天,6 ~ 7 天净,量中等。体温 37.8℃,白细胞计数 $11×10^9$/L,子宫体后倾,尿 HCG 阳性。西医诊断为"先兆流产",经用"黄体酮、止血药、维生素 E"等治疗 2 天后,阴道仍不规则出血,血量增多,腰腹下坠胀痛感同前。舌质红,苔薄黄腻,脉形尺大而长,脉象滑稍弦。

中医诊断:胎动不安。

证属:气虚血热,冲任不固。

治则:举元安胎,滋肾凉血。

处方:补中益气汤加减。

方药:生黄芪 30g　升麻 12g　柴胡 15g　党参 30g　当归 9g　甘草 9g 土炒白术 30g　生地炭 30g　阿胶(烊化)9g　菟丝子 30g　焦杜仲 30g　焦艾叶 30g

5 剂

连服 3 剂后,阴道出血基本获止,续服上方 5 剂而愈,带回上方 5 剂巩固疗效。随访至足月分娩,无恙。

本案系中气不升累及冲任二脉,使冲任二脉不固,收涩之力减退难以提升固摄胎儿导致先兆流产,方中补中升气,收摄冲任二脉达到安胎目的。

运用以升制降方法,可治疗慢性泌尿系统感染、前列腺炎、肾结核、慢性肾炎、慢性胃炎、慢性肠炎、贫血、肠功能紊乱、血吸虫病发热、低血压、流行性乙型脑炎、神经衰弱、再生障碍性贫血、白细胞减少症、血小板减少症、慢性气管炎、定时发热、脾虚泻、小儿慢脾风、麻疹、妇女阴肿、阴蚀、月经过多、阴吹、漏胎、先兆流产、习惯性流产、经行发热、闭经、产后尿潴留、产后大汗、产后恶露不止、产后小便失禁、臁疮、痈、口疮、气虚型癃闭、虚劳内伤、遗尿、尿白、尿浊、中气受损、痿证、痢后滑泄等,特别是对脏腑无力疾患,诸如肝、肾和小肠等内脏下垂、膀胱膨出等症应用尤多。

三、以 降 制 升

不升反陷是病态,同理升之太过或不降反升也都是病态。人体气机降下的过程是增强机体代谢,阳转化为阴来营养机体的过程。气机不降则逆气上攻,浊阴充填上窍,减缓代谢速度,影响脏腑气化功能。

升之太过主要包括肝气过升和冲脉逆冲于上。肝体阴用阳,升发太过主要表现为肝血少气旺,肝气升发无制,窜逆为害;或气郁化火,肝火上升;或肝阴不足,肝阳升越上亢,甚至引发肝风内动。对于肝气横逆的病症,实脾为要,治宜调和肝脾;肝火旺盛,宜于清肝泻火;肝阳上亢,治宜滋阴潜阳;肝风内动,宜于镇肝息风。冲脉上逆,而作奔豚,治法为平冲降逆。冲脉隶于阳明,所以冲脉逆冲的病变多可从降胃而治。

不降反升主要是指胃失和降,胆气上逆,肺失肃降,心气失敛。气机之逆升主要缘于其气虚。张仲景在治疗胃逆证时常要用人参益气,如治虚痞善噫的旋覆代赭汤。在所有气机逆升当中,胃失和降为气机不降反升的核心。胃气不降,气机上逆治以和降为主。胃逆,胆无降路,胆气上逆,横逆胸膈,上热下寒,治以清上温下。肺失肃降,其气逆奔壅阻于上,肺气不降,则下虚不足,上实下虚,治当降气为主,泻实补虚。心气失敛多由肺不敛降而成,也有因心气过升化火而成,治当清心降火。

（一）潜抑肝逆

肝气本喜升达,寓春生之机,含升发之意。肝气的升发要受到肝内阴血的资助和制约,肝气升发,机体生机益然。肝之阴血易于耗损,其气最恶抑郁。一旦肝气的升发受制,则导致肝气郁而不升或者肝气郁陷。临床上较多见于与肝有关的疾病初期。肝气进一步郁陷,郁而化火,肝火升窜,四处为害,历来对肝气逆升的治法以潜抑为主。

1. 清肝火　肝火为害,当用清泻肝火之法。清和泻在用法上有区别,其火在上在外宜于清火,其火在内在下宜于泻火。肝火逆升于上,当清肝火。火势炎烈,循经上窜。肝火循经主要表现为头痛目眩,口苦烦渴,面红目赤,小便短赤,大便秘结,舌红苔薄黄或黄腻,脉多弦数。此当苦寒直折火势,加入甘寒益阴之品,如龙胆泻肝汤中直折火势的龙胆草、黄芩、山栀子,甘寒益阴的生地黄。火势轻微,循经逆上,则遵"火郁发之"之理,如逍遥散中的薄荷、柴胡轻清升散,使火郁得发。

【医案　头痛】

周某,女,28 岁,1998 年 8 月 19 日初诊。主诉头痛耳痛 5 天。

5 天前发热 38.9℃,头痛耳痛,两眼红肿疼痛,右胁肋痛,口干口苦,小便短赤,舌苔黄干,脉形尺寸长关大,脉象左弦数右弦大紧下连尺。

中医诊断:头痛。

证属:肝火上炎。

治则:清肝泻胆。

处方:龙胆泻肝汤加减。

方药:龙胆草 16g　柴胡 15g　黄芩 30g　生山栀 30g　川木通 9g　茵陈 30g　虎杖 15g　生地黄 30g　牡丹皮 9g　车前子 30g　甘草 6g　野菊花 30g　金钱草 30g　生石膏 50g

7 剂

二诊:体温减为 37.3℃,各症均有程度不同减轻。上方生地黄改为 60g,加生白芍 30g、生石膏 60g、蒲公英 30g,继续服 7 剂。

三诊:诸症悉除唯有眼热,给以龙胆草 3g、野菊花 3g 泡水喝,半个月后而愈。

2. 平肝潜阳　肝体阴用阳,肝体阴血的滋养主要来源于肾。肾气温升,肝之阴血旺盛,肝阳升发与机体的气机运动相互和谐,人体阴平阳秘则不病。而肝肾阴血暗耗。阴血逐渐衰少,肝内阴阳失衡,肝阳不受阴制,浮越于上,头目昏眩不清爽,耳鸣如潮,情绪易激惹,心烦易怒,失眠健忘,舌红脉弦数。治当用天麻钩藤汤,以平肝阳,息肝风。

【医案　高血压】

刘某,男,58 岁,1997 年 5 月 28 日初诊。发现高血压 10 余年,头昏伴语言失常 3 天。

高血压 10 多年之久,3 天前由于疲劳过度,出现头昏目赤,语言失常,肢体发麻,时有感右侧肢体软乏无力,舌质红,苔黄厚腻,脉形双脉长大,右大于左,脉象弦。血压 179/130mmHg。

中医诊断:眩晕。

证属:肝阳上亢,中风先兆。

治则:平肝息风,镇静开窍。

处方:天麻钩藤饮加减。

方药:天麻 30g　钩藤(后下) 30g　水牛角粉 30g　桑寄生 30g　首乌藤 30g　川芎 6g　代赭石 30g　杜仲 30g　川牛膝 30g　地龙 9g　白芍 30g　天竺黄 30g　熟地黄 60g　石决明 30g　女贞子 60g　白芷 9g　磁石 30g　炒杏仁 30g

7 剂

二诊:头昏减轻,大便稀一日6~7次,色黑,患者心生恐惧抗拒服药,经询问血压153/112mmHg,精力好转,大便后轻松,有睡意,且睡后血压138/100mmHg,做好解释嘱其继续服药。上方减炒杏仁、天竺黄,加制黄精30g,继续服7剂。

三诊:晨起头痛4次,可以忍受,但眼睛干涩困胀,大便正常。肝风渐息,肝阴不足凸现,上方去首乌藤,加当归9g、醋延胡索18g、野菊花30g,女贞子加量至90g,熟地黄加量至90g,继服14剂。

四诊:大便又见稀便,一日2~3次,头痛、眼干、肢麻消失,言语尚不清晰,已可以自行活动。上方加生黄芪60g,连服药21剂后,语言清楚,右侧肢体活动正常,血压135~145/88~100mmHg。以前方随症加减,再服28剂后,语言清,头昏基本消失,生活能自理,嘱其继续服药,思路不变随症加减继服4个月后,追踪调查血压125~135/80~95mmHg。

平肝息风是肝血(阴)不足,肝阳上亢,引动内风的一种治法。张介宾说:"肝气逆者,平而抑之"。由于肝气升发太过,以致头晕目眩,头部掣痛,口眼㖞斜,肢体发麻,或震颤,或手足拘急,抽搐,舌质红脉弦等,治疗之法应用平肝息风降肝气。

3. **镇肝息风**　肝肾之阴进一步虚亏,虚阳升逆无制,阳化风动,风阳相煽。"诸风掉眩,皆属于肝",肝阳上亢,肝风内动,循经出现头晕目眩,目胀耳鸣,面色如醉,心中烦热。风阳上干于脑,血随气逆,并走于上,则脑中热痛,眩晕欲仆,肢体活动欠灵活,口眼㖞斜,甚至昏不知人,醒后遗留半身不遂,脉弦长有力。对于此证,常用张锡纯之镇肝熄风汤加减化裁。

【医案　中风】

孙某,男,48岁,干部。1999年10月18日初诊。主诉四肢麻木,头晕脑鸣15天。

近15日来感四肢麻木,头晕脑鸣,腿软脚轻,夜起解小便不慎昏倒于地,不省人事,两拳紧握,牙关紧闭,喉间痰鸣。原有高血压史多年,时轻时重,好烟酒。检查:瞳孔缩小,对光反射迟钝,口眼向右歪斜,血压205/130mmHg,经医院抢救后血压降至170/100mmHg。患者体态肥胖,面色潮红,脉形双寸长尺伏短,右大于左,脉象弦洪有力。

中医诊断:中风。

证属:肝肾阴亏,风阳内动,夹痰上逆,蒙闭清窍。

治则:镇肝滋肾,息风潜阳,豁痰开窍。

处方:镇肝熄风汤加减。

方药:羚羊角粉^(冲服)4g　钩藤30g　龟甲^(先煎)30g　白芍30g　石决

明^(先煎)30g　白僵虫9g　制首乌30g　胆南星12g　牙皂粉^(冲服)0.6g　石菖蒲15g　熟地黄60g　干地龙15g　全蝎6g　代赭石30g　磁石^(先煎)30g　牛膝30g　生大黄^(后下)9g

7剂

二诊:牙关微松,两手松半开,瞳孔反光正常,话言稍可呢喃,脾气暴躁,便溏次数多色黑,舌质红苔腻,脉形左寸脉较前稍短尺形大增,脉象较前柔和。嘱其控制情绪,前方加生白芍50g再进7剂。

三诊:神志转清,两眼能睁开看人,时有语言之意,可少量吞咽液体,左腿已稍能伸屈。口眼较前稍平,多愁善感易流泪。血压155/100mmHg。嘱其控制情绪,前方去牙皂、石菖蒲,加琥珀9g、生龙牡各30g,14剂。

四诊:语言尚有不清晰,偶咬舌,口眼处有疼痛,饮食吞咽自如,扶杖拖拉可行,加当归12g、桑椹60g、生山楂30g,7剂。

随症加减,近百剂后语言相对清晰,口眼虽有好转但尚有歪斜之貌,血压须服降压药保持在130/90mmHg。

患者体态肥胖,有高血压病史,属阴虚痰盛体质。阴虚阳亢,亢阳升逆,气并于血奔逆于上,导致脑血管压力过大。引起中风闭证,用镇肝熄风汤化裁以镇肝滋肾,息风潜阳,豁痰开窍。后方中随症加减天麻,代赭石,苏子等降气药,但大黄始终未去,甚则用至30g,不断增加降气之力,经过近30天的治疗,病情逐步稳定,症状有所改善,后一阶段滋阴养肝、息风潜阳为主善后。

(二) 和降胃气

在人体气机升降运动中,胃气的右降带动全身气机的顺降。胃腑以降为顺,以通为用。胃气上逆的原因虽有差别,总之都缘于胃气虚。胃气虚衰不足,其下降的动力不够,影响到胃的受纳、润濡、顺降。从而引起相关的病理表现,如呃逆、呕吐、吐血、痞闷、噎膈等虚实寒热交错的病证。通降就是胃生理功能最佳的状态的概括,也是治疗时必须参究的具体方法。凡能够使胃腑通畅、胃气顺降的所有方法都属于通降的范畴。

1. 凉血清胃　胃气不降,积滞化热,阳明经多气多血,气有余便是火。胃火循经上炎,易导致齿龈肿痛,牙痛牵引头痛,面颊发热,口臭舌燥,治则为清胃凉血。

【医案　口疮】

廖某,女,23岁,2007年6月2日初诊。主诉反复口腔溃烂1年,发作3天。

反复口腔溃烂1年,近3日来因多食辛辣油煎之物后出现牙龈肿痛,头面颊肿,口腔黏膜溃烂,舌、牙龈鲜红,口气热臭,脉形右关寸长左关尺尤长,脉象细数。

中医诊断:口疮。

证属:胃火上炎。

治则:清胃泻火。

处方:清胃散加味。

方药:黄连 15g　生地黄 60g　牡丹皮 9g　当归 6g　柴胡 15g　大黄 12g　升麻 12g　甘草 9g　知母 60g　生石膏 60g　粳米 1 把

7 剂

二诊:第 1 天药后大便三解,酱色便,头面颊肿减,牙龈肿痛减轻,口气臭亦减。

处方:黄连 15g　生地黄 60g　牡丹皮 15g　生石膏 60g　当归 6g　柴胡 9g　知母 60g　麦冬 30g　甘草 6g

7 剂

三诊:上症基本消失,口腔溃烂面均已长平,牙肿已消八九成,唯舌唇黏膜尚红,脉左寸大,右尺大。

处方:北沙参 30g　生地黄 50g　黄连 9g　麦冬 15g　生石膏 50g　知母 50g　玄参 30g　白芍 12g　当归 6g　粳米 1 把　梨 1 枚

5 剂

尽剂而愈。

本方黄连苦寒直折胃火,升麻为阳明经的引经药,发散郁于头面部的火热。胃热常入于血分,以生地黄、丹皮凉血散瘀。当归养血活血,可助消肿止痛。方中加白虎汤清降胃气配合清胃汤折散胃热加速恢复。

2. 润降胃气　胃喜润勿燥,胃气不降的一个重要原因是胃燥,所以说"上焦得开,津液得下,胃气因和"。胃失去津液的濡润,胃燥不降,气机壅滞于上,引起各种胃气不降的病症。

【医案　咳嗽】

章某,男,53 岁,2005 年 10 月 19 日初诊。主诉反复咳嗽 3 个月。

近 3 个月反复咳嗽、且有痰涎,口干咽燥、短气喘促,舌干红少苔。西医诊断:慢性气管炎。脉形双寸大于关尺,右寸大于左,脉象细数微涩。

中医诊断:咳嗽。

证属:肺胃阴虚。

治则:润肺益胃。

处方:麦门冬汤加味。

方药:麦冬 30g　东北红参 9g　玄参 30g　甘草 9g　清半夏 9g　生地

黄 30g　化橘红 15g　桔梗 18g　苏梗 30g　玉竹 30g　五味子 30g　粳米一把　大枣 3 枚

7 剂

服 7 剂药后,症状大有所减。嘱其上药继服 14 剂。药尽病愈。

本方主从有序、润降得之,生胃阴而润肺燥,降胃肺逆气而止浊痰使之补脾土生肺金。方中麦冬、党参、甘草、粳米、大枣补中气以生津液。

3. 降胃止血　胃气上逆,严重者逆气伤及血络,血随气逆发生吐血。血从食管呕吐而出,夹有食物残渣,血色黯滞不鲜,吐后神疲乏力,面色㿠白,脘闷不舒。多以胃热上逆所致,但也不可一概而论,临证要详审病症,判清虚实寒热,对此张锡纯论曰:"盖吐血之证,多由于胃气挟冲气上逆,衄血之证,多由于胃气冲气上逆,并迫肺气亦上逆。"因胃热引起的吐血、衄血,脉洪滑而长,或上入鱼际,此因热而胃气不降也,以寒凉重坠之药,降其胃气则血止矣。

【医案　吐血】

郑某,男,24 岁,2002 年 6 月初诊。主诉吐血 3 天。

素来形体偏瘦,但精神纳食尚可,前 3 日连续饮酒过量,忽然呕血一口,面色红赤,整夜躁扰不得寐,神志清楚,口渴思冷饮,尚能进食。大便略干。舌少苔,质纯红中心略有光泽,脉形双关大尺寸小,脉象滑数。

中医诊断:吐血。

辨证:胃火上冲,热迫血液。

治则:降胃清热,凉血止血。

处方:犀角地黄汤(《备急千金要方》)加减(犀角用水牛角代)。

方药:水牛角^(先煎)60g　白芍 30g　生地黄 50g　牡丹皮 9g　黄柏 20g　清半夏 9g　竹茹 9g　代赭石 9g　瓜蒌 30g　甘草 6g　黄连 9g　黄芩炭 30g　地榆 50g

2 剂

二诊:药后吐血已全止,夜寐较安,口干见好,舌中心光绛已除,仍纯红少苔,脉数见平。

处方:水牛角^(先煎)30g　白芍 12g　生地黄 30g　牡丹皮 9g　玄参 30g　黄连 30g　清半夏 9g　竹茹 9g　代赭石 15g　瓜蒌 30g　地榆 50g　甘草 6g

7 剂

三诊:未见吐血,神清气爽,烦躁已减,夜寐已安,纳见增,脉稍数,舌红转淡,苔薄黄。

随症加减 15 剂而愈。

患者过量饮酒以致"胃火炽盛",因热而胃气不降,壅滞生热,热迫血妄行乃至吐血。以寒凉重坠之药,降其胃气则血止,以犀角地黄汤凉血止血,故有显效。

4. 和胃止呕 胃气上逆,不外邪实、正虚。凡寒湿、痰饮、瘀浊、宿食留滞胃中,胃气虚损不足,浊气上逆,引起呃逆、呕哕、反胃等症者,均可以用和胃降逆法治疗。

【医案 呕吐】

张某,女,31岁,2000年4月7日初诊。主诉呕吐3个月。

1999年妊娠期间常发生呕吐,1月7日分娩后呕吐竟有增无减,常呕吐食物和痰涎,致精神萎靡,形渐消,声低气短,胃脘胀痛,时泛清水,眩晕乏力,大便溏薄,舌苔白滑,脉形右寸关浮大左关浮大,脉象弦缓。西医诊断为神经性呕吐。

中医诊断:呕吐。

证属:痰饮停胃,胃气上逆。

治则:健脾和胃,散饮降逆。

处方:柴芍六君子汤合旋覆代赭汤加减。

方药:柴胡12g　白芍18g　枳实30g　党参30g　茯苓30g　生白术30g　法半夏12g　旋覆花^(包煎)30g　香附15g　甘草6g　陈皮9g　郁金15g　吴茱萸9g　黄连9g　代赭石15g　生姜3片

7剂

嘱其每次啜饮,不计次数直至饮尽。

又用:丁香、吴茱萸、厚朴、茅苍术各等份打粉布包敷肚脐。

二诊:患者诉服完药后,进食时能咀嚼,偶有呕吐,余症均减。

继以枳朴六君子汤加味合旋覆代赭石汤合三子养亲汤加减连服2个月余,调理脾胃,升降气机以善后。

呕吐之病,其因多端。不可见呕止呕,唯治其标,而当辨证求因重治其本。患者脾气虚弱,痰饮停胃,胃气不和,复因咀嚼(阳明经脉入齿夹口环唇)引动胃气上逆,方中四君子汤健脾益气,以杜生痰之源;二陈汤合姜汁化痰散饮,与辛开苦降之吴茱萸、黄连相伍,和胃止呕,相得益彰;旋覆花、代赭石消痰降逆;郁金、香附理气止痛。柴胡、枳实、厚朴皆配合通降之气而使胃气下降,诸药合用,标本兼治,使脾健饮散,胃和气降。

(三) 肃降肺气

肺应秋令,其气敛降,主一身之气,其气降于右,为阳转化为阴的机转,人身之阴赖其气之降敛而充实。肺在功能上主宣发肃降,通过肺的宣降,使气机升降出入,而宣发正是为了更好地肃降。王孟英亦说"清肃之令不行,升降之

机亦窒"。肃降肺气即是开膈利气,行气清肃之令,寓有降逆、导滞、祛痰、逐瘀之意。肺气肃降的前提是肺气充足,气以敛为补,肺气内敛而充,故将肃降肺气称为敛降肺气。

无论内伤、外感都可引起肺气上逆,察脉审证,必先知气之盛衰。证亦有虚实寒热,亦以补泻温清之法对治,但总要敛降肺气。肺气上逆,最为常见得是咳嗽、哮喘。咳嗽,外邪客于皮腠,肺卫不固,引起肺气不降而咳嗽。治疗上采用疏邪宣肺来达到肃降肺气的目的,因于风寒者,解表散寒;因于风热者,疏散风热;因于燥者,清宣外燥;因于暑者,清热祛暑。五脏六腑的气机紊乱都可以引发,但最终的病机是肺气上逆,治当细审脏腑升降,辨清虚实寒热,参合兼证,随证治之。不宜见咳止咳,理当以复肺之宣肃为期,待肺之肃降功能正常,咳嗽亦随之而愈。

【医案　咳血】

林某,男,28岁,2001年3月18日初诊。主诉咳血2个月余。

2001年元旦开始咯血,之后屡屡发作,曾用中西药治疗,未见明显好转。患者现咯血伴咳嗽,痰中带血或纯血鲜红,口渴欲饮,纳可便调。舌红苔薄有裂纹,脉形左右关大右寸大,脉象滑而数。

中医诊断:咳血。

证属:痰热内蕴,灼伤肺络。

治则:清肺化痰,凉血止血。

处方:下气汤合麦门冬汤加减。

方药:麦冬30g　天花粉30g　玄参30g　百合50g　川贝母9g　北沙参30g　杏仁9g　生地炭24g　黄芩炭24g　牡丹皮12g　五味子30g

7剂

二诊:服药5剂,咯血即止,然咳嗽未已,咯痰不畅,咽喉欠利,口渴改善。

处方:百合30g　白芍30g　麦冬30g　生熟地各30g　射干9g　苏梗18g　玄参60g　当归9g　北沙参30g　杏仁30g　黄芩炭30g

7剂

三诊:咯血未作,咳嗽渐减,咯痰见畅,咽喉亦利,口渴改善,纳可便调。痰热渐清,气阴未复。

上方加五味子30g,牡丹皮9g,7剂。药尽而愈。

咯血一证,轻者痰中带血,重者纯血鲜红,甚至血出如涌,气随血脱将危及生命。本案咯血近3个月,口渴欲饮,舌红苔薄有裂纹,系肺阴亏损之象;咳嗽咯痰,咯血鲜红,脉象滑数,又为痰热络伤之证,化痰止血以治标,滋阴生津以治本:方中杏仁、天花粉润肺化痰,白芍抑肝之旺,使肺金无炎灼之害,丹皮、黄芩炭凉血止血,均为治标之计,沙参、麦冬、玄参、百合养阴生津,又以杏仁、五味子、麦冬、苏梗收敛肺气使之沉降为治本之法。

(四)清心火

心为君火之脏,人体中水火异气,而贵乎交。心火下温则肾水上济,而不病寒热。心火不降,循经升炎于上。出现口舌生疮糜烂、色红疼痛等心火上炎的症状。心火亢盛,扰动神明,出现心悸不安,胸闷烦热,失眠多梦,面赤口渴,口舌生疮糜烂,小便短赤,大便秘结。甚至吐血衄血,狂躁谵语。心火不降以泻心汤加减治之,在运用时,常配合通利小便的药物,心与小肠相表里,利小便可引心火下出。

【医案 口疮】

尹某,女,25岁,1998年4月8日初诊。主诉口舌糜烂3个月。

口舌糜烂已3个月,近日齿衄,唇干裂疼痛,饮食困难,大便干,小便黄臭,心烦,张口不大,口渴饮冷。面赤,舌红,苔黄干,舌面、口腔糜烂,齿衄,唇焦裂,脉形左关寸大、右关大,脉象细数。

中医诊断:口疮。

证属:心火上炎。

治则:清心泻火,养阴。

处方:导赤散加减。

方药:生地黄60g 黄连18g 大黄^(后下)9g 杏仁30g 黄芩18g 木通9g 甘草9g 莱菔子30g

7剂

二诊:上方药服完后,症减,稍能进食薄粥,便解,溲黄,口不渴。舌脉同前。上方加焦山栀30g,7剂后痊愈。

舌为心之苗,心火上炎则口舌糜烂;心与小肠相表里,心热移于小肠,则小便黄臭。心居胸中,心经热盛则心胸烦闷;心火循经上炎则口渴面赤,渴欲冷饮。方用生地黄清心热而凉血滋阴;黄连、黄芩、焦山栀清热解毒;大黄泻火通便;木通上清心经之热,下能清利小肠,利水通淋。更用杏仁、莱菔子清降肺气使肺气敛降。全方功能清热解毒、凉血滋阴、泻火通便,使机体修复正常。

(五)利胆

胆寓少阳春升之气,在整体的升降环境中,胆气主降。胆中寓有相火,以下行为顺,相火下温肾水,则相火潜藏于肾中,故上清而下暖;胆气不降,相火逆升于上,横塞于胸膈,故下寒而上热。胆气失根,上冲于脑则惊悸、眩晕;相火升炎,刑克肺金,则燥渴、烦躁;胆胃上逆,木土壅迫,则痞闷、噫膈。

1. 清胆降逆 胆气上逆,相火升炎,蒸动湿气,化生湿热、痰浊则引起头

晕目眩,口苦胸闷,呕吐酸苦水;甚则干呕呃逆,胸胁胀痛,虚烦,惊悸不得眠,舌红苔白腻,脉数而右滑左弦,蒿芩清胆汤治之。本方以青蒿、黄芩清少阳胆热,二陈汤合枳壳降气化痰饮,竹茹清胆热,枳壳以破逆,小半夏汤降气止呕,碧玉散导胆热下行。

【医案　发热】

李某,男,55 岁,2003 年 10 月 25 日初诊。主诉反复低热 4 年余。

反复性低热 4 年余,体温常在 37.3～38.9℃,头晕,口苦,呕吐酸苦水;胸胁胀痛,虚烦,惊悸不得眠,气促而喘,纳呆脘痞,舌红苔白腻,脉形双关大而双尺伏,脉象数而右滑左弦。

中医诊断:发热。

证属:少阳湿热。

治法:清胆利湿,和胃化痰。

处方:蒿芩清胆汤加减。

方药:青蒿 30g　黄芩 30g　清半夏 9g　陈皮 9g　竹茹 9g　枳实 30g　藿香 9g　黄连 9g　滑石 30g　青黛 9g　茯苓 15g　甘草 6g

7 剂

二诊:药后低热已退,每日最高体温不超过 37.2℃。

上方药加天竺黄 30g、柴胡 12g,继服 7 剂以巩固疗效。后患者来诉自此低热未再复起,余症俱失。

2. **补气益胆**　胆气不足是胆气不降的最主要因素,胆为清净之腑,气足则宁谧,邪不能侵。胆气不足,邪气内扰,胆气不宁而胆怯易惊。胆之气机不利,郁于经络则胸胁闷胀,善太息。循经扰心,心悸怔忡,心胸烦热。心神被扰,失眠多梦,易惊醒,健忘。当补气益胆,使胆气宁谧清净。

【医案　不寐】

黄某,女,41 岁,2002 年 12 月 4 日初诊。主诉睡眠不宁半年。

头昏神疲,睡眠不宁,甚至通夜不眠半年,心胸不适。神志朦胧,呕恶,喜生闷气,脉形左右尺大寸关小,脉象弦数。

中医诊断:不寐。

证属:痰阻胆络,郁火扰心。

治则:补气益胆,化痰安神。

处方:六君子汤加减。

方药:北沙参 30g　党参 30g　白术 30g　炒酸枣仁 30g　首乌藤 30g　牡丹皮 12g　栀子 30g　胆南星 12g　陈皮 9g　法半夏 9g　远志 12g　竹茹 9g　枳实 9g　茯苓 9g　黄芪 30g　甘草 6g

7剂

二诊:药后头晕减轻、寐可、呕止,精神、食欲均较前好转。嘱其上方药继服14剂。

服药14剂后,诸症悉除。

本例因心情常有不遂而发病,情绪失常则气郁,气郁则化火,津被火灼成痰,痰火上冲则心神不宁,故通夜不眠。方用沙参、党参、黄芪、白术益气养阴,酸枣仁、首乌藤、茯神、清心安神,牡丹皮、生栀子清心利胆,胆南星、远志、法半夏、陈皮化痰宁心。

运用以降制升方法可以治疗因浊气不降导致的高血压、颅鸣、胆囊炎、胆心综合征、反流性食管炎、胃溃疡、心悸、咽炎、肺炎、抑郁症、狂躁症、精神分裂症、便秘、胰腺炎、食管癌、肝癌等疾病。

四、升 降 共 制

升降贯穿于整个生命活动之中,所辨之证能否提纲挈领,巧妙地抓住证属,概括疾病的本质,关键就是对升降的认知,这也是治疗疾病的大原则。

人体的升降具有宏观的整体性,又有微观的协调性,是一个层次分明、结构完整的升降系统。不同层次的升降其功能状态、作用意义不尽相同,但其有着严密分工,整体协作共同维系人体的健康状况。脏腑气机升降是升降的中心,支配着各层次的升降运动,一环套一环有序升降。这个系统是复杂的,这就意味着疾病内在的潜隐状况十分复杂,那个使疾病千变万化的"机"就不易找出。若对升降的特性以及其在整个升降系统中地位不能明了于心,往往就容易导致顾此失彼,不能整体、宏观地审证治疗。证的变化非常复杂,但并不是毫无规律,临证治疗时从升降入手,透过疾病表现出来的现象来认识疾病的本质。只要理清其升降的层次,繁复庞杂的疾病就会变得脉络清晰,传变预后了然于心。明了脏与脏、腑与腑、脏与腑之间的升降关系,升降并举,不仅识得症结之所在,而且能够因势利导,促使诸脏腑之间升降气机复常。

(一) 枢理脾胃

脾胃的生理功能是受纳、运化水谷,两者的生理关系是胃为"水谷之海也"而主受纳,脾是"为胃行其津液"而主运化。即"脾为之使,胃为之市"(《素问·刺禁论》)。《素问·太阴阳明论》曰:"帝曰:脾与胃以膜相连耳,而能为之行其津液何也？岐伯曰:足太阴者里也,其脉贯胃属脾络嗌,故太阴为之行气于三阴。阳明者表也,五脏六腑之海也,亦为之行气于三阳。脏腑各因其经而受气于阳明,故为胃行其津液。"是从其解剖以及经络的生理结构,以说明脾

为胃行其津液的道理。脾与胃从解剖结构是"以膜相连",而其经络结构是脾"其脉贯胃、属脾、络嗌。"正因为有这一解剖及其经络的结构关系,所以脾"为之行气于三阴","亦为之行气于三阳"。五脏六腑也"各因其经而受气于阳明"。《素问·经脉别论》说:"饮入于胃,游溢精气,上输于脾;脾气散精……"《素问·太阴阳明论》说:"脾脏者,常著胃土之精也。"又说:"四肢皆禀气于胃,而不得至经,必因于脾,乃得禀也。"进一步说明五脏六腑、四肢百骸"皆禀气于胃",通过脾的"散精""常著胃土之精"的道理。

脾的生理功能是"散精""为之使",就是运化、输布的作用。胃的生理功能是受纳、腐熟水谷"为之市",即水谷之市。它们在生理上的分工就是一为"市",一为"使",而两者相互之间的关系就是脾为胃行其津液,发挥其"使"的功能。脾和胃在生理上分工不同,而又有统一、合作的密切生理关系。

脾胃受纳、运化水谷的功能,是由于脾胃的气化作用。脾属阴,阴者必升,胃属阳,阳者必降,脾胃如此升降,则神机生化不已。脾气上升,升就是升清;胃气下降,降就是降浊。水谷之精气,由脾之升清,上输心肺,灌溉五脏六腑,营养全身;胃气降浊则受纳水谷,进而腐熟、消化,胃肠之间更虚更实,精华由脾吸收,糟粕下传肠道由二窍排出体外,从而完成饮食物的消化、吸收过程。正如程文囿所言:"食物入胃,有气有质,质欲下达,气欲上行……得脾气一吸,则胃气有助,食物之精,得以尽留,至其有质无气,乃纵之使去,幽开则糟粕弃矣。"喻嘉言亦说:"中脘之气旺,则水谷之清气,上升于肺而灌输百脉,水谷之浊气下达于大小肠,从便溺而消。"这是脾胃在饮食物消化吸收过程中的升降运动。

脾胃的升降运动,脾气升,升则运化,胃气降,降则受纳,是以同主水谷,行"仓廪"之官职,因此中焦脾胃的升降运动就是脾胃主"仓廪"的机制。故叶桂说:"脾以升为健,胃以降为和。"

枢理脾胃,顾名思义是通过调节气机升降的枢轴达到脾胃气机调和的目的,从而治愈疾病。脾胃升降,脾气以升运为健,胃气以通降为顺,在人体升降中居于核心地位。脾受湿困,最易下陷,脾陷宜升,陷则脾虚,脾虚宜补;胃气受戕,最易虚逆,胃逆宜降,逆则上热,胃热宜清。脾胃为人体升降的枢轴,五脏六腑气机升降皆禀于脾胃,因此凡气机郁陷之证,除对相应脏腑疏郁升陷外,兼以升脾;凡气机冲逆之证,潜敛沉降相关脏腑,兼以降胃。脾胃升降是一个整体,不可分割,临证往往错综复杂,脾陷胃逆、虚实寒热并存。治疗时谨守升降机宜而治之。

升阳泻火与升阳散火都是治疗内伤发热的重要手段,由于内伤脾胃,中气下陷,清气不升,脾湿下流,"肾间受脾胃下流之湿气,闭塞其下,致阴火上冲,作蒸蒸而燥热,上彻头顶,傍彻皮毛,浑身燥热作,须待袒衣露居,近寒凉处即已"(《内外伤辨惑论·辨寒热》)。可见这种发热为蒸蒸而热,面热而赤,肤热如燎,阴火下降则燥热暂缓,恶寒身凉。"心肺无所禀受,皮肤间无阳,失其营卫之外护,故阳分皮毛之间虚弱,但见风见寒,或居处阴寒无日处,便恶之也"(《内外伤辨惑论·辨寒热》)。这种燥热、恶寒交作,与外感发热恶寒并作是截然不同的,在治疗上亦不尽相同。甘温以补其中而升其阳,甘寒以泻其火。升阳降火,相反相成。苦降泻火只是治其标,补气升阳才是治其本。脾土虚弱,元气不足,皮毛腠理肌肉为阴火所斥,遂皮肤肌肉筋骨间热,扪之烙手,四肢发热,倦怠恶寒,必须用升阳散火之法。

调理脾胃的关键在于升脾降胃,"脾以健而运,胃以通为顺。健脾宜升,通胃宜降。故治脾以燥药升之,所谓阳光照之也;治胃润药降之,所谓雨露滋之也"(《医经杂论》)。

【病案　血癌】

张某,男,45 岁,2002 年 9 月 5 日初诊。主诉傍晚发热半年。

自诉患慢性粒细胞白血病 2 年,每天傍晚开始发热达 40℃,下半夜自汗身凉半年。平时手心微热,两足不温,腰以下酸痛明显,大便数天一次。舌苔厚腻,脉形尺大寸小,左大右小,脉象沉细无力。

中医诊断:血癌。

证属:脾胃气虚,中气不振。

治则:补中益气,养血滋阴。

处方:补中益气汤加减。

方药:黄芪 30g　熟地黄 24g　当归 9g　肉苁蓉 30g　升麻 9g　生白术 60g　泽泻 9g　柴胡 30g　知母 60g　甘草 6g　鳖甲 30g　青蒿 30g　地骨皮 30g

7 剂

服 1 剂药后,当天晚上热即平静。服完 7 剂药后上述诸证皆愈,后经一年余治疗白血病治愈。

本病的高热在傍晚开始,下半夜自汗身凉,"元气生则阴火衰,元气衰则阴火盛",下半夜为阴尽阳生,元气始壮则阴火灭汗出身凉,傍晚元气极度衰惫,则阴火盛而发热。从与五脏的关系讲,是脾气虚而中枢失调所致,脾气虚元气不生而虚,失枢则元气自郁而化火,何以知脾气虚? 从平时手心微热、两足不温的症状可知。因为脾主四肢,后天不足必然先天亦虚,故而有腰以下酸痛明显、脉沉细无力。总之病属元气之阴阳两虚,但重点是脾胃元气不足、不振所致,故以甘温之法佐以补肾而获良效。

【病案　便秘】

曹某,男48岁,1998年12月26日初诊。主诉大便艰难2个月。

大便艰难,硬如栗子,3日一行持续2个月。夜寐不安,神疲乏力,舌苔薄,脉形双寸小尺大,脉象细。

中医诊断:便秘。

证属:中气不足,升降失司。

治则:调补中州,益气通便。

处方:补中益气汤、三子养亲汤加减。

方药:黄芪30g　生白术60g　陈皮9g　当归30g　桔梗12g　升麻18g党参15g　柴胡15g　莱菔子15g　紫苏子15g　甘草6g

7剂

二诊:服完7剂后,夜寐转安,精神好转,但大便仍欠畅。上方改生白术90g,当归30g、升麻柴胡各30g,再续服7剂,大便通畅,日行1次,诸症皆安。

本方以补中益气汤提升脾气,方中重用生白术补益脾气并利水通便,培土可以生金,柴胡、升麻一左一右升腾中气补益肺气、中气,肺气充足被莱菔子、紫苏子引导下行润肠通便,升降圆融,脾胃兼容,胃和则寐安,故诸症皆安。本案乃是以升助降、升降互根互用的典型病例。

（二）机转肝肺

肝属木,木性生发,主令于春,春气生机蓬勃向上,其气从左而升,位居东方;肺属金,金性清肃下降,主令于秋,秋气收藏肃杀,其气从右而降,位于西方。肝升肺降,一左一右,脾胃位居中央,通上彻下,斡旋阴阳,升清降浊,为升降之枢纽,出入之要道。因此脾胃升降对肝升肺降有调节作用,调节肝升肺降使之协调平衡。肝升肺降是人体气机升降的机转,又称为“龙虎回环”。肝升肺降是精微物质由阴转化为阳,由阳转化为阴的转换之地,机转之地。肝主血,肺主气,肝是通过血,肺是通过气来调节全身脏器功能,血宜升,气宜降,周身气血循环的调节主要依赖于肝肺气机的升降。气血相依,辨证时注意气血之间的影响和转化。《医碥》云:“浊阴从肺右降,则胸中旷若太虚,无有窒塞,清阳则以从肝左升,是谓有降有升。若浊阴壅满胸中,不肯下降,则肝气被遏,欲升不能,是谓无降无升。肺金肃敛太过,有秋无春,是纯降不升。无降无升,纯降不升,皆肺金克肝木也。”叶天士亦说:“人身左升属肝,右降属肺,当两和气血,使升降得宜。”可见肝升与肺降,生理上是协调平衡,而维持其协调平衡者是中央之枢脾升胃降。若肝升肺降失宜,可调脾胃为治。

由于处于机转之位,所以最容易使肝气升达遭受郁滞,肺气肃降受到臜郁,故说“肝为五脏六腑之贼”,“诸气臜郁,皆属于肺”。人体气血调和,则病无以生,一旦气机逆乱,就会引起各种疾病发生。因此人体疾病发生、发展变化的过程中,肝肺气机升降的紊乱不容忽视。

肝气不升,气机郁滞于下,攻冲为害下焦;横逆于中,克犯脾胃为病;化火郁冲于上焦刑肺,称为"木火刑金"。肺气不降,痰喘证作;肺气不敛心火,心火上炎;肺气郁于中焦,脾气散精的功能受限制,痰饮滋生,肺胃不降,呕咳并作;肺气肃降之力不够,为金不生水,肾阴亏竭。又"肝为女子之先天",肝气郁滞,气滞血瘀,为妇科病症的重要成因。水火相交,肝升肺降之协调,皆赖以中焦脾胃之升降,黄元御说:"水宜浮而火宜沉,木宜升而金宜降,土居中皇,是为四象转运之机。"

清肝润肺,肝气之左升由于受制于肺的右降,因而不致升而无过,金克制木,以矫肝气亢逆之弊。若左强右弱,肝气太过,木火太盛,升腾无度,必然反侮肺气,使肺降失职,出现咳嗽气逆阵作、胸胁窜痛、急躁、易怒、烦热、口干口苦、唇燥咽痛、头昏面红目赤,或咳痰带血丝,甚则咳吐鲜血、倾盆盈碗。此即木火刑金。肺失肃降更可致肝之生发无制而反侮,形成恶性循环。清肝为当务之急,清肝救肺的重点在清肝,肝火清,肺自宁。

降肺气疏肝气,肺气不能肃降,影响肝气之升,遂致乏力少气,情绪抑郁,咳嗽气短,胸闷胀满,治当泄降肺气并以畅升肝气。例如胁痛,胁下两旁是阴阳升降之通道,肺气不降肝气不升,气机郁滞,胁痛遂生。《金匮要略》中制旋覆花汤用之,使升降复常,气机畅通,肝肺运转条达胁痛自除。无论是肝火升腾太过,还是肺气清降不下,大都是肝肺同病,治疗多从调理肝肺升降入手。

历代名医临证多辨左右,分气血,理升降。明代医家李中梓更倡"偏头风,左为血虚,右为气虚"(《医宗必读·头痛门》),近代名医施今墨亦总结出:"郁金行右,橘叶行左"凡此说明从右调肺气,从左调肝血,机转肝肺是调理升降的重要方法。

【医案　咳血】

陈某,女,16 岁,1998 年 5 月初诊。主诉咳痰带血 12 天。

咳嗽痰红带血 12 天,鼻衄,月经不止,头昏神疲,内热口燥,心悸少眠,易于烦躁。苔薄舌微红,脉形寸大尺小,右大左小,左关弦长,脉象濡数。

中医诊断:咳血。

证属:木火灼金,木撞金鸣。

治则:平肝清肺,止血安神。

处方:一贯煎加减。

方药:麦冬 30g　　生地黄 60g　　川楝子 15g　　枸杞子 15g　　北沙参 60g

当归 6g　茯神 30g　白芍 30g　川贝母 9g　杏仁 30g　天麻 9g　黄芩炭 24g　白茅根 30g

7 剂

二诊:服药之后,鼻衄已止,心悸少眠,苔薄,脉细数。以上方加小青皮 9g、柏子仁 15g、甘草 6g、小麦 30g、大枣 3 枚,7 剂。

头昏减轻伴随目明,头脑清晰睡眠安稳,偶有心悸,治法有效随症加减六诊后诸症悉除。

咳血一证,病程日久,肺阴亏耗,虚热内生,灼伤肺金,金水交亏,肝木失荣,木火刑金,损伤肺络,故咳嗽痰红。病为肝火上炎,木反刑金。盖鼻为肺窍,热伤肺络以致鼻衄。故以平肝清肺,止血安神,则咳血鼻衄痊愈。

(三) 交通心肾

升降在人体有不同的层次,不同的运行模式和能质状况,但总之都是为了实现人体精、气、神的交合转化,以维持人体正常的生命活动。脾胃是升降的动力和枢轴,肝肺是升降的机转,任督二脉是升降的通路,最终是要达到心肾相交,实现人体精气神三者转换,维系人体整体功能的目的。

心为火脏,位居上焦。肾为水脏,位居下焦。在阴阳学说方面分别属于"阴""阳",在五行学说方面又分别属于"水""火"。它们一主藏神(心),一主藏精(肾),是人体生命活动的最为重要的两脏,所以《证治准绳》说:"心肾是水火之脏,法天地施化生成之道,故藏精神,为五脏之宗主。""水火异气而贵乎交",心火下蛰于肾,以资肾阳,共同温煦肾阴,使肾水不寒;肾水上奉于心,以资心阴,共同濡养心阳,使心阳不亢,共同维持者人体内环境的恒温状态,这个心火降肾水升的过程就是"水火既济"。

心肾升降是一个整体,不能孤立地考虑心肾关系,要将心肾放在人体大的升降环境中进行考虑,临证时必当兼顾水火。"心肾相交"的关系,并非只是心火下降以交肾,或只是肾水上承以交心的。它们两者之间又具有促进对方相交的作用:"心火之降,是由于肾水之升;肾水之升,又因心火之降。"

如果两者失去正常的"交通"活动,即能使阴阳协调关系遭到破坏。这种不相交通,我们称之为"心肾不交"或"水火不济"。由于心肾互不相交,人体阴阳失去正常的协调,便能因此而产生许多不同的病症,这些病症都须应用"交通心肾"的治法来进行治疗。临床上应该加以区分。

心肾不能交济,先要明确它们的升降关系,理清不能交济的缘由。脾胃升降紊乱,不能提供必需的动力,脾陷则肾水不升,胃逆则心火不降;肝肺升降失调,肝气郁于下焦,强力疏泄,肾精失于封藏,肾水不升,再者,肝气不升,肝之温气不能孕养心火,火弱而不降;肺气郁逆,金不生水,水亏无以升,肺气不敛,心火无制而上炎;任督升降通路不通畅,督脉不通畅,肾精无以上奉,任脉不下行,心神滞于上而不降,精神不能交合。最后分清主次,是心不交肾、肾不交心,还是心肾两不相交。

1. 泻心火、滋肾阴　适用于心火亢盛,炎上而不能下交于肾,肾阴不足,无水上达、不能上通于心的病症。"若水火不交,心肾之真元不足也"(《医学真传·用药大略》)。

例如:黄连阿胶汤即是用于这一类型的"心肾不交"病症。徐东皋说:"有因肾水不足,真阴不升,而心火独亢,不得眠者"。举凡口舌生疮、口干少津、五心烦热、心中烦不得卧、腰酸遗精,乃水亏火旺心肾不交使然,非降心火升肾水不能为治,方如黄连阿胶鸡子黄汤。《伤寒论·辨少阴病脉证并治》:"少阴病,得之二三日以上,心中烦,不得卧,黄连阿胶汤主之。"此时少阴蕴结化热,热胜烤灼真阴,使水渐少不能上济滋养头面五官而致咽干口燥,心火不能折而下潜,逆冲心中,烦躁不安不得卧。肾阴、心血皆虚而致火旺,不滋养水则制火难于奏效。"故用芩、连以直折心火,用阿胶以补肾阴,鸡子黄佐芩、连,于泻心中补心血,芍药佐阿胶,于补阴中敛阴气,斯则心肾交合,水升火降。是以扶阴泻阳之方,而变为滋阴和阳之剂也。"(《伤寒来苏集》)。如果表现上焦症状如夜难入寐、梦多虚烦、心悸易惊、头昏耳鸣、小便短赤等,为心肾不交,是偏于心阴虚,当用天王补心丹加女贞子、山茱萸等药治之。表现为腰膝酸软、梦遗、口干颧红、心慌健忘、潮热盗汗等症的心肾不交,是偏于肾水不足,可用知柏地黄丸加柏子仁、首乌藤之类。肾为坎水,心为离火,此时要坎离交结,用坎离丸(《普济方》)以苦寒黄柏、知母为主,补肾坚阴升水,黄连以摄阴火,合而补肾升水摄纳心火,达到了坎离相交的目的。

黄连阿胶汤方用:

黄连9g　黄芩6g　芍药6g　阿胶9g　鸡子黄一枚

少阴病,得之二三日以上,心中烦,不得卧,黄连阿胶汤主之。

【医案　不寐】

李某,男,49岁,2002年3月6日初诊。主诉失眠2年。

患失眠已2年,西医按"神经衰弱"治疗,服多种镇静安眠药物,收效不显,患者入夜则心烦神乱,辗转反侧,不能成眠。其素喜深夜工作,疲劳至极时,为提神醒脑常饮浓厚咖啡,习惯成自然,致入夜则精神兴奋不能成寐,白天头目昏沉,萎靡不振。视其舌光红无苔,舌尖赤红,脉形尺寸皆短,左右皆小,脉象弦细而数。

中医诊断:不寐。

证属:火旺水亏,心肾不交。

治则:滋阴泻火,交通心肾。

处方:黄连阿胶汤。

方药:黄连 30g　黄芩 18g　阿胶^(烊化)9g　白芍 30g　鸡子黄 1 枚　梨 1 枚

7 剂

此方服至 3 剂后逐渐有睡眠之意,至 9 天后便能安然入睡,心神烦乱不发,嘱其改变生活模式续服上方加减 30 剂,不寐之疾从此而愈。

运用本方时,要注意煎服方法:一是阿胶烊化后入汤药中;二是鸡子黄不可与药同煎,待药汁稍凉时纳入汤中近乎生服,本方用梨是取梨滋养肺阴以泻火,味甜可治黄连、黄芩之苦,可使患者减少抗拒方便服药。

2. 泻心火、助肾阳　适用于心火亢盛,炎上而不能下交于肾,肾阳不足,水不上承的病症。"无水则火不附,无火则水不行",例如交泰丸即是用于治疗这一类型病症的。交泰丸治疗心悸、怔忡、失眠、心烦,即是以黄连清心火而下接肾水,使心之热者不热;以肉桂温肾寒而上承心火,使肾之寒者不寒。黄元御指出"见心家之热,当顾及肾家之寒"(《四圣心源》)。

健忘是脑的存储功能衰退的结果。"健忘者,心肾之不复也,为事有始无终,言谈不知首尾。治者宣补肾而使之上交,养心而使之下降,则水火交济,何健忘之有?""治者或先养心,或先补肾,或早夜补肾,中时补心"(《罗氏会约医镜》)。应用椒苓丸,川椒既温而壮肾除寒祛湿,又"能使火热下达,不致上熏"(《吴猛真人服椒诀》),配之茯苓清心悦脾,如此使升降协调,水火相济。

若肾水上泛凌心,尤当温肾利水降火。《伤寒论》84 条:"太阳病发汗,汗出不解,其人仍发热,心下悸,头眩,身𠕂动,振振欲擗地者,属真武汤"。肾阳受戕,不能主水,水气凌心,遂致心悸气喘,头目眩晕。如形寒肢冷,筋惕肉瞤,周身浮肿,小便不利,唇甲青紫,为阳虚不升、不温不燥、不行之佐证。用真武汤者,取其温肾阳,利水降火。水气凌心的关键在于肾阳虚衰,鼓动无力则致下焦寒水不化而致水邪上泛。因此当温肾阳降水方用真武汤、保元汤。假如心肾阳亡,当急用四逆汤、参附汤之类大辛大热之药物祛寒救逆。所以水不升为病,应调肾之阳,肾阳气足,水气随之而升。《吴医汇讲》载:"水不升为病者,调肾之阳,阳气足,水气随之而升,不降为病者;滋心之阴,阴气足,火气随之而降。则知水本阴,火本阳,坎中阳能升,离中阳能降故也。"

【医案　不寐】

江某,女,55 岁,1998 年 7 月 8 日初诊。主诉失眠 10 年。

失眠近 10 年,头晕,眼涩羞明。大便多软,有时溏泄,小便清长。舌质红少苔,脉形寸小尺大,左小右大,脉象细数。

中医诊断:不寐。

证属:心肾不交。

治则:交通心肾。

处方:交泰丸加桂附地黄汤。

方药:黄连 30g　肉桂 30g　制附子^(先煎)30g　熟地黄 30g　茯苓 30g 炒山药 30g　山茱萸 30g　泽泻 30g　牡丹皮 9g　野菊花 30g　青葙子 30g 茅苍术 12g

7 剂

服上方药 7 剂,失眠显著好转。继以上方加炒麦芽、炒白术、首乌藤等诸物四诊痊愈。

3. **健脾交合心肾**　脾为心肾升降枢纽,补脾健脾还要运脾,是脾气鼓荡升腾助肝肾升发,运转水火升降。例如使用妙香散治疗惊悸恐怖,悲忧惨戚,虚烦难寐,饮食乏味,方中以人参、黄芪、茯苓、炙甘草、广藿香补中运脾,抱木茯神、远志交通心肾,山药补脾益肾、固摄下元,辰砂色赤上行镇心降火,桔梗为舟楫载药上行,这样脾气健运,推动水火阴阳上下交通自如则身体康健。

【医案 梦交】

熊某,女,32 岁,2001 年 11 月 5 日初诊。主诉虚烦难寐屡发梦交 3 个月。

近 3 个月来虚烦难寐屡发梦交,伴汗多、口干、心烦,不思饮食、腰痛等。自 1995 年 10 月结婚以来,分别于 1999 年 3 月、11 月孕 30 余天、40 余天时自然流产。2001 年 6 月起停经 3 个月余,于 2001 年 9 月阴道先有少许咖啡色分泌物,后出血超过月经量,即行刮宫术,术中出血偏多,此后便出现虚烦难寐入睡多梦伴有梦交,引发头昏、腰痛,近来脱发多,大便干,小便黄,刮宫术后,10 月 7 日月经来潮,经量中等,无不适,因无子家庭不和,心中不快而时常忧悲。舌略红,苔薄欠润,脉形寸浮关大尺短,脉象扤细。

中医诊断:梦交。

证属:脾肾不足,心火偏旺。

治则:健脾滋肾,交通心肾。

处方:左归丸加减。

方药:党参 30g　白术 30g　山药 30g　茯神 30g　枸杞 15g　白芍 30g 川续断 16g　丹皮 9g　龟甲胶 9g　麦冬 30g　五味子 30g　莲子心 9g　丹参 24g　焦杜仲 30g　狗脊 15g　制首乌 30g　熟地黄 60g　女贞子 60g 桑椹 60g　远志 12g

14 剂

服上方药 14 剂,梦交出现 3 次,末次月经 11 月 22 日来潮,量少色黑,口不干,睡眠好,但仍感心烦。舌淡红,苔薄,脉细。上方去龟甲胶加龟甲

30g,21 剂。服药以后数月再未出现梦交,月经亦正常,嘱患者过半年后再孕。

坠胎刮宫必伤冲任,又加梦交频频耗伤精血,婚后无子,家庭不和,心中诸事烦扰,心阴必耗,心阳独旺,此乃精败于下,神伤于上。心血肾精俱虚,以致阴不敛阳,阳不固阴,神不守舍,以致梦交伴心烦、上半身汗出,口干咽痛,头昏、脱发、腰痛等症。治宜以健脾为主,兼以交通心肾。方中重用党参、白术健脾益气,补中运脾以助水火升降;山药补脾益肾;熟地配制首乌、女贞子、桑椹、枸杞厚味滋养肾精,焦杜仲、川续断、狗脊治肾虚腰痛;莲子心清心火,但又不似黄连苦寒伐正气;五味子酸降浮越之阳以敛神;麦冬养心阴配龟甲胶沉潜之品以制亢阳;白芍养血柔肝藏魂;远志、茯神宁心安神定志、交通心肾,方意重在滋真阴之不足,潜浮收敛阳之有余。

4. 和胃以协调心肾　胃之浊阴不降而致痰滞,阻隔水火阴阳上下沟通,使人夜不能寐。治法当和胃降气化痰,协调阴阳沟通心肾。方用半夏秫米汤,方中用半夏和胃化痰,秫米宁心,佐以甘澜水,苇薪火,一升一降,沟通心肾坎离相交则眠安。

心肾的病变,重点在升降的交合,所以刘完素说:"水火之阴阳,心肾之寒热,荣卫之盛衰,犹权衡也,一上则必一下。是故高者抑之,下者举之,此治平之道也。"

【医案　心悸】

黄某,女,68 岁,2003 年 11 月 9 日初诊。主诉心悸不安、心烦 10 年余。

患者患心脏病、心律失常等疾患 10 余年,自述心悸不安、心烦、气短、活动后加重,饮食不进,恶心欲吐,夜寐不多,易醒,精疲神惫,腰膝酸痛,大便秘结。舌淡,色白滑,脉形寸尺短大过关,左小于右,脉象细、结。

中医诊断:心悸。

证属:心肾不交,胃气不降。

治则:和胃降逆,交通心肾。

处方:四君子汤合半夏秫米汤加减。

方药:党参 30g　生白术 30g　茅苍术 30g　抱木茯神 30g　法半夏 15g陈皮 9g　焦杜仲 30g　川续断 16g　柏子仁 30g　肉苁蓉 30g　黄芪 30g黑芝麻 30g　甘草 6g　秫米 50g

5 剂

二诊:服 5 剂药后,食欲稍增,夜寐渐佳,恶心减轻,大便仍然艰难。上方改生白术 90g、法半夏 30g,加火麻仁 30g,继续服 7 剂。

三诊:服 7 剂药后,大便已通畅,食欲增加,精神渐佳。心电图检查:正常范围心电图。继以上方加减 30 剂巩固疗效。

患者久病体衰,中气不足,脾胃虚弱,胃不受纳水谷而无食欲,胃气不能下行,恶心欲吐,通降失职腑气不通而致便难。心主血脉,脉为血之府,心气虚弱,心血亏虚,心神失养,阳不能入于阴而夜寐欠佳;心血不足,脉道失养,心悸息促、心烦、气短、脉细而结。肾气衰退,肾精不足,则腰膝酸痛,精神不足,肾气推动无力亦致大便秘结。本方以党参、黄芪、白术、苍术补中益气,重用生白术健脾通便,半夏、陈皮和胃化痰,茯神、柏子仁、秫米宁心安神,焦杜仲、川续断、肉苁蓉、火麻仁、黑芝麻补肾润燥而获效。

(四) 其他脏器升降关系

1. 肝肾 肝肾随脾而左升,是升降中升发的协同力量。肝肾为母子之脏,肾水上升以润养肝木,肝木升荣,转而将肾水交于心。若肾水不足,肝木失养,称为"水不涵木",通过滋益肾水来润养肝木的方法为"滋水涵木法"。

【医案 头痛】

单某,女,47 岁,2002 年 4 月 5 日初诊。主诉经行头痛半年。

半年前患经行头痛,痛甚时不能起床,近几个月因家务劳累,病情加重,以巅顶头痛为甚,胀痛为主,痛甚时头昏目眩,伴经期提前,有时半月一潮,有时 20 天一潮;经行 7 ~ 8 天干净,量多,色红,经期经后左上下肢筋骨痛;白带量多,色淡黄,质稠;口干口苦喜饮,小便黄。舌尖红,苔薄白欠润,脉形左寸小尺大关浮,右寸关尺大,脉象弦细数。

中医诊断:头痛。

辨证:精血不足,肝阳上扰。

治法:滋水涵木,平肝息风。

处方:六味地黄汤加减。

方药:熟地黄 30g 白芍 30g 枸杞 15g 钩藤 30g 石决明 30g 丹参 24g 莲须 9g 黄柏 30g 牡丹皮 9g 木瓜 30g 麦冬 30g 桑叶 9g 生地黄 30g 山茱萸 30g

12 剂

二诊:服上方药 12 剂,月经 4 月 10 日来潮,头痛明显减轻;月经量稍多,腰困,余证均较前减轻。舌尖稍红,苔薄,脉细数。

上方加龟甲 18g、狗脊 30g、生黄芪 30g,去丹皮继服 14 剂。

三诊:药后腰不困,头脑清爽,体力旺盛,情绪愉悦。效不更方继服 5 剂停药,待月经来看经期反应。

四诊:5 月 1 日月经来潮,症状大部消失,唯有轻微口干口苦,嘱用金钱草 30g 煮汁冲服六味地黄丸善后。

头为诸阳之会,厥阴肝经会于巅顶。头痛一症,非外来之邪即肝胆之风阳上扰。肝内寄相火,得真水以涵濡。患者近绝经之年,肝肾虚损,木少滋荣,行经后经血外泄,肝肾精血骤虚,肝木失濡养,复夹相火上踞高巅而致头痛。肝肾阴亏则相火妄动,迫血妄行则月经提前、量多、色红。生熟地黄同用,既补肾精壮肾水,又泻水中之火,以治其本。钩藤平肝息风,石决明潜阳息风、清热明目,为凉肝镇肝之要药,白芍柔肝、山茱萸、枸杞养肝肾,丹皮清血分伏火,木瓜柔筋,莲须、黄柏清下焦湿热治带下。桑叶疏散风热,除高巅之风,又有凉肝之功。方用滋肾阴之不足,潜浮阳之有余而治愈。

2. **肺肾**　肺肾为母子之脏,肺为水之上源,肺气下降,滋养肾阴;肾为水之下源,蒸腾气化,补养肺阴,肺不化燥,不病伤津,温热邪气伤肺阴,津伤肺燥,治疗时还当滋肾阴,此谓之“金水相生”。

【医案　月经后期】

王某,女,18岁,1998年11月12日初诊。主诉月经4~5月一行,持续1年余。

患者14岁月经初潮,每2~3个月一潮,近1~2年来,有时4~5个月一潮,有时须用西药黄体酮始潮。每经行第1天小腹正中绞痛,疼痛难忍,全身发冷甚至出冷汗,月经量不多,色黯红有块,经行4~6天。素口干喜饮,饮水多,小便频数,纳食一般,白带量多,阴痒甚。末次月经7月12日,不用药月经不潮。舌质红,苔少欠润,脉形寸尺短不及本位,脉象涩细。

中医诊断:月经后期。

证属:肺肾阴虚,气血不和。

治则:滋养肺肾,调和气血。

处方:麦味地黄汤合桃红四物汤加减。

方药:熟地黄30g　山药30g　山茱萸18g　麦冬30g　五味子30g　白芍30g　当归18g　川芎9g　桃仁9g　红花9g　丹皮9g　五灵脂9g　黄芪30g　柴胡18g　苍术9g

7剂

二诊:服上方药14剂,月经于11月27日来潮,色黯有块,量少,腰腹疼痛未作,白带减少,阴痒明显减轻,口干、饮水量多较前好转,小便次数仍多。舌红、苔薄,脉细。继服上方药,加桑叶30g。

三诊:服上方药近30剂,月经于昨日来潮,量增多,无腹痛,仅感腹部作胀,阴痒程度明显减轻,带下正常,口干喜饮减轻,舌质正常,苔薄,脉细。继服上方药加鸡内金30g,14剂而愈。

3. **脾肾**　脾肾皆升,一为先天之本,一为后天之本,肾升的动力有二,一是脾阳的升运,一是元阳的蒸腾。脾阳易被湿浊困阻,阳不得展,湿邪浊阴随脾下陷于肾,肾阳式微,脾肾阳虚湿盛,发为阴水,当用"培土治水法"。必须说明的是中医所谓"火不生土"是指命火虚衰不生脾阳,导致脾肾阳虚之证,治本当以温补脾肾之阳,称之为"益火补土法"。

【医案　泄泻】

章某,男,68岁,1999年12月23日初诊。主诉腹泻10年余。

患者腹泻10余年,每日晨起即肠鸣溏泄,一日2~3次,就诊时诉觉腹部隐痛,畏寒喜暖,夜睡时小腹需要以热水袋热敷方可入睡,症见面色无华,体瘦神疲,大便溏薄不化,腰膝酸软,大便日行4~5次。舌淡苔腻,脉形尺小关大,脉象沉细弱。

中医诊断:泄泻。

证属:脾肾阳虚。

治则:温肾扶脾。

处方:附子理中汤加减。

方药:制附子(先煎)18g　干姜9g　枳壳18g　补骨脂30g　菟丝子30g白术30g　生薏苡仁30g　生山药30g　葛根30g　甘草6g

7剂

二诊:上方药连服7剂,腰腹部冷感减轻,肠鸣好转;晨便质软,一日2次。宗上方加炒扁豆30g,制附子减至9g。7剂。

三诊:精神好转,纳谷增加,大便正常。依上方去制附子、干姜,加党参30g、黄芪30g,7剂,调理善后,未见复发。

泄泻一证多与脾虚失运有关。本案例亦属脾阳不足所致。在前医温中健脾,反复罔效。穷其根本在肾,肾虚及脾,阳衰土弱,故晨起泄泻、溏薄不化。因此,当温肾阳,补肾气,佐以暖土健脾。肾阳得充,脾阳得振,泄泻自平,故而收效。

4. 心肺　心肺同居上焦是升降中敛降力量的协同关系,心的阳气盛极,阴液化生,阴液化生全赖肺气的敛降,肺气敛降不力,心火升散,继而火刑肺金,形成恶性循环。临证当滋阴清火救肺燥。

【医案　喘证】

燕某,男,56岁,1999年8月7日初诊。主诉喘促、胸腔憋闷6年。

自诉久患肺心病、心功能不全6年,每日靠强心、利尿、抗感染药物维持,仍喘促不得卧,胸腔憋闷,口出浊气,咳唾涎沫,便秘,脉形双寸大,脉象数。

中医诊断:喘证。

证属:痰热互结。

治则:清热化痰,宽胸散结。

处方:小陷胸汤加减。

方药:瓜蒌60g 清半夏15g 黄连6g 薤白9g 5剂

服药1剂矢气多而喘减,3剂药后可短时侧卧,涎止。

二诊:瓜蒌50g 清半夏30g 黄连6g 薤白9g 柴胡12g 桔梗30g 枳壳30g 丹参24g

5剂

药后大便通畅偏溏、次数增多,心脏功能逐渐恢复,胸腔憋闷大幅减轻,面部肿胀消除。

三诊:上方加葶苈子9g,5剂。

五诊以后患者可自行下床行走,基本生活可以自理,转入长时中医康复治疗。

患者久病肺虚,痰浊化热,蕴积于肺,累及于心,故服小陷胸汤清热涤痰,通便利肺,源清流澄,证情好转,二诊加血府逐瘀汤之意开阔心胸,促进心肺功能交换而使诸症减轻,趋向明朗,五诊后心肺功能渐阶恢复身体功能逐步康复。

5. 脾肺 脾肺同属太阴,为母子之脏,脾阳升运,精微散布肺中,肺气宣发精微,水精四布,五经并行。脾为湿困,中阳不运,肺气遂虚,精微留滞,化为痰饮,治之宜培土生金;肺气不降,脾阳升动受制,肺脾气郁,气郁凝为水,泛溢肌肤,发为水肿,治宜燥湿健脾,宣降肺气。

【医案 水肿】

陈某,男,4岁,2009年8月24日初诊。主诉面部浮肿5天。

浮肿前曾患皮肤湿疹,经治疗已愈。5天前出现面部浮肿,尿常规检查:蛋白(++),潜血(+),脓细胞(+),颗粒管型(+)。已用青霉素,水肿未消而来就医。现面目周身水肿,小便不多,腹部肿满,脉形右关大双尺大,左寸小。脉象浮滑,舌苔薄白。

中医诊断:水肿。

证属:风邪外袭,脾湿不化。

治法:宣肺健脾。

处方:麻黄汤合五苓汤加减。

方药:麻黄3g 炒杏仁15g 桂枝9g 防风9g 白术30g 苍术30g 薏苡仁30g 茯苓30g 猪苓30g 炒山药30g 冬瓜皮9g 赤小豆30g 苹果1枚

7剂

二诊:服药7剂,小便增多,水肿大消,腹胀轻微。嘱其继服上方药7剂。

三诊:服药14剂,水肿、腹胀尽消,二便正常。脾胃中土功能旺盛可以生肺金之气,当减宣肺之力,增益气之品,巩固疗效。

处方:黄芪30g　党参30g　防风9g　白术30g　苍术30g　泽泻15g　桂枝9g　防己9g　茯苓30g　薏苡仁30g　苹果1枚

7剂

7剂后,诸羔均退,精神振作,胃纳正常,尿常规检查未见明显异常。

水肿一证,有阳水、阴水之分;病有在肺、在脾、在肾之别。脾土制水之理尤应重视,《景岳全书》谓:"脾属中土,主传化水气,为水之堤防。脾健土旺,则水湿自得运行。"健脾去湿之法,有宽中燥湿,如平胃、二陈之属;有利水渗湿,如五苓、五皮之类。然湿为阴邪,非温不化,凡表热疏解、疮毒已清,热象不着而肢肿腹胀者,利水之剂均宜用通阳之品,如桂枝、黄芪、姜皮、附子等,阳气布散,则水湿阴霾自消。

6. 胆胃　胆胃当降,胃降为人体升降中通降的动力,胆气下降以温肾水,不病上热,凡上热之证,皆由胆气不降,胆逆胸膈,浊塞中上二焦,则病烦惊动悸,隔热懊恼,脘腹胀满,当和降胆胃。

【医案　胁痛】

姜某,男,39岁,1998年11月15日初诊。主诉胃脘及右肋隐隐作痛20天。

患者1991年患肺结核,1993年患急性黄疸型肝炎,1998年8月初发现结核性胸膜炎,10月初又发现胆囊炎,于10月20日住院。住院期间,又经钡餐诊断为肥厚性胃炎。现见胃脘及右肋隐隐作痛,腹部胀气,恶心厌油,口苦而干,口中略有臭味,颜面及下肢水肿。咳嗽咽痛,纳食不振,大便五日未行。舌苔黄腻,舌质红紫,边有齿印。脉形双关大右尺大,脉象滑数。

中医诊断:胁痛。

证属:胆胃不降。

治则:利胆降胃。

处方:四金汤合温胆汤、三子养亲汤加减。

方药:郁金15g　金钱草30g　海金沙30g　鸡内金30g　炒槟榔30g　党参30g　生白术30g　陈皮9g　竹茹30g　法半夏9g　杏仁9g　茯苓30g　柴胡15g　白芍15g　莱菔子30g　苏子30g

14剂

12月2日复诊,水肿大消,胃脘偶痛,右肋疼痛感消失,腹部已无胀气感,大便已解。原方继续调治,嘱其继服14剂。

湿热之邪可以内蕴脾胃,郁结肝胆,上扰华盖,侵袭下焦,因而论治时应清降肝胆沉降胃气,继而润肠通便开通降浊通道而收全功。

7. **肺胃**　肺胃皆降,肺随胃气右降,则气机顺畅,不病呕逆咳喘,肺胃不降,气机上逆,壅滞肺胃,则病咳嗽上气,或胃气上逆,当清肺降胃。

【医案　感冒】

乔某,女,65岁,2001年2月26日初诊。主诉感冒3天。

患慢性气管炎数年,3天前感冒,无发热,头晕心慌,胸闷咳嗽,有时咽喉不利。脉象细濡、实、脉形关寸大,舌苔白腻。

中医诊断:感冒。

证属:脾湿肝郁,肺胃上逆。

治则:健脾疏肝,清降肺胃,理气止咳。

处方:茯苓30g　泽泻9g　白芍9g　丹皮9g　制首乌30g　陈皮9g　甘草6g　杏仁9g　法半夏9g　郁金15g　川贝母9g　北沙参20g　柏子仁30g　桔梗18g　鸡内金30g

7剂

3月5日复诊:药后纳食心悸好转,仍咳嗽,咽喉不利。脉细濡、稍滞、关寸大,舌苔白腻。上方去柏子仁,增白芍为15g,加射干9g、山豆根6g,7剂,水煎温服。

3月13日三诊:上药服12剂,咳嗽减轻,咽喉已利,其他症状均减。脉细濡、关寸大,舌苔白腻。

3月28日方再进14剂,诸症皆平。

8. **心脾**　心脾为母子之脏,心火生脾土,即"火不生土"。心火下降以暖脾土,脾土温暖则能升运;脾土温升则能带动肝肾左升以助心火。又脾为生血之源,血升则养心,心有所主则五脏六腑皆安。心火不降,脾土失煦,导致血虚不荣,治宜清心健脾。

【医案　不寐】

林某,男,16岁,1997年8月6日初诊。主诉失眠多梦2个月。

患者2个月前始感头晕乏力,失眠多梦,难以入睡,记忆减退,饮食不入,五谷不香,精神日益困倦,少气懒言,面色萎黄,舌胖嫩少苔,脉形左右皆短,脉象细弱。

中医诊断:不寐。

证属:心脾两虚。

治则:调补心脾。

处方:归脾汤加减。

方药:炒白术 30g　　党参 30g　　黄芪 30g　　当归 15g　　甘草 6g　　茯苓 30g　红枣 3 枚　　远志 9g　　炒枣仁 30g　　木香 9g　　龙眼肉 9g　　生山药 30g　　炒麦芽 50g　　生姜 3 片

7 剂

二诊:服药 7 剂后,睡眠深沉且有嗜睡之意,两天没有饮食亦不饥饿。上方去生山药加砂仁 6g、白豆蔻 6g,5 剂。

三诊:药后食欲逐渐恢复但尚嗜睡。上方去生姜、大枣,加鸡内金 15g、苹果 1 枚,7 剂。

四诊:药后睡眠时间减少,睡醒后精力旺盛,头昏乏力消失,情绪欢快。上方减木香、枣仁,茯苓剂量加到 50g,继服 14 剂善后。

患者表现为心脾两虚之症,故投以归脾汤加味治之,心脾功能振奋,功能正常发挥,则病愈。

五、以出入调升降

人置身于自然界必然受到自然环境的影响,主要表现为气候对人的影响,中医总结为风、寒、暑、湿、燥、火这六气。"升降出入,无器不有"。升降主要阐明脏腑经脉气血的运动规律,出入主要是人体与自然环境中气候、地理的适应性关系,为表里之气的交换形式。升降和出入常交相作用,对维持人体正常的生理有着非常重要的意义。

以出入调升降指的是外邪侵袭人体后,造成脏腑气机升降失调,通过表散外邪的方法,来调衡脏腑升降。六淫邪气侵犯人体,郁于肌表皮腠,影响气机出入的功能,进一步传变,就会波及脏腑升降失调。所以达邪外出有利于升降出入的正常运行。

风、寒、暑、湿、燥、火侵入人体,因其性质不同,可引起相关脏腑的气机失调。邪气的传入与人体正气的强弱有关,正气的旺衰决定于脏腑气机升降调衡的状况。

在治疗内里升降紊乱的处方中加入解表药,加强开通出入功能进而影响升降功能促使身体功能迅速恢复。如桂枝广泛应用于内伤疾病,而麻黄在《伤寒杂病论》中用于治疗痰饮、心悸、水肿、喘咳、黄疸等内伤疾病中,邹澍在《本经疏证》一书中指出"麻黄非特治表也,凡里病可使从表分消者,皆用之"。不仅桂枝麻黄可用,其他解表药亦常用在以出入调升降中,如张锡纯善用石膏、薄荷等药治疗内伤疾病,他在论述薄荷时说:"其力能内透筋骨,外达肌表,宣通脏腑……亦善调和内伤。"解表药和活血化瘀、健脾利湿、行气解郁等治疗内伤疾病方法结合显著提高疗效。孙思邈在《备急千金要方》记载治疗中风的"大续命汤"中就运用"麻黄、桂枝、石膏"等解表药通透出入,进而调节升降恢复功能。由于内伤杂病病理是升降失调脏腑功能紊乱,运用解表药调节出入控制升降功能,达到治疗疾病目的。

以出入调升降有两种方法:一个是在出入调升降中偏重升降,在此中运用出入法调节起到画龙点睛作用;一个偏重出入之法恢复升降机制借以康复机体。

(一) 着重升降之法

【医案　乳岩】

黄某,女,38 岁,2005 年 6 月 15 日初诊。主诉发现乳腺癌半年。

发现乳腺癌半年,拒绝手术,进行放化疗后包块减小,现身困体乏,纳呆、右乳微痛,脾气暴躁,夜间烦热、口渴,经量减少色黯红伴腹痛,舌质黯红苔黄,脉形双关大左寸小右尺大,脉象滑数。

中医诊断:乳岩。

证属:气滞肝郁。

治则:疏肝散结。

处方:宣郁通经汤加减。

方药:当归 12g　白芍 30g　丹皮 9g　生山栀 15g　郁金 12g　黄芩 9g　薄荷 15g　柴胡 9g　白芥子 30g　香附 6g　瓜蒌 30g　皂角刺 30g　土贝母 30g　水红花子 12g　女贞子 90g　生石膏 90g

7 剂

药后乳痛、夜间烦热及情绪烦躁减轻,口渴困乏如旧,包块大小没有变化。

上方加知母 90g、麻黄 9g,薄荷^(后下)加量至 30g,7 剂

药后微微汗出后乳痛、烦热及躁烦情绪豁然若失,口渴减轻,包块如旧。

上方去黄芩、白芍,加益母草 30g、夏枯草 30g、忍冬藤 30g、生牡蛎 30g,14 剂

药后服药期间月经来潮,经量增加色变浅,腹痛减轻,经期情绪平和,包块松软减小按之不痛。

如此随症变方 7 个月,经复查癌细胞消失肿块平复,又服药 4 个月余以固疗效,一年后随访一切正常。

张锡纯在《医学衷中参西录》中说:"愚临证四十年余,重用生石膏治愈之证当以数千计。"本案因患者体质需求,吸取张锡纯重用生石膏之经验,重用生石膏以清内热,同时加生石膏、薄荷、麻黄等发汗解表之药,疏肝解郁使内热通透宣发,促使郁结之气四散八达,内里升降功能随之各归其位,包块消失癌症

得愈。

（二）着重出入之法

风、寒、暑、湿、燥、火外感六邪致使脏器功能紊乱,通过以下各种方法驱赶外邪恢复脏器正常功能。

1. 轻清宣肺

（1）辛温发散:风寒束表,营卫郁遏。风伤卫气,卫气不能温煦体表,恶寒无汗;寒伤营气,营阴内郁而发热,宜用辛温之药祛风散寒邪的方法。合称风寒,实际上有伤寒、中风之别。临证以无汗、恶寒、脉紧者为伤寒;以汗出、恶风、脉缓者名中风。

伤寒以麻黄汤主之,麻黄汤由麻黄、桂枝、杏仁、甘草四味药组成。麻黄,辛温而薄,轻可去实,散表寒宣肺气以升。杏仁苦温,为麻黄之臂助,利气止咳。两者一宣一肃,正合肺的气机升降。桂枝、甘草辛甘化阳,鼓舞阳气以散寒邪。全方合用则寒邪自除,表实自解,气机升降复常。

【医案　感冒】

张某,男,45 岁,1996 年 12 月 25 日初诊。主诉畏寒发热,咳嗽 3 天。

前日晚归时感受寒凉,又感觉口干而喝凉水至午夜恶寒发热,咳嗽声嘶,继而语言失音,身痛无汗。舌上无苔,脉形双寸大,脉象浮紧。

中医诊断:感冒。

证属:风寒束表。

治则:发汗解表。

处方:麻黄汤。

方药:麻黄 9g　桂枝 9g　炒杏仁 9g　甘草 6g

1 剂

药后身体汗出外邪解,声音略扬,咳仍有白痰,胸微胀。

二诊:上方去桂枝,减麻黄为 6g,加浙贝母、桔梗各 9g,白豆蔻 9g,细辛 6g

4 剂

药后咳止,声音复常。

《灵枢·忧恚无言》说:"人卒然无音者,寒气客于厌,则厌不能发,发不能下,至其开阖不利,故无音。"患者外感风寒,阻塞肺窍会厌,是气道壅塞升降无力故致音哑,治法以麻黄汤调节出入宣通肺气开散"金实",邪气外解,气道会厌升降顺通则会厌动利,音声能发。

【医案　感冒】

段某,女,63 岁,1997 年 11 月 21 日初诊。主诉头痛头晕,鼻塞流涕 3 天。

前日因晨起外出锻炼,身上汗出脱衣纳凉至晚,自觉头痛头晕,鼻塞流涕,

咳嗽喉痒,身酸楚,肢节不舒,动则身汗欲出而不达,颜面不红,口唇红润,舌淡红,咽不赤,苔薄白而润稍带水滑,脉形双寸皆伏,脉象沉缓无力。

中医诊断:感冒。

证属:风寒客表,营卫不和。

治则:解肌发表,调和营卫。

处方:桂枝汤。

方药:桂枝 12g　芍药 9g　甘草 6g　生姜 5 片　大枣 3 枚　芫荽 6g
葱白 1 节

3 剂

服药后身热汗出,豁然轻松,头昏鼻塞、肢节沉困、身体酸痛立止,用大枣煮小米粥啜饮善后。

本证乃风温初起之候,由正虚外感风热所致。《温病条辨》曰:"太阴风温、温热、温疫、冬温,初起恶风寒者,桂枝汤主之。"盖温病初起,虽有风寒之状,亦不可"汗而发之",但宜解肌祛邪,调和阴阳。桂枝汤不但善治虚人外感风寒之病,而且善治虚人外感风热之恙,临床上常用于治疗冬春两季感冒(风寒或风热侵袭)。

风寒滞于头部,引起头痛,常使头部络脉气血流行不畅,所谓脉满则痛。初起感觉形寒头胀,逐渐作痛,牵及后项板滞,遇风胀痛更剧,并伴浑身关节不舒,鼻塞,精神困倦。舌苔薄白,脉象浮紧。这种证候多为外感证初期,但患者往往以头痛为主诉。可用疏风散寒法,以葛根汤加减。这方内多系祛风辛散药,兼有缓痛、清头目的作用。

【医案　头痛】

吴某,男,38 岁,1997 年 11 月 3 日初诊。主诉右侧偏头痛 2 年。

顽固性偏头痛 2 年,右侧头痛,常连及前额及眉棱骨伴无汗恶寒,鼻流清涕,心烦,面赤,头目眩晕,睡眠不佳,颈肩强直不利,舌淡苔白,脉形左寸短而大,脉象浮略数。

中医诊断:头痛。

证属:寒邪客于太阳经脉,经气不利之候。

治则:发汗祛邪,通太阳之气。

处方:葛根汤。

方药:麻黄 6g　葛根 30g　桂枝 12g　白芍 15g　甘草 6g　生姜 3 片
大枣 3 枚

3 剂

3 剂药后,脊背有热感,继而身有小汗出,头痛、项急随之而减。原方再服,至 15 剂,头痛、项急诸症皆愈。

本案脉证病机,切合葛根汤证。临床服用本方后,常有脊背先见发热,继而全身汗出,这是药力先作用于经腧而使经气疏通、邪气外出的反映,为疾病向愈之佳兆。

表寒不得及时疏散,气机出入失调,影响脏腑气机升降,内邪滋生。表寒外束,本气阳盛,邪从热化,里热郁于阳明胃经,胃气不降,外寒里热,治以越婢汤。

外寒束表,本气阴盛,脾肺升降失调,痰饮内生,寒饮射肺,失其宣降,则无汗而喘,发热而咳,小便不利,少腹满,可用小青龙汤温肺化饮,宣降肺气。

【医案　喘证】

陈某,女,59 岁,1996 年 9 月 17 日诊。主诉咳喘痰多反复发作 4 个月余。

咳喘痰多反复发作 4 个月余,伴胸痛 1 周,入院用多种抗生素及止咳药无效,咳嗽渐甚,痰多质稀,近 1 周伴右侧胸胁疼痛,咳嗽气促,神疲乏力,咳嗽痰多,质稀色白,卧则气短,右胸胁疼痛,咳唾转侧左侧亦有引痛,口渴喜热饮,舌淡偏黯、苔白略滑,脉形双寸大右关大,脉象细滑。

中医诊断:喘证。

证属:悬饮。

治则:温肺化饮。

处方:小青龙汤加减。

方药:麻黄 6g　　五味子 30g　　桂枝 9g　　干姜 6g　　甘草 6g　　细辛 3g　法半夏 9g　杏仁 9g　　白芍 9g　　桃仁 9g　　云茯苓 15g　　丝瓜络 9g

7 剂

二诊:服药 7 剂,咳嗽、胸痛等症明显减轻,咯痰少,可平卧。上方麻黄量加至 12g,去五味子,4 剂。

三诊:药后身体汗出,呼吸平顺,卧起行走自如,咳嗽、胸痛等症大减,唯口渴日甚。上方去麻黄,加五味子 18g、百合 30g,7 剂。

四诊:药后诸症皆愈,唯余口渴。百合 50g、橘红 15g,本方连服 12 剂口渴消失。

悬饮之证,多用十枣汤收功。但本案患者病久不愈,正气不支,因证属寒饮内停,故径用小青龙汤温肺化饮。

(2) 辛凉宣散:风热怫郁在表,肺卫不宣,腠理开阖失常。"玄府不通,卫气不得泄越,故外热"(《素问·调经论》)。热气蒸腾,为了确保内环境稳定,脏腑气化正常进行,营血中的津液就以汗液的形式透发出来调节体温。因此风热外袭,常是发热、汗出兼有。

风热上侵于头,扰乱头部气血的升降,可以引起风热头痛,痛时亦有胀感,见风更剧,严重的头痛如裂,伴有口干、目赤、面部潮红等证,脉浮数或洪数,舌苔薄黄。用祛风清热法,以桑菊饮加减。本方辛凉微苦,辛能散风,凉能清热,苦能降气,原治风温病身热咳嗽,治疗上焦如羽,非轻不举,故只适用于风热头痛的轻证。如果胀痛剧烈,伴有小便短赤,大便闭结,及唇鼻生疮等内热症状,当用黄连上清丸苦寒降火,虽亦具有辛凉散热作用,总的效能偏重在里。以辛散调出入,苦寒降火调升降。

风热客于体表,肺卫之气郁闭,肺气上逆而作咳嗽。热不得出,体内的水分化为汗液流失,所以口干渴欲饮。热气蒸动,血液运行加快,脉象浮数。

热病的传变有四个层次,卫、气、营、血。辛凉宣散适用于卫分证。此时,热邪还在肌表,以上焦症状为主。"治上焦如羽,非轻不举""在卫汗之可也"是治疗的原则。

风热初起,邪气较轻,用辛凉轻剂治之。桑菊饮疏散风热,宣肺止咳。李畴人说:"此方比银翘散更轻,桑叶、菊花泄风宣肺热,杏仁泄肺降气,连翘清热润燥,薄荷泄风利气,甘、桔解毒利咽喉,能开肺泄肺,芦、茅根清肺胃之热,合辛凉轻解之法,以泄化上焦肺胃之风温"(《医方概要》)。

【医案　发热】

张某,男,12岁,1999年3月10日初诊。主诉发热3天。

发热3天,体温39.8℃,西医诊断:腺病毒性肺炎。现高热无汗,神昏嗜睡,咳嗽微喘,口渴,舌质红,苔微黄,脉形双寸关大,左大于右,脉象浮数。

中医诊断:发热。

证属:风温上受,肺气郁闭。

治则:辛凉解表,宣肺透卫。

处方:桑菊饮加味。

方药:桑叶15g　菊花15g　连翘15g　炒杏仁18g　桔梗18g　甘草6g
牛蒡子12g　黄芩9g　薄荷9g　苇根18g　竹叶60g　葱白3寸

2剂

二诊:药后汗出表闭已开,高热已退至37.6℃。

处方:苏叶30g　前胡12g　桔梗18g　桑白皮9g　黄芩18g　天花粉30g　竹叶30g　橘红9g　枇杷叶9g

4剂

三诊:药后微汗续出而身热已退,亦不神昏嗜睡,咳嗽已平,唯大便两日未行,舌红减退,苔黄微腻,脉沉数,上方去苏叶加枳实15g、莱菔子30g,4剂。

四诊:服后体温正常,咳嗽已止,仍未大便,舌中心有腻苔未退。

处方:冬瓜仁30g　杏仁9g　生苡仁30g　苇根30g　枳实15g　藿香12g　莱菔子30g　焦三仙各9g　玄明粉6g　厚朴9g　当归12g

7剂

服7剂后大便通畅,诸症悉平。

本案中通过调节出入解除了外邪犯表,但下窍不开,升降不能,条达功能难以恢复,用方方向以通下窍为主,下窍通诸症平。

【医案　发热】

赵某,男,25岁,1996年12月8日就诊。主诉发热2天。

2天前因外受风寒,症见发热,体温39.5℃,恶寒,头痛,身痛,四肢酸楚,伴有胸闷气短,大便偏干,小便短赤。舌质红,苔薄黄,脉形双寸长,脉象浮弦数。

中医诊断:发热。

证属:外感时邪,热毒伤津。

治则:清热解毒,疏散外邪。

处方:银翘散加减。

方药:连翘30g　金银花30g　蒲公英30g　芦根30g　生山栀30g　桑叶9g　桑枝9g　防风6g　荆芥穗6g　桔梗12g　枳壳18g　蔓荆子9g　僵蚕9g　甘草6g

3剂

二诊:服药后热退痛除,唯纳谷不香。

处方:鸡内金30g　佩兰9g　黄芩9g　焦三仙各30g　杏仁9g　茯苓30g　连翘9g　赤芍9g　枳壳18g　厚朴15g

5剂

药尽诸症皆安。

本案由于外邪束表出入无力而致升降沉滞,使胸闷气短,大便干涩,通过梳理出入推动肺气清降,使肠气下降大便通畅,肠气下通则胸闷气短因窍开而愈。

(3)辛凉轻解:伤寒表未尽解,邪从热化,但身热不甚,而致无汗而喘者,当用麻杏石甘汤。此虽为寒邪入里化热而成,仍然要以辛凉轻解治之。

【医案　发热】

邱某,男,26岁,1998年11月28日初诊。主诉发热8天。

近8天高热不退,咳嗽频剧,呼吸喘促,胸膈疼痛,痰中夹有浅褐色血液,间有谵妄如见鬼状。患者体温40℃,脉形三部皆大,脉象洪大。

中医诊断:发热。

证属:风热袭肺,肺失宣降。

治则:辛凉宣泄,清肺平喘。

处方:麻杏石甘汤。

方药:生石膏60g　麻黄9g　炒杏仁9g　甘草6g　厚朴9g

服1剂后,体温37℃,后分别用蒌贝温胆汤、生脉散合泻白散2剂,恢复健康。

高热不退,脉象洪大,虽似白虎汤证,但患者突出表现有咳嗽频剧,呼吸喘促,胸膈疼痛,又不见大汗和口渴,仍为内热郁闭于肺之病机,故用麻杏石甘汤方加厚朴降胃气、顺肺气以促肺气升降功能加速修复。

(4)芳香化湿:湿邪的性质是重浊趋下,最易伤及脾阳,导致脾阳不升散。芳香透表,一方面宣肺,一方面醒脾。脾的阳气不能舒展升运,中焦气机升降失调,外湿、内湿相合,淡渗利湿药见效甚微,当用芳香化湿法。

湿邪停郁头部,浊邪扰动清窍,气机阻滞,升降失调。湿邪引起的头痛特点,头痛、头重如裹,昏蒙不清爽。兼有脾虚湿困的症状。痛时昏胀沉重,如有布帛裹扎,形寒,四肢酸困。舌苔白腻,脉象濡缓。这种头痛虽以湿邪为主,亦与风寒有关,故一般用羌活胜湿汤,目的仍在疏表,使风湿从汗而解。但治疗外湿以苍术最有效,既能化湿,又能发汗。

【医案　头痛】

黄某,男,58岁,1998年10月16日初诊。主诉头痛2个月。

患者身体素弱,患高血压,经常失眠,精神容易紧张。因居处潮湿,近2月头痛、头重如裹,昏蒙不清爽,形寒肢冷,身重,一身皆痛,胸脘满闷,四肢酸困。舌苔白腻,脉形左寸小双关大,脉象濡缓。

中医诊断:头痛。

证属:湿邪外感。

治则:发汗祛湿。

处方:羌活胜湿汤加减。

方药:羌活9g　独活9g　藁本6g　防风9g　川芎9g　蔓荆子9g　白术15g　苍术15g　甘草6g　茺蔚子50g

4剂

服1剂,汗微出,头痛即减轻,2剂后身重、身痛等症皆减轻。

二诊:上方加生姜3片、甘松、山奈各6g,4剂。

药尽而愈。

本案首先是脉证不符,其症头痛,头重如裹,其脉应双寸大但其脉寸小,是其有高血压服用高血压药物所致寸小,在临床中这种现象一定要注意。

湿热、湿温初起，头重如裹，恶寒身重疼痛，胸脘痞闷。湿遏热伏，随到之处气机阻滞，身热不扬，宜用藿朴夏苓汤之类，芳香化湿，宣通气滞，轻清之品，透热于外。结滞之气得开，腠理疏通，郁遏之湿热，必随之而解。芳香化湿透表，适于治疗湿温、湿热初起。

【医案 痹证】

程某，女，38岁，2007年3月17日初诊。主诉高热伴关节疼痛16天。

今年3月2日因感寒而发热恶寒，持续高热16天，体温38.5～40℃之间。经某医院诊断为"结缔组织病变、类风湿关节炎急性发作期"。经15天治疗，体温无下降趋势，患者周身关节疼痛，现疼痛不减，且发生关节红肿热痛僵直；头痛，咽痛，恶寒发热，身重心烦，胸中憋闷，纳少便溏，小便短赤，口干而不欲饮。苔黄厚腻，脉形左大于右，尺大于寸，脉象滑数。

中医诊断：痹证。

证属：湿热困三焦，蕴结经络。

治则：清泄湿热，疏通经络。

处方：藿朴夏苓汤加减。

方药：藿香15g　厚朴15g　枳壳18g　羌活6g　独活6g　白术15g　白豆蔻9g　茯苓15g　桂枝9g　连翘30g　杏仁9g　黄连9g　黄芩18g　威灵仙9g　甘草6g

7剂

二诊：药后体温最高为37.8℃，咽痛及怕冷减轻，关节肿胀疼痛较前轻，胸展纳增。仍汗多心悸，口渴不欲饮，四肢困倦，便溏不畅。舌苔由黄厚腻转为白厚腻，脉弦滑。上方加射干12g、乌蛇9g，7剂。

三诊：药后体温最高为37.6℃，恶寒已解，胸闷已除，饮食增加，关节肿胀疼痛大减。舌苔白厚，脉弦滑。上方加秦艽15g、丹皮9g、地骨皮30g，7剂。

药后体温已降至37℃以下，除关节疼痛以外，诸症悉平。舌苔白略厚，脉弦滑。弥漫三焦湿热之邪已解，患者素体脾虚湿重，为防湿热复发，前方药再服7剂巩固疗效。运用升散解表药物调理脾胃功能的方法，下痢之病所需涩固升举，亦可从表而解。《儒门事亲》载："飧泄不止，日夜无度，完谷不化，发汗可也。"

痢疾易发于春夏之季，为手阳明大肠、足阳明胃之病，下痢奔迫，水谷之气由胃及肠，杂至疾趋而下，始为少阳生发之气不伸，继而随痢转致下陷。因此治痢泛术运阳，不如专求少阳，使生发之气升举，则水谷精微、输泄有度，而无下痢奔迫之苦。若失于表散，易致外邪陷里，俱以痢出，更使病情错综复杂，变生他恙。可见，伤暑、湿、热之痢，必从外而出之，从汗若解其外，首用辛凉以解表,后调其内,再用苦寒以清其里。春伤于风,夏生飧泄,此为症之要,风非汗不出。常用人参败毒散,方中羌活、柴胡、前胡、川芎、独活升阳达表,茯苓、枳壳燮理气机,桔梗载药上行,党参扶正达邪,使邪去人安。

【医案　痢疾】

李某,男,56岁,2003年7月21日初诊。主诉大便次数增多伴里急后重3天。

平素体弱多病,7月18日感受外邪,头痛身痛,发热恶寒,无汗,口苦纳呆,倦怠少气,3日后又合并下痢红白,里急后重,舌淡苔白,目光呆滞,面色微黄,脉形双寸短促不及其位,脉象浮缓无力。

中医诊断:痢疾。

证属:外感寒湿。

治则:益气解表,散风祛湿。

处方:人参败毒散加减。

方药:党参30g　羌活9g　柴胡9g　桂枝9g　川芎9g　独活9g　茯苓9g　枳壳9g　桔梗12g　黄连9g　木香6g　甘草6g

3剂

服上方3剂后,诸症皆轻,继服4剂诸症皆无,改方为生脉饮加减月余补益身体以善后。

(5)透热转气:热邪抵达血分若不解血之热邪则伤血,透达营血分之热,须从气分而解,这方法称之为透热转气。叶桂在《外感温热篇》中言:"入营犹可透热转气,如犀角、玄参、羚羊角等物。"透达凉散,适于邪初入营。邪入营分,经络气血升降逆乱,兼有脏腑气机不畅,而出现热邪不得宣泄、热郁阴分的情况,治当用清营汤清营透达邪热,药用犀角(现用水牛角代)、黄连、丹参之类清营,生地、玄参、麦冬之类养阴,金银花、连翘、竹叶之类来透热转气而解。

营分邪热转出气分是运用出入调升降的关键。为使气机升降不致突然变动引起不适应,用药不宜太过寒凉,以防凝滞气机,郁闭邪热,冰伏不解。清营流通气机,给邪以出路,可尽快地将邪从营中转出。单纯清营养阴,则邪无退路。出入不得兼顾,邪热难以清透,病难速痊。

【医案　发热】

李某,男,5岁,1999年3月25日初诊。主诉发热伴喘10天。

发热而喘10天,发热无汗,时而烦躁,嗜睡,微咳,下利清绿色,四肢厥冷,舌色绛,苔老黄厚、中心黑,脉形双寸大,右大于左脉象浮芤,西医诊断:腺病毒性肺炎。

中医诊断:发热。

证属:温邪入营。

治法:清气凉营。

处方:清营汤加减。

方药:生石膏^(先煎)60g　知母60g　生地黄60g　生山栀30g　赤芍9g
川黄连15g　玄参60g　连翘15g　玉竹15g　麦冬30g　金银花30g　郁
金9g　石菖蒲9g　天竺黄30g　淡豆豉9g　竹叶6g　甘草6g

2剂

二诊:服2剂后,微汗热退,已不烦躁,仍嗜睡,四肢稍温,舌由绛转红,黑苔已退,舌根苔黄,脉略缓。

方药:知母60g　生地黄60g　橘红15g　炒麦芽30g　赤芍9g　川黄
连12g　玄参60g　连翘30g　玉竹30g　麦冬30g　金银花30g　郁金15g
甘草6g　石菖蒲9g　天竺黄9g　藿香15g

3剂

三诊:服3剂后,肺部实化阴影吸收,原方去天竺黄,续进12剂而愈。

温邪入营,因尚未作痉,治以透营转气,而热退厥回。舌绛、苔老黄厚、思睡,是温邪入营之候,四肢厥冷烦躁,是欲有风动作痉之征,故用玉竹、知母、生地黄、麦冬甘凉以扶正养阴,金银花、连翘、竹叶辛凉以透邪清热,菖蒲、郁金开窍辟恶,天竺黄解毒涤痰,淡豆豉具挥发郁热作透营转气之枢。病程日久后则邪减正衰,热邪入于血分。邪热扰血,易耗血动血,病至血分,人易躁扰不安,当凉血解毒,其间亦应防壅滞而至郁热,"直须凉血散血",通其经隧,使营、气复归正途,气血升降出入的通路畅达。

六、以升降调出入

升降伴随出入是人体与外界进行交换的方法。人体的出入代谢是维持人体内环境必要手段,出入多以表里交换为主,亦包括呼吸、大小便、精神情志等。由于外感风、寒、暑、湿、燥、热或内脏气机升降的功能紊乱,致表里出入失调,这种状态就需要用升降调出入之法治疗。

以升降调节出入有两个方法:

(一)着重出入之法

出入是维持人体内外环境平衡的方法,在内表现为各个脏器的循环、代谢、排出的过程,如二便。在外表现为维持人体表皮温度、调节机体冷热的功能,如出汗。常见的以升降调节出入的疾病是小儿呼吸道疾病。小儿易外感风寒,常感冒、发热、咳嗽、气喘等呼吸道症状绵延不断,就要通过升降来调节。

在这里还要分以降利出为主还是以升促入为主。

以出为主的特征是因小儿肠液枯竭致长时间便秘,便秘久之蕴热,肺与大肠表里浊热上行燎灼于肺而致肺燥,外界空气于肺之燥热都是寒凉而致风寒犯肺,咳嗽气喘痰阻发热等症皆出,治疗时当以降利出为主。

【病案　咳嗽】

刘某,男,4 岁,2002 年 11 月 9 日初诊。主诉反复感冒咳嗽伴有发热、不思饮食 2 年。

反复感冒咳嗽伴有发热,偶见抽搐,不思饮食连续 2 年,夏天正常,春秋冬皆犯且绵延不断。平素胆小懦弱,体弱无力,大便每周 1 次,且干燥难下需用开塞露辅助而下。舌根苔黄腻舌中苔白舌尖红赤,脉形双关尺大,脉象浮弦。

中医诊断:咳嗽。

证属:肺热肠燥。

治则:宣肺平喘,降气通肠。

处方:三子养亲汤合麻杏石甘汤加减。

方药:莱菔子 30g　紫苏子 30g　白芥子 15g　麻黄 7g　生石膏^(先煎)30g
霜桑叶 15g　炒杏仁 12g　甘草 9g　生白术 30g　生大黄 9g　桔梗 18g
枳实 12g

2 剂

方中秉承以降气通肠之意,运用三子养亲汤降气通肠兼祛痰而治本,运用麻杏石甘汤宣肺平喘加桑叶止咳而治标,应用生白术健脾通便助之以治本,生大黄通涤肠道助之以治标,桔梗开上窍、枳实通下窍,达到以降治出的目标。

二诊:发热消失,夜间咳嗽减轻,有食欲,有便意但大便未下增加腹胀。嘱其控制饮食,上方加玄明粉 9g,2 剂。

三诊:便通,大便前干后溏,腹胀消失,唯夜间稍有咳嗽。标证已除,当以治本为主。改方药为:生白术 30g、茯苓 30g、当归 9g、莱菔子 12g、紫苏子 12g、茅苍术 9g、鸡内金 9g、藿香 12g、陈皮 6g、法半夏 6g、白豆蔻^(后下)3g、苹果 1 枚,每周服 4 剂,逐步减量以健脾降胃气,理顺体质以善后。

【医案　发热】

姬某,女,6 岁,2001 年 4 月 6 日初诊。主诉发热、咳嗽 3 天。

发热 37.7℃,咳嗽 3 天,痰多畏寒,平素反复发烧咳嗽,刚开始使用抗生素有效,长期服用后效果减退并体质下降且易反复、易感染,纳差无食欲,舌肥大中有裂纹苔薄白,脉形寸大左关大,脉象细濡而沉。

中医诊断:发热。

证属:土不生金。

治则:解表散寒,补中升阳。

处方:小青龙汤合补中益气汤加减。

方药:麻黄 7g 白芍 15g 细辛 6g 炙甘草 9g 干姜 6g 桂枝 9g 五味子 15g 清半夏 6g 茅苍术 12g 广陈皮 6g 金银花 15g 桑叶 15g

3 剂

二诊:热退畏寒稍减,余症同前。此是脾虚时长,中气不足,土不能生金,肺气卫外无力,脾虚生痰又无改变,故咳嗽痰饮之症不除。上方去金银花、桑叶,加柴胡 9g、升麻 12g、橘红 9g,改细辛、干姜为 9g,生姜 3 片,2 剂。

三诊:畏寒已除,痰多而引发咳嗽。此脾虚太久,中气不足所致。此时脾虚是重点当以健脾祛痰为主。

处方:茅苍术 15g 生白术 15g 柴胡 12g 升麻 12g 广陈皮 9g 法半夏 9g 炙甘草 9g 白芥子 15g 桔梗 9g 生黄芪 30g 党参 15g

5 剂

四诊:痰减少咳嗽无,精神食欲佳,体力增加。上方加焦三仙各 9g、白豆蔻 6g、苹果 1 枚,14 剂,并用棉球蘸藿香正气水敷肚脐以善后。

以上两个病例都是外感为主症,但也是标症,肠道功能是主要病因,如果只以解表来治疗,只会进入恶性循环使呼吸系统疾病反复发作。此时必求治本,第一例由于肠道塞滞产生浊热上灼于肺而引起外感,此时当用降气以促出。第二例是脾虚致土不生金,肺之卫外无力所致,故在发热等急性症状减轻后,迅速补脾强化吸收功能,运用升阳气以促入,提中气以养肺气,增加肺卫外之力,使外感之症解除的同时脾肺两脏功能恢复,使体质得以修复。其中要注意两例都有纳差的症状,但有不同:第一例是短暂的纳差属于疾病引发的反应,第二例是由于纳差脾虚导致的肺虚外感,所以第二例是要重点放在醒脾开胃上边。

(二) 着重升降之法

气之升降出入运行以畅为要。若失其畅,运行速度减慢或阻滞,便为气滞、气郁之证,使气机当升不升,当降不降,当化不化,形成血瘀、痰阻、湿滞、寒凝之类,升降功能的阻滞就会导致出入失畅。

气滞常导致食、痰、湿三邪,无论见于何脏,均以胀、痛为特征。

1. 消导攻积 脾胃为生气之源,气机升降出入的枢轴。气贵流通,若中焦气滞而脘腹胀痛,或气郁痰凝而咽喉不适,均宜行气导滞,疏达气机,使气机通畅,则胀满可消,郁结可解。六腑以通为补,法常以厚朴、陈皮、枳壳、木香、豆蔻、砂仁、高良姜、苏叶、大腹皮、槟榔等为主药,再根据寒热虚实的不同见证,配伍其他药物而成。常用方如厚朴温中汤、半夏厚朴汤等。运用消导、攻下之类的药物,荡涤肠胃积滞,如阳明燥实内结、瘀血积聚等,即《素问·六元正纪大论》"土郁夺之"之意。夫六腑以通为用,若宿食、燥结内阻,则腑气不通,浊气不降,甚或逆而上泛。唯肠胃积垢陈实得以排出。方可恢复六腑通降之能,使水谷通利,化食调中,维持机体新陈代谢的动态平衡。

饮食过多,或脾胃素虚、纳运失职、食积内停,或湿热蕴积阻滞胃肠,悉可导致宿食积滞内停,宜消食和胃。消食和胃,适于脘腹胀满,嗳腐吞酸,不思饮食,大便不爽,苔白腻脉沉弦一派食积于胃,胃气不降反逆的证候。宜用保和丸消食为主。食积得消,气得下行,胃气自和。肠道的升降失常宜导滞通肠。导滞通肠主要用于大便臭如败卵,滞而不畅,或水粪杂至而下,腹胀胀痛,泻后痛减,矢气则舒,苔垢之类食滞于肠、腑气失通征象。治当以李东垣《内外伤辨惑论》之枳实导滞丸,方中既有神曲消食,更用大黄、枳实侧重导滞。食滞得下腑气通畅,诸恙霍然。导滞通下,是湿温病湿从热化,或伏暑为病,湿热夹滞阻于肠道。证见大便溏而不爽,色黄如酱,胸腹灼热,恶心呕吐,苔黄垢腻。邪滞肠道,非攻下不去;湿热内郁,又须清化。因此,其治宜用俞肇源《通俗伤寒论》之枳实导滞汤,苦辛通降以化湿热积滞。方中大黄、槟榔、枳实、厚朴荡涤积滞、化湿清热,黄连、连翘、紫草清热解毒,木通利湿清热,山楂、六神曲、甘草消导和中。若泥于三承气,虽能苦寒下夺、咸寒软坚,然无清化之力,于此反不切病情。由于病证乃湿热积滞胶黏滞着于肠胃,非一次攻下就通排除病邪,故宜用轻下之法,随证断续通下。若下后不久,热势复作,大便溏而不爽。此宜再行轻法频下,总以胃肠病邪殆尽,湿热夹滞之证消失为度。所以在《外感温热篇》中反复告诫:"再论三焦不得从外解,必致成里结。里结于何?在阳明胃与肠也。亦须用下法,不可以气血之分,就不可下也。但伤寒热邪在里,劫烁津液,下之宜猛;此多湿邪内传,下之宜轻。伤寒大便溏为邪已尽,不可再下;湿温病大便溏为邪未尽,必大便硬慎不可再攻也,以粪燥为无湿矣"。

【医案　噎膈】

黄某,女,53 岁,2005 年 2 月 24 日初诊。主诉吞咽梗阻不利 2 个月。

吞咽梗阻不利 2 个月,左胁肋隐痛,胸闷纳少,嗳气频作,脘腹痞胀,不思饮食,大便不爽。苔腻,脉形左关大右寸短,脉象沉弦。

中医诊断:噎膈。

证属:食滞肠胃。

治则:消食导滞。

处方:保和丸加减。

方药:厚朴 30g　陈皮 9g　枳壳 18g　法半夏 9g　茯苓 9g　莱菔子 30g
山楂 30g　神曲 30g　大黄 12g　炒槟榔 30g　郁金 15g　甘草 6g

5 剂

二诊：服 5 剂药后,大便溏每日 3~5 次,左肋憋胀痛减轻,稍有食欲。

脾胃素虚、饮食过多、纳运失职,致胃气不降,方中大黄、炒槟榔、枳实、厚朴荡涤积滞、化湿清热,茯苓、陈皮、法半夏、山楂、莱菔子、神曲、甘草消导和中降气,全方助脾运,协胃降,使清升浊降,食积得消,食欲得开,吞咽得利。以上方减去大黄,加桔梗 30g、藿香 15g、麻黄 9g,5 剂。

三诊：药后胸闷嗳气豁然消失,大便时顺时干,左肋隐痛近乎痊愈。降气方向已转化正常故去掉大黄使涤荡肠道之力减少,加入桔梗宣通肺气、麻黄助之肺气发出表皮,使肺气条达,肺与大肠表里,肺气得开大肠降气得顺,加之藿香化脾湿理气和胃、顺气止痛、止嗳气,使肠胃功能近乎正常。上方加白豆蔻 9g,当归 18g 以善后。白豆蔻开胃消食、温中止呕;当归行血多汁润肠,使脾开肠降,诸症皆消。

本方是应用升降调出入的代表。

2. 苦寒攻下 伤寒邪传阳明,温病邪从燥化。燥热之邪与肠中积滞糟粕而成燥屎,影响腑气通降。非下之不能安,"夫病之一物,非人身素有之也。或自外而入,或自内而生,皆邪气也。邪气加诸身,速攻之可也,速去之可也"(《儒门事亲》)。苦寒下夺,使有形热结随泻下而去。

症见日晡潮热,时有谵语,大便秘结,或纯利稀水,热结旁流,腹满硬痛或绕脐疼痛,手足汗出,舌苔黄燥,或焦裂起芒刺,脉沉实有力,所谓阳明腑实证。痞满燥实坚,非苦寒攻下,轻坚泄热,则燥屎不下、邪热不去。适用于大承气汤。症见腹胀腹满,大便硬、汗多、谵语、潮热、脉滑疾之类痞满证,主方为小承气汤。症见腹胀,大便结、心烦、蒸蒸潮热者,用于调胃承气汤侧重泻热软坚。病有轻重,治有缓急,总以通降腑气、恰和病机为要。至于三承气的共同机制,吴鞠通所论,乃"承气也""通胃结,救胃阴,仍系承胃腑本来下降之气。"通其郁闭,下其糟粕,和洽气机。清代名医柳宝诒曾说:"胃为五脏六腑之海,位居中土,最善容纳,邪热入胃,则不复他传,故温热病热结胃腑,得攻下而解者,十居六七。"以其治疗西医学所谓之急腹症,更取得了瞩目之效。呕、胀、痛、闭是急腹症的主要临床表现。通降失常则"痛而闭",是其基本病理机转。轻型肠粘连或部分粘连梗阻,可用肠粘连缓解汤(川朴、木香、乌药、莱菔子、桃仁、赤芍、芒硝、番泻叶。天津南开医院验方,下同)。一般肠梗阻,气胀较重者,用复方大承气汤(厚朴、枳实、大黄、芒硝、莱菔子、桃仁、赤芍)。重型肠梗阻,肠腔积液较多者,用甘遂通结汤(甘遂末、桃仁、赤芍、牛膝、大黄、木香)。证之临床,颇获效验。其实,悉从三承气汤变通而来。据研究,三承气汤不仅可以泻肠中积滞,通利二便,且尚具有调节全身功能的作用,可减轻与肠道相通的其

他管腔系统如阑尾、胆道、胰管等的梗阻,促进胆汁与胰消化液分泌、改善血循环、抗菌消炎、镇痛解痉等。苦寒下夺,沉降下行,流通胃肠,对促使脾胃升降功能恢复正常,有着重要的意义。

【医案　痫病】

张某,男,9 岁,1999 年 10 月 24 日初诊。主诉发现癫痫 2 年,反复发作半年。

2 年前突然昏倒,不省人事,牙关禁闭,吐白涎沫,四肢抽搐,甚至小便失禁。医院诊断为"癫痫",经服用苯妥英钠等,病情有所好转。但持续服用数月而出现痴呆,语无伦次因而停药。近半年来又复发如初,现每日发作 2~3 次。醒后神志恍惚,站立不稳,时喃喃自语,傻笑,答非所问,流涎,质黏稠,味臭秽。饮食一般,大便数日一次,干燥。舌苔黄腻,脉形左右六部皆大,脉象滑数有力。

中医诊断:痫病。

证属:热闭,阳明腑实。

治则:泄热通便,化痰开窍。

处方:大承气汤加减。

方药:大黄 18g　芒硝 9g　厚朴 9g　枳实 30g　竹茹 9g　清半夏 9g　黄芩 18g　金银花 30g　石菖蒲 12g

5 剂

二诊:服药 3 剂后,胶黑屎得下,神志遂渐较清。热病神昏谵语,痰热互结,必须用承气汤类,故以承气汤荡涤腑实,佐金银花、黄芩清热解毒,竹茹、清半夏化痰清热,石菖蒲芳开窍辟秽,而获良效。上方加薄荷(后下)30g、牛蒡子30g,薄荷疏散风热、健胃消食亦可解郁,牛蒡子可降气下行又可散风除热,7 剂。

药后大便正常,饮食大增,嘱其控制饭量,精神神志清爽,可以自制,知道羞愧。

上方加减 60 余剂,诸症痊愈随访 2 年未发作。

3. 清上通下

(1) 提壶揭盖法:本法是通过宣肺理气,使气化通调,小便自利的方法。专为肺气闭郁、小便不利而设。患此症时,非一般的利尿剂所能奏效,无形气滞是病变的要点,唯宣通肺气,气化下达,小便始能通利。肺通调水道,下输膀胱。肺主一身之气,气行水自化,故称肺为水之上源。

【医案　水肿】

黄某,男,21 岁,2003 年 11 月 3 日初诊。主诉颜面浮肿半月。

171

半月前形寒发热,继则颜面浮肿,头痛身重,咳嗽痰少,咽痛喉肿,溲赤量少,尿常规检查:红细胞(+++)。舌质红起刺,苔腻,脉形寸大尺小,脉象浮数。

中医诊断:水肿。

证属:阳水。

治则:清热化湿,利水消肿。

处方:苍术 30g　白术 30g　牛蒡子 30g　玉竹 9g　浮萍 9g　猪苓 30g 车前子 30g　金钱草 20g　冬瓜子 30g　生苡仁 30g　白茅根 30g　葶苈子 9g

7 剂

二诊:药后肿退,尿量增多,每天约 2 000ml 左右,余症亦减;但又发热,脉细数,苔薄腻。风在表,湿郁里,治拟宣肺解表,化湿利水。

处方:苍术 30g　白术 30g　牛蒡子 30g　葶苈子 9g　浮萍 30g　猪苓 30g　车前子 30g　金钱草 12g　冬瓜子 30g　生苡仁 30g　白茅根 30g　桔梗 18g　金银花 30g

7 剂

三诊:药后热退,咽喉肿痛消失,咳嗽亦除,小便量已增多。苔薄腻,脉细滑。原方药续进 7 剂。

四诊:溲已转淡黄色,全身乏力,尚有微肿。苔薄,脉细。

处方:党参 30g　熟地黄 30g　生白芍 9g　炒白术 30g　苍术 30g　陈皮 9g　猪苓 15g　浮萍 12g　泽泻 12g　车前子 30g　牛膝 30g　大枣 3 枚

7 剂

五诊:药后小便常规检查:红细胞(±),肿退消,小便清,胃纳增加。苔薄,脉细。

处方:党参 30g　白术 30g　苍术 30g　陈皮 9g　浮萍 9g　泽泻 12g 车前子 30g　牛膝 30g　厚朴 9g　益母草 30g　仙鹤草 90g

7 剂

急性肾炎,属于中医学水肿病的阳水范畴。由于风热之邪外袭,肺气不宣,失于通调;水湿内盛,脾为湿困,而失转输;三焦气化失宣,决渎失司;更因肾气不充、开阖不利,膀胱气化不行,风水相搏,湿热内蕴,水液停聚,溢于肌肤。本在脾、肺、肾,标在湿与风,根据"急则治其标,缓则治其本"的原则,祛邪扶正。方中浮萍配牛蒡子发汗解表透转出入,又可除热利尿消肿,是方中的升降出入核心。

(2)清热宣导:咳喘气急气逆,胸闷烦躁口渴,小便不利,或但见少腹胀急小便涓滴难下,甚或癃闭。为邪热壅肺,气机痹阻,或肺热下移膀胱,上、下二焦均为邪热所阻,水道不通使然。治以清热宣肺,方用越婢汤,药如桔梗、杏

仁、升麻、前胡、紫菀、款冬花可随证选用之。"肺为肾水之源,凡水道不通者,升举肺气,使上窍通则下窍通"(《医贯》)。若周身浮肿,以面目为甚,咽喉疼痛,小便量少,舌边红,苔薄黄,脉浮数,是为风水,更当清热利咽,宣肺行水,桑叶、菊花、防风、通草、薄荷、黄芩之类,用之最切。西医学所谓之急性肾炎、慢性肾病急性发作,多可用此法而获效。

【医案　水肿】

李某,男,45 岁,2001 年 12 月 24 日初诊。主诉眼睑四肢浮肿 3 个月。

素有肾炎病史,近 3 月眼睑四肢浮肿,按之凹陷,午后为甚;伴出汗不止,身重恶风,易于感冒,咽喉疼痛,纳食不香,胸闷气短。尿蛋白(+++)。舌淡嫩,苔白,脉形双手六部皆小,尺短,脉象沉细。

中医诊断:水肿。

证属:脾气虚弱,表卫不固。

治法:健脾益气,利湿固表。

处方:防己黄芪汤加减。

方药:防己 12g　黄芪 30g　炒白术 60g　生山药 30g　芡实 30g　白茅根 15g　益母草 30g　桔梗 18g　桑叶 9g　菊花 9g　防风 9g　升麻 15g

14 剂

二诊:服上方药 14 剂,浮肿已消,汗亦少,恶风减轻,纳可,仍胸闷,尿蛋白(+)。

方药:防己 12g　黄芪 30g　炒白术 30g　生山药 30g　芡实 30g　白茅根 15g　益母草 30g　桔梗 18g　桑叶 9g　菊花 9g　防风 9g　升麻 9g　枳壳 30g

14 剂

三诊:服上方药 14 剂,余症皆除,尿蛋白(±)。

方药:防己 12g　黄芪 30g　炒白术 30g　生山药 30g　芡实 30g　白茅根 15g　益母草 30g　桔梗 18g　桑叶 9g　菊花 9g　防风 9g　升麻 9g　枳壳 30g　阿胶 9g　川续断 16g

28 剂

四诊:诸症再未复作,尿蛋白阴性,继服上方药,以巩固疗效。

水肿之病,临床多见。《素问·水热穴论》:"上下溢于皮肤,故为胕肿。胕肿者,聚水而生病也。"《灵枢·水胀》:"水始起也,目窠上微肿,如新卧起之状,其颈脉动,时咳,阴股间寒,足胫瘇,腹乃大,其水已成矣。"明确指出水肿是体内水液潴留、泛溢肌肤而见头面、眼睑、四肢、项背、胸腹全身的浮肿。

治水肿重视培土制水、健脾益气之法,其他治法则兼而使之。

（3）宣肺散寒：寒邪束肺，肺气被郁，而遂致面肿，目下如卧蚕，声浊，身重，咳嗽痰白，胸满气急，小便不利，当用此法。"皮毛与肺合，肺又为水源，故发汗须治肺，利水亦须治肺，水天一气之义也"（《血证论》）。方选三拗汤。肺气得宣，水道得通，则小便自利。"若脉浮，小便不利，微热消渴者，五苓散主之"（《伤寒论·辨太阳病脉证并治》）。此虽言伤寒表邪未尽，随经入腑，气化失司，邪与水结，逆成蓄水证的治疗，而实蕴宣肺解表，化气行水之深意。方中桂枝达肺散表，化气行水，是为主药，诚如李时珍所云"是则桂枝虽太阳解肌之轻剂，实为理脾救肺之药也。此千古未发之秘者，愚因表而出之"（《本草求真》）。启上闸，开水源，源清流自洁。若肺气闭郁，大便秘结，亦当宣上导下，方用宣白承气汤。是唯肺气未开，里证又急，肺与大肠相表里，痰热壅结上焦，阳明胃肠实热，互为影响，互为因果，造成肺气不降，腑气不通的恶果。因此，其治当两相调理。痰热阻肺，自当清化，腑有热结，又必攻下。唯清肺热以宣上焦，合苦寒以下通腑气最为合拍。宣白承气汤果如其言，石膏、杏仁宣降肺气以治上，大黄、瓜蒌皮逐腑实于下。"但开降上焦肺气，上窍开泄，下窍自通矣"（《临证指南医案》）。若非上下并调，则邪实难消除。大便秘结，属肺气壅阻不宣所致者，常兼有胸满气促，可采用瓜蒌桂枝汤增损以开里（肺）通表（大肠）进行调理。

【医案　发热】

赵某，男，53岁，2001年3月20日初诊。主诉发热2天。

昨天外出游玩，回家后则鼻塞流涕，体温38℃，发热恶寒，无汗，手足微寒，咳嗽痰白，胸满气急，面肿身重，小便不利，舌苔薄白，脉浮紧。

中医诊断：发热。

证属：寒邪犯肺。

治则：宣肺散寒。

处方：三拗汤加减。

方药：麻黄6g　杏仁9g　陈皮9g　浮萍9g　甘草6g

3剂

服1剂药后，汗出热退，服完3剂诸证皆愈。

【医案　癃闭】

朱某，男，65岁，2002年11月28日初诊。主诉小便量少，排尿困难5年。

5年前开始出现小溲频数，入夜更甚，夜尿4~5次，尿频尿少，点滴不爽，小腹胀痛，面色苍白，体倦无力，畏寒肢冷，舌苔白，舌质淡嫩而胖，脉细无力。

中医诊断：癃闭。

证属：脾肾阳虚。

治则:补气温阳,理气化水。

处方:补中益气汤合加味肾气丸加减。

方药:党参 30g　茯苓 30g　陈皮 9g　升麻 9g　柴胡 15g　黄芪 30g
桔梗 12g　当归 12g　白术 30g　车前子 30g　牛膝 30g　山茱萸 18g　泽
泻 9g　附子 6g　甘草 6g

7 剂

二诊:服 7 剂药后,夜尿 3 次以内,畏寒肢冷已除。

方药:党参 30g　茯苓 30g　陈皮 9g　升麻 9g　柴胡 15g　黄芪 30g
桔梗 12g　当归 12g　白术 30g　车前子 30g　牛膝 30g　山茱萸 18g　泽
泻 9g　甘草 6g

7 剂

三诊:服 7 剂药后,夜尿 2 次以内,排尿有力,畅通稍滴,精神振作,余无不
适。嘱服补中益气丸合济生肾气丸以巩固疗效。

脾气虚而清气不能上升,浊阴难以下降,故小溲频数。投以补中益气汤合
加味肾气丸加减。补中益气汤补中气,升清气,中气升运则浊阴易降;加味肾
气丸滋阴助阳,化气利尿。二方相配而获佳效。

(4) 引吐通下法:通过呕吐、搐鼻以治疗小便不通、经水不调的方法,谓之
探吐畅下法,病在下,取之上,以升为降。本法与宣肺导下法,同属开上通下的
方法。下焦小便不通,经水不调,有因上焦气机闭塞,升降不行所致者,治当
"提其气,气升则水自降,盖承载其水也"(《丹溪心法》)。朱丹溪首创此法,而
后世沿用发展不少。如清代江西名医谢映庐在探吐的基础上,又提出搐鼻法,
他指出"有因上窍吸而下窍之气不化者,用搐鼻法、探吐法,是求北风开南牖之
义,通其上窍而化之",朱丹溪谓:"吾以吐通小便,譬如滴水之器,上窍闭则下
窍无以自通,必上窍开而下窍之水出焉。"此法简便立效。

【医案 闭经】

谭某,女,28 岁,2001 年 8 月 12 日初诊。主诉闭经 8 个月。

14 岁月经初潮,错后量少,近年来体重日增,渐致闭经,现已 8 个月未潮,
体重 69kg。神疲乏力,纳呆,心烦易怒,痰多,带下,脉沉细弦,舌苔白腻。

中医诊断:闭经。

证属:痰湿阻滞。

治则:化湿祛痰,利气活血调经。

处方:导痰汤加减。

方药:陈皮 9g　法半夏 9g　茯苓 30g　甘草 6g　枳实 15g　胆南星 9g
白术 30g　苍术 30g　香附 30g　瓜蒌 30g

5剂

二诊:服上药2剂后有反胃呕吐现象,呕吐痰涎,但精神略振,痰已少,现觉有腹胀感。

方药:陈皮9g 法半夏9g 茯苓30g 甘草6g 枳实9g 胆南星9g 白术30g 苍术30g 香附30g 瓜蒌15g 莱菔子30g 鸡血藤30g 丹参24g

5剂

三诊:服上药后精神大有好转,月经来潮,量少、色黯红且有血块,舌淡苔薄白,脉沉细,因势利导,继进利气活血调经之药。

方药:当归18g 川芎9g 赤芍9g 柴胡15g 枳壳30g 桔梗18g 牛膝30g 桃仁9g 红花9g 益母草30g 法半夏9g 陈皮9g 甘草6g

5剂

四诊:患者自服药以来体重逐渐下降,痰涎几无。嘱其继服5剂以巩固疗效。

闭经一案,一般多从养血调经入手。本案患者因体肥而经闭,故以导痰汤加减除湿化痰、行气开郁治之。服药后因其痰涎壅盛、胸膈痞塞,不能下行而反胃呕吐痰涎后获效甚佳,再服以利气活血调经之药而痊愈。痰湿阻滞经脉,则经讯不至,俾痰得以消除,湿水上下皆去,则月讯遂畅。

(5)降气通经法:脏腑气机升降紊乱,首先导致脏腑之间的升降关系失调。脏腑气血不能输注经络,经络升降因之而异常。在脏腑和经络之间有一个调节气血的系统,即奇经八脉系统。脏腑和经络的升降紊乱,必然引起奇经八脉功能失常。气机当降不降,在奇经八脉中,逆气上升表现最为明显的是冲脉。这与冲脉的循行特点,其与脏腑在经脉上的联系,以及冲脉特殊的生理功能有密切的关系。

冲脉的循行很有特点,起于胞宫,上下贯通,与多个脏腑有直接的联络,渗灌气血于三阴三阳,为"十二经脉之海"。冲脉具有调节肝、肾、胃气机升降的功能,反过来讲,经络脏腑气机逆乱,可以导致冲气循经上逆。冲气上逆之证,临床见症较多,但都伴有相关脏腑或经络升降失调的兼证。

冲脉在气血充实,下焦温和之时,其气机并不逆冲。而当气血不足,心胆君相二火不能温暖下焦时,冲气才有逆升之势,病发为奔豚。冲脉隶于阳明,冲气上逆,多由胃气不降,冲胃气逆,厌食,呕吐,呃逆遂发,尤其妇女会在经期前后出现冲气上逆的倒经,吐血或衄血,治宜平冲降逆。

【医案 月经后期】

王某,女,23岁,2000年4月8日初诊。主诉近6个月月经40天一行。

半年前正值经期遭遇情绪刺激,抑郁不舒,突然经行停止,此后月经经常推迟,40多天一次,量少,色黯,有块,小腹胀痛,胸闷不适,乳房胁肋胀痛。舌质黯,脉弦缓。

中医诊断:月经后期。

证属:肝气郁结,冲任不调。

治则:疏肝理气,平冲降逆。

处方:宣郁通经汤加减。

方药:柴胡9g　白芍9g　川楝子15g　延胡索30g　当归9g　香附30g 郁金15g　黄芩9g　丹皮9g　焦山栀9g　白芥子9g　通草6g　牛膝18g 降香9g　甘草6g

7剂

肝失疏泄则气滞,气滞则血凝,瘀蓄腹中,与下焦之邪热相恋,故见冲任经阻、少腹痛;膀胱气化失司、小溲不利。治重在调气,兼清下焦湿热,调气则瘀化,湿热去则气血畅通,瘀滞得解,经水可自下。

4. 开胸利痰法　清升浊降,气血津液升降运行正常,痰浊不生。人体气血失和,脏腑升降失调,三焦气化不利为生痰之本。关键是气机不畅,津液不循常道便成痰浊。痰浊形成之后,又随气机升降流窜周身,气升则痰升,气逆则痰逆,气机郁则痰停。痰浊停郁进一步阻滞气血的正常运行,导致各种病症。痰浊的本质,即是脏腑经络升降失调,本当排出体外的代谢产物过量堆积而成。因痰所积聚的部位不同,有不同的名称。但总的来说是气血运行和功能的异常改变,运行的改变表现为升降的迟滞、逆乱;功能的改变主要基于气能量的减弱和血液成分的改变,所以痰分为"无形之痰"和"有形之痰"。痰作为病理产物影响气机,就成为致病因素,所以说"百病皆由痰作祟""怪病多痰"。对痰浊的现代研究表明,痰包括的范围十分广泛,血液中血脂增多引起的高脂血症、血小板凝集形成的血栓、淀粉样蛋白沉积引发的心肺系统病变等都属于痰。治痰之法,必当调理脏腑的气机升降,此为治本之法。对于痰浊原则上"当以温药和之",具体则随痰证的性质、部位对症治疗。

中焦脾胃为气机升降地枢轴,也是生痰之源,因此痰浊最易结滞中焦,中焦又称为心下,治之宜涤痰开结。

涤痰开结,为痰热互结心下,气机阻滞,升降失调而设。多因表邪入里,或太阳、少阳病误下,邪热内陷,与心下痰饮相结,气机郁滞,痰浊阻滞于心下,即小结胸证,证见心下硬满、按之则痛、脉浮滑,当用辛凉小陷胸汤清热涤痰开结。疾病发展过程中,热陷胸中,与水饮互结心下,气机升降郁阻,形成大结胸证。根据病势的缓急,分别采用大陷胸汤和大陷胸丸。汤者荡也,荡然无存,适宜于病势急,病情重之证。症见心下痛,甚则从心下至少腹硬满疼痛,如石之硬,或稍有潮热,口渴舌燥。用大陷胸汤泄热逐水破结。丸者缓也,缓缓图之,适宜于病势缓,病情轻之证。症见心下硬痛、项背强直、气喘而促,为水热胶结,病趋于上,肺气不利,经脉受阻。又当宜大陷胸丸逐水破结,峻药缓攻。常用药为甘遂、大戟、芫花配大黄、芒硝。

若饮热结实,阻碍于肝肺之间,肝肺升降气机的机转不运,阳明肠胃之气失于通降,大腹坚胀,气粗口渴,大小便秘涩,当用舟车丸。悬饮即胸水,属于水饮结实者,多可用此法治疗。

结胸之成,皆由气机升降失调,痰浊与热郁滞心下而成,治疗时虽同用开结之法,却由于大小结胸证同中有异,故其治亦有大、小陷胸汤之别。诚如张兼善所言:"从心下至少腹石硬而痛,不可近者,大结胸也,正在心下,未及胸胁,按之痛未至石硬,小结胸也,形证之分如此。盖大结胸者,是水结在胸腹,故其脉沉紧;小结胸者,是痰结于心下,故其脉浮滑。水结宜下,故用遂、葶、硝、黄,痰结宜消。"

5. 芳香开窍法　心主神明,清阳升于上,神清则窍灵。心火上炎,胃浊不降,气机升降紊乱,痰浊随气机逆奔于上,痰迷诸窍,导致神昏迷乱,狂躁乱语。清心通腑用之最宜,此法治邪闭心包兼阳明腑实者,现身热神昏、舌謇肢厥、便秘、腹部按之硬痛、饮不解渴。方选牛黄承气汤,以清心开窍之安宫牛黄丸急泄心包之热以开窍,合用大黄苦寒下夺攻下腑实,以救少阴之欲亡。若狂躁乱语、登高而歌、弃衣而走、面赤口渴、痰色不绝、大便不通、小便短赤。为痰火阻胃结肠扰心,非攻下清心而神难宁,宜急用礞石滚痰丸使痰火藉肠道而下。痰浊蒙蔽心窍,当芳香开窍,用清心开窍、芳香通络、开闭通窍一类药物,治疗温病神昏。温病病邪壅盛,或阴霾浊邪壅遏,内闭心包,升降失灵,窍机不利,易致神昏,宜急施本法。由于内闭来路有异,性质有寒热之利,因此,具体治疗有所不同。热势重,窍闭神昏谵语,舌謇肢厥,舌质纯绛,是为温热内闭心包,用清宫汤合安宫牛黄丸或至宝丹或紫雪丹清泄心包邪热。若邪从卫气内陷,又当予银翘散加石菖蒲、郁金或安宫牛黄丸之类。举凡阴霾之邪蒙蔽心窍而致牙关紧闭,肢凉手握,面色清灰,悉急用苏合香丸辛温开窍。豁开法适于湿热酿痰,蒙蔽清窍,神识昏蒙多时清时迷,舌质红,苔灰黄腻,宜菖蒲郁金汤清化湿热,豁除痰浊。

【医案　中风】

龚某,男,66岁,2002年8月26日初诊。代主诉猝然昏仆,不省人事,口角㖞斜16天。

8月10日凌晨睡后起床小便,猝然昏仆,不省人事,口角㖞斜,喉中痰鸣,

急送某医院住院抢救,诊断为"脑出血",出院后来看中医,患者现神识昏蒙,时清时昧,左半身不遂,口角㖞斜,流涎不止,语言謇涩,舌强偏歪,头痛泛恶,气粗口臭,大便干燥。舌苔黄腻,脉形:双寸关大尺短,脉象弦滑。血压 170/105mmHg。

中医诊断:中风闭证。

证属:肝阳上亢,阳升风动夹痰火上蒙清窍。

治宜:豁痰开窍,息风通络。

处方:温胆汤加味。

方药:清半夏 30g　陈皮 9g　枳实 9g　竹茹 15g　石决明^(先煎)30g　黄芩 18g　胆南星 30g　钩藤 30g　菖蒲 12g　远志 12g　郁金 15g　桑枝 15g　干地龙 15g　连翘 30g　白芍 30g　玄明粉 9g

7 剂

二诊:神识稍清,呼之能答含糊之语言,痰涎减少,大便下而不畅,上方加白僵蚕 9g,继服 14 剂。

三诊:神志清醒,语言清晰,左上下肢虽沉困但勉强能活动,不能起立行走,苔薄黄微腻,脉弦滑。此属痰瘀阻络,肝风余热未清,治宜平肝化痰,活血化瘀。

处方:清半夏 9g　厚朴 12g　枳实 9g　竹茹 15g　钩藤 30g　石决明^(先煎)30g　丹参 30g　牛膝 30g　桑枝 15g　干地龙 15g　当归 9g　川芎 9g　蜈蚣 2 条　生黄芪 50g　连翘 30g　远志 12g　石菖蒲 12g

14 剂

四诊:人扶、持杖可行走,精神好转,大便通畅,上方去黄芩、石决明,加生地黄 60g、白芍 30g,30 剂。

如此治疗半年余,脾气柔和身体基本恢复正常。1 年后随访,偶有便秘,生活能够自理。

中风闭证,乃因年高肝肾阴亏,肝阳亢盛,阳升风动,气血上逆,夹痰夹火,上蒙清窍,致使内外信息出入交换受损。故用温胆汤加黄芩、胆南星、清半夏以清化痰热,菖蒲、远志、郁金以豁痰开窍,钩藤、石决明平肝息风,佐以地龙、桑枝通利经络。随证加入丹参、桃仁、川牛膝等药以增活血化瘀、通经活络之力。最后,加入生地黄、白芍以养阴柔肝,促使上窍得开,信息出入功能得以恢复。

附　录

一、《医学启源》节选

气味厚薄寒热阴阳升降图（图 7-1）

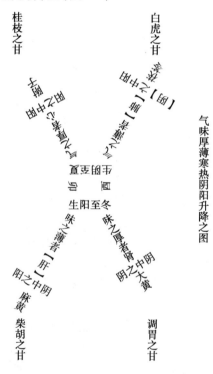

图 7-1　气味厚薄寒热阴阳升降图

注云：味为阴，味厚为纯阴，味薄为阴中之阳；气为阳，气厚为纯阳，气薄为阳中之阴。又曰：味厚则泄，味薄则通；气厚则发热，气薄则发泄。又曰：辛甘发散为阳，酸苦涌泄为阴；咸味涌泄为阴，淡味渗泄为阳。

升降者，天地之气交也。茯苓淡，为天之阳，阳也，阳当上行，何谓利水而泄下？《经》云：气之薄者，乃阳中之阴"，所以茯苓利水而泄下，亦不离乎阳之体，故入手太阳也。麻黄苦，为地之阴，阴也，阴当下行，何谓发汗而升上？《经》曰："味之薄者，阴中之阳"，所以麻黄发汗而升上，亦不离乎阴之体，故入手太阴也。附子，气之厚者，乃阳中之阳，故《经》云"发热"；大黄，味之厚者，乃阴中之阴，故《经》云"泄下"。竹，淡，为阳中之阴，所以利小便也；茶，苦，为阴中之阳，所以清头目也。清阳发腠理，清之清者也；清阳实四肢，清之浊者也；浊阴归六腑，浊之浊者也，浊阴走五脏，浊之清者也。

二、《脾胃论》节选

（一）天地阴阳生杀之理在升降浮沉之间

《阴阳应象论》云：天以阳生阴长，地以阳杀阴藏。然岁以春为首，正，正也；寅，引也。少阳之气始于泉下，引阴升而在天地人之上，即天之分，百谷草木皆甲坼于此时也。至立夏少阴之火炽于太虚，则草木盛茂，垂枝布叶，乃阳之用，阴之体，此所谓天以阳生阴长。经言岁半以前天气主之，在乎升浮也。至秋而太阴之运，初自天而下逐，阴降而彻地，则金振燥令，风厉霜飞，品物咸殒，其枝独存，若乎毫毛。至冬则少阴之气复伏于泉下，水冰地坼，万类周密。阴之用，阳之体也，此所谓地以阳杀阴藏。经言岁半以后，地气主之，在乎降沉也。至于春气温和，夏气暑热，秋气清凉，冬气冷冽，此则正气之序也。故曰：履端于始，序则不愆。升已而降，降已而升，如环无端，运化万物，其实一气也。

设或阴阳错综，胜复之变，自此而起。万物之中，人一也。呼吸升降，效象天地，准绳阴阳。盖胃为水谷之海，饮食入胃，而精气先输脾归肺，上行春夏之令，以滋养周身，乃清气为天者也；升已而下输膀胱，行秋冬之令，为传化糟粕，转味而出，乃浊阴为地者也。若夫顺四时之气，起居有时，以避寒暑，饮食有节，及不暴喜怒以颐神志，常欲四时均平，而无偏胜则安。不然，损伤脾胃，真气下溜，或下泄而久不能升，是有秋冬而无春夏，乃生长之用，陷于殒杀之气，而百病皆起；或久升而不降亦病焉。于此求之，则知履端之义矣。

（二）阴阳升降论

《易》曰：两仪生四象，乃天地气交，八卦是也。在人则清浊之气皆从脾胃出，荣气荣养周身，乃水谷之气味化之也。

清阳为天（清阳成天。地气上为云，天气下为雨。水谷之精气也，气海也，七神也，元气也，父也），清中清者，清肺以助天真。清阳出上窍（耳、目、鼻、口之七窍是也），清中浊者，荣华腠理。清阳为腠理（毛窍也），清阳实四肢（真气充实四肢）。浊阴为地（积阴成地。云出天气，雨出地气。五谷五味之精，是五味之化也。血荣也，维持神明也，血之府会也，母也），浊中清者，荣养于神（降

181

至中脘而为血,故曰心主血,心藏神)。浊阴出下窍(前阴膀胱之窍也),浊中浊者,坚强骨髓。浊阴走五脏(散于五脏之血也,养血脉,润皮肤、肌肉、筋者是也,血生肉者此也)浊阴归六腑(谓毛脉合精,经气归于腑者是也)。

天气清静光明者也,藏德不止,故不下也。天明则日月不明,邪害空窍,阳气者闭塞,地气者冒明。云雾不精,则上应白露不下;交通不表,万物命故不施,不施则名木多死。恶气不发,风雨不节,白露不下,则菀藁不荣;贼风数至,暴雨数起,天地四时不相保,与道相失,则未央绝灭。唯圣人从之,故身无奇病,万物不失,生气不竭。

此说人之不避大寒伤形,大热伤气,四时节候变更改之异气,及饮食失节,妄作劳役,心生好恶,皆令元气不行,气化为火,乃失生夭折之由耳。

三、《医旨绪余》节选

生生子曰:天地间非气不运,非理不宰,理气相合而不相离者也。何也?阴阳、气也。一气屈伸而为阴阳动静,理也。理者、太极也,本然之妙也。

所以纪纲造化,根柢人物,流行古今,不言之蕴也。是故在造化,则有消息盈虚;在人身,则有虚实顺逆。有消息盈虚,则有范围之道;有虚实顺逆,则有调剂之宜。斯理也,难言也,包牺氏画之,文王彖之,姬公爻之,尼父赞而翼之,黄帝问而岐伯陈之,越人难而诂释之,一也。但经于四圣则为《易》,立论于岐黄则为《灵》《素》,辨难于越人则为《难经》,书有二而理无二也。知理无二,则之《易》以道阴阳,而《素问》,而《灵枢》,而《难经》,皆非外阴阳而为教也。

《易》理明,则可以范围天地,曲成民物,通知乎昼夜;《灵》《素》《难经》明,则可以节宣化机,拯理民物,调燮札瘥疵而登太和。故深于《易》者,必善于医;精于医者,必由通于《易》。术业有专攻,而理无二致也。斯理也,难言。非独秉之智不能悟,亦非独秉之智不能言也。如唐祖师孙思邈者,其洞彻理气合一之旨者欤,其深于《易》而精于医者欤,其具独秉之智者欤。

故曰:不知《易》者,不足以言太医;唯会理之精,故立论之确,即通之万世而无弊也。彼知医而不知《易》者,拘方之学,一隅之见也;以小道视医,以卜筮视《易》者,亦蠡测之识,窥豹之观也,恶足以语此。

四、《医易义》节选

宾尝闻之孙真人曰:“不知《易》,不足以言太医”。每窃疑焉。以谓“《易》之为书”,“在开物成务,知来藏往”;而医之为道,则调元赞化,起死回生。其义似殊,其用似异。且以医有《内经》,何借于《易》? 舍近求远,奚必其然? 而

今也年逾不惑,茅塞稍开,学到知羞,方克渐悟。乃知天地之道,以阴阳二气而造化万物;人生之理,以阴阳二气而长养百骸。《易》者,易也,具阴阳动静之妙;医者,意也,合阴阳消长之机。虽阴阳已备于《内经》,而变化莫大乎《周易》。故曰:天人一理者,一此阴阳也;医易同原者,同此变化也。岂非医易相通,理无二致?可以医不知《易》乎?……

伟哉人身,禀二五之精,为万物之灵;得天地之中和,参乾坤之化育;四象应天,四体应地;天地之合辟,即吾身之呼吸也;昼夜之潮汐,即吾身之脉息也。天之北辰为群动之本,人之一心为全体之君也。由是观之,天之气,即人之气;人之体,即天之体。故康节曰:"思虑未起,鬼神未知,不由乎我,更由乎谁?"盖谓"一念方萌,便达乎气,神随气见,便与天地鬼神相感通"。然则天人相与之际,精哉妙矣,诚可畏矣。人身小天地,真无一毫之相间矣。今夫天地之理具乎易,而身心之理独不具乎易乎?矧天地之易,外易也;身心之易,内易也。内外孰亲?天人孰近?故必求诸己而后可以求诸人,先乎内而后可以及乎外;是物理之易犹可缓,而身心之易不容忽。医之为道,身心之易也。医而不易,其何以行之哉?……

以动静言之,则阳主乎动,阴主乎静;天圆而动,地方而静;静者动之基,动者静之机。刚柔推荡,易之动静也;阴阳升降,气之动静也;形气消息,物之动静也;昼夜兴寝,身之动静也。欲详求夫动静,须精察乎阴阳。动极者镇之以静,阴亢者胜之以阳。病治脉药,须识动中有静,声色气味,当知柔里藏刚。知刚柔动静之精微,而医中运用之玄妙,思过其半矣。

以升降言之,则阳主乎升,阴主乎降;升者阳之生,降者阴之死。故日在于子,夜半方升,升则向生,海宇俱清;日在于午,午后为降,降则向死,万物皆鬼。死生之机,升降而已。欲知升降之要,则宜降不宜升者,须防剥之再进;宜升不宜降者,当培复之始生。畏剥所从衰,须从观始;求复之渐进,宜向临行。此中有个肯綮,最在形情气味。欲明消长之道,求诸此而得之矣……

五、《医易一理》节选

(一)明理论

孙真人云:"不知《易》,不足以言太医。"夫《易》具阴阳、刚柔、动静、消长之理;医之为道,系气血、虚实、寒热、表里八者。两者一也。《易》之阴阳,即医之气血也;《易》之刚柔,即医之虚实也;《易》之动静,即医之寒热也;《易》之消长,即医之表里也。《易》具医之理,医得《易》之用,医不可以无《易》,《易》不可以无医;《易》之变化出乎天,医之运用由乎我;《易》之千变万化,即医之千病千态,万病万态。医之"易"学精深,见理必真。以我之一理一心,视病者之一本一病，则千病万病，总不外气血、虚实、寒热、表里八者而已。八者不误，则是气是血、或虚或实、从表从里，宜寒宜热，运用之妙，具于一心，是即《易》之所谓"神以知来，知以藏往。"故可以易危为安，易乱为治，易亡为存，易祸为福，致心于玄境，致身于寿域；气数可以挽回，造化可以转移；固无往而非医，亦无往而马仁《易》，《易》之与医，岂有二哉！

（二）阴阳论

太极之初，只是一气混沌，阴阳未分，水火不变。既分之后，清气上升为阳，浊气下降为阴。阴阳二者，为易道之变化，实为医道之纲领，不可不深思细察也。盖症有症之阴阳，脉有脉之阴阳，药有药之阴阳。以症而言，则表为阳，里为阴；气为阳，血为阴；热为阳，寒为阴；实为阳，虚为阴；上为阳，下为阴；背为阳，腹为阴；动为阳，静为阴；多言者为阳，无声者为阴；喜明者为阳，欲暗者为阴。阳病者不能俯，阴病者不能仰。以脉而言，则浮、大、滑、数皆阳也，沉、微、细、涩皆阴也。以药而言，则升散者为阳，敛降者为阴；辛热者为阳，苦寒者为阴，行气分者为阳，行血分者为阴；性动而走者为阳，性静而守者为阴。此皆医中之大法也。至于阴中复有阳，阳中复有阴，疑似之间，辨须的确……但两气相兼，则此少彼多，其中便有变化，一皆以理测之，自有显然可见者。若阳有余，而更施阳治，则阳愈炽，而阳愈消；阳不足，而更用阴方，则阴愈盛，而阳斯灭矣。设能明彻阴阳，则医理虽玄，思一、道产阴阳，原同一气。

六、《研经言》节选

火之称君、相也，唯天有，然而人则否。何以言之？《素问》说少阴君火，主春分后六十日；少阳相火，主夏至前后六十日。与厥阳风木、太阴湿土等，同为天之六气。六气唯火、暑为时最长，故分其纯者为君火，烈者为相火。相火亦谓之暑，乃始温终热之义也，故曰唯天有。然至于人身，则左肾水、右肾火，即为诸脏腑所秉气液之源。无一脏无水，即无一脏无火，本与六气火暑之别于四气者不同。论其源委，心亦资源于肾，安得以心为火中之火而君之，肾为水中之火而相之？且心之为火、肾之为水，不过配合五行之位如此，岂谓火结成心、水结成肾乎？心之称君，特十二官比例如此，其为五脏之一则同，然犹有经可据也。至于肾之称相，并无所出，尤不可也。且五脏既皆有火，除心为君外，于分皆为相，何得专以相之称属肾乎？况心肾既皆有液，则皆为水，何以无君水相水之称乎？可见《六元正纪》之说，断断不可移之人身者也。此等混蒙话头，不可不辟，不辟则道之真者不见。相沿既久，至有以欲火当相火者。噫！医道之难言也。昔徐灵胎曾着《君火相火论》，专论肾火之不合称相，而其义犹未尽当。又移《六元正纪》之说于人身者，宋成聊摄已不免有之，然其是非正不难

辨。若云天之二火，可移以论人，则必手臂内侧后廉及心脏，皆专有温气，手臂外侧及三焦皆专有热气，而可推之余四气，将谓足经外侧后廉及膀胱皆专有寒气乎？足经外侧前廉皆专有燥气乎？其不可也明甚。而承讹袭谬，日以加剧，盖由《内经》之学，浅尝者多，深思者少耳！

七、《冷庐医话》节选

世人袭引火归源之说以用桂、附，而不知所以用之之误，动辄误人。今观秦皇士所论，用桂、附之准，特录于此。赵养葵用附、桂辛热药，温补相火，不知古人以肝肾之火喻龙雷者，以二经一主乎木，一主乎水，皆有相火存其中，故乙癸同源。二经真水不足，则阳旺阴亏，相火因之而发，治宜培养肝肾真阴以制之。若用辛热摄伏，岂不误哉？夫引火归源而用桂、附，实治真阳不足。无根之火，为阴邪所逼，失守上炎，如戴阳阴躁之症，非龙雷之谓也（何西池曰：附、桂引火归源为下寒上热者言之，若水涸火炎之症，上下皆热，不知引此火归于何处？此说可与秦论相印证）。龙雷之火，肝肾之真阴不足，肝肾之相火上炎，水亏火旺，自下冲上，此不比六淫之邪天外加临，而用苦寒直折，又不可宗火郁发之，而用升阳散火之法，治宜养阴制火，六味丸合滋肾丸，及家秘肝肾丸之类是也。

八、《罗氏会约医镜》节选

凡治火之法，有曰升阳散火者，有曰滋阴降火者。而或升或降，不可混用。夫火之为用，有发于阴者，火自内生，为五内之火，宜清宜降也；有发于阳者，火自外致，为风热之火，宜散宜升也。何人一见火症，无分表里，辄称风热，多用升阳散火之法。是不知风热之义，其说有二：有因风而生热者，有因热而生风者。因风生热者，以风寒外闭，而火郁于中，此外感阳分之火，风为本而火为标也。因热生风者，以热极伤阴，而火达于外，此内伤阴分之火，火为本而风为标也。《经》曰："治病必求于本"，可见外感之火，当先治风，风散而火自息，宜升散，不宜清降，以外感之邪得清降而闭固愈甚；内生之火，当先治火，火灭而风自清，宜清降，不宜升散，以内生之火得升散而燔燎难当。此其内因外因，自有脉症可辨，须为分别。《经》曰："病生于内者，先治其阴，后治其阳，反者益甚；病生于阳者，先治其外，后治其内，反者益甚。"观此，愈知散火、降火毫不可混用也。

九、《医论三十篇》节选

水火既济而气生焉。水就下，火炎上，此水火之性也。然山上出泉，而济物之功甚大,火炎昆冈,而燎原之势可畏。丹田之有火．犹釜之有灶。釜中之物,不遽成熟,得灶下之火以燎之,而郁勃为气矣。饮食入胃,不遽化精,得丹田之火以熏之,而蒸变成气矣。然灶以土为之,而土即可以固火,丹田之火,以水卫之,而水乃足以制火。《内经》云:"君火以明,相火以位"。君火,心火也。相火,丹田之火也。必相火有水以制之,克安其位,而后君火能明,否则若灶之不戒于火,而相火悉为贼火,五脏受其燔灼,心亦昏瞀而无主,安能光明耶? 世医不察,于阴虚火旺者,不思壮水以制火,而徒用泻火之剂,致使丹田之真火日消,而脾胃不能化液,譬如薪彻息焰,而欲炊之熟得乎? 于阳虚火衰者,不思补气以生火,而徒用助火之剂,致使上焦之贼火日炽,而肝、肾绝无真阳,譬如灯暗增草,而欲照之久得乎?

十、《素灵微蕴》节选

阴阳互根,五脏阴也,而阳神藏焉,非五脏之藏,则阳神飞矣;六腑阳也,而阴精化焉,非六腑之化,则阴精竭矣。盖阴以吸阳,故神不上脱;阳以煦阴,故精不下流。阳盛之处而一阴已生;阴盛之处而一阳已化。故阳自至阴之位而升之,使阴不下走;阴自至阳之位而降之,使阳不上越。上下相包,阴平阳秘,是以难老。阴在内,阳之守也;阳在外,阴之卫也。阴能守则阳秘于内,阳能卫则阴固于外。阳如珠玉,阴如蚌璞,含珠如蚌,完玉似璞,而昧者不知,弃珠玉而珍蚌璞,是之谓倒置之民矣。

十一、《医源》节选

天地之道,阴阳而已矣。阴阳之理,升降而已矣。自开辟以至混沌,一大升降也。小儿一岁有一岁之升降,一日有一日之升降,人身之道亦然。以一岁言之,自冬至一阳生,以至芒种,而此阳之升极也,自夏至一阴生,以至大雪此阴之降而极也。所谓一寒一暑,岁序行焉,一岁之升降也,一日之内,子半而阳生,寅卯而日出于天阳之升也。午半而阴生,酉戌而日入于地阴之降也,所谓日往月来,而晦明成焉。一日之升降也,考之先天,八卦自震而乾,为阳之升,由巽而坤,为阴之降。大圆图之自复而乾,自垢而坤,无不若合符节。人与天地为一,少而壮,壮而老。一大升降也。小而日兴夜寐,一日之升降也。气出而呼,气入而吸,一息之升降也。

昔古圣人,先天而天弗违后天而奉天时。其与天地之阴阳升降,无少差谬,故阴阳不能犯而寒暑莫能侵。至庸甫者流,外为风寒所逼,内为色欲所伤,一身之内,非阳伤则阴损,阳伤者不升,阴损者不降。不降不升而生生之机息

矣。病之纷然杂出者,可胜道哉。神农氏出,悯人民夭枉,辨药性以夺造化微权,嗣后岐黄传《内经》,以及历代名医,咸有著作,而其大要皆以辨药性之阴阳,以治人身之阴阳,察药性之升降,以调人身之升降而已。故《经》云:调气之方,必别阴阳。阳病治阴,阴病治阳。又云:阴胜则阳病,阳胜则阴病。又云:阴阳之要,阳密乃固。两者不和,若春无秋,若冬无夏,因而和之,是为圣度。夫所谓调治阴阳而和之者,即其因病立方、高者抑之、下者举之,微者调之,其次平之,盛者夺之,寒热温凉,衰之以属,随其所利之大法也。故吾人业医,必先参天地之阴阳升降,了然于心目间,而后以药性之阴阳,治人身之阴阳,药性之升降,调人身之升降,则人身之阴阳升降自合于天地之阴阳升降矣。

十二、《医纲提要》节选

阴寒阳热,热者多升夕寒者多降,故升降者,亦阴阳之性也。冬至一阳自地而升,为地雷复,升至四月小满时,为纯阳乾卦;升极而降,夏至一阴自天而降,为天风姤,降至十月小雪时,为纯阴坤卦。人身"春夏养阳",用参、芪以助之,使得遂其生发之机也;"秋冬养阴",用归、地以滋之,使得降于潜伏之室也。今人只知秋令杀物,岂知秋无收敛,冬无退藏,将何以储来岁发生畅茂之本乎? 况闭藏时阳气发升,稍早泄了一分,当春夏生长时,即有一分不足。人身运用精神气血,用药之道,何独不然? 然一升一降,皆有相交之义也。若阴自阴而阳自阳,则升者不降,降者不升。其中枢纽,全在脾土为之运用,土旺者阳升阴降,营卫周流,百骸康泰矣。否则痞满不化,如天地不交而成否,非浊气上而生膨胀,则清气下而为飧泄,百病所由生也。故热者,如火炎上,当用降药,寒者,如水就下,当用升药。然虚阳上升,与阴虚火亢之升大异。阳虚者,下有真寒,逼其无根之火,上为面赤戴阳之症,虽欲饮水,不敢下咽,下则小便清白,而足厥冷,用参、芪、桂、附,以复元阳可也,阴虚火亢者,上下皆热,上而头目眩晕,下则小便赤黄,又知柏八味滋阴之。药为要也。下陷之寒,与下血之热不同。下陷者,用参、芪、桂、附,尤兼升、葛以升提,下血之热,则分虚实,虚者仍宜清补与升提,实者乃可用生地、地榆、余粮等,降而凉之是也。然当降者,可兼用升,清阳升而浊阴尤易降;当升者不可兼用降药,恐其助下陷之势,而升药之力亦不济也。故内伤虚人,不但麻、葛、承气不可用,即栀子、苓、泻亦勿轻加。盖虚寒人,固忌发表攻里,而稍用降药,则阴气随之而下脱,较之阳极而上脱者,其危尤甚也。故外感实热之邪,唯苏叶、前胡最是降火散邪之妙药,用之以佐归、地、硝、黄,得效殊多。犹之脾胃虚人,阳气不升者,一切葛根、柴胡,以佐参、芪升提之力,如补中益气、清暑益气之类,皆补正中升发阳气之要药也。至于火郁发之,亦用柴、葛顺其性而升之,土郁夺之,则用硝、黄攻其邪而降之。

阳将上脱者,用寒凉从下吸之;阴将下脱者,用温热从上吸之,此尤升降之急法也。至于引火归原之说,用桂、附不如用固纸、芦巴之属,此降补之妙剂也。沉香、降香,降热暖气,熟地、枣皮,降火滋阴。或相火上升而灼肺,唯六味再加二冬,相火上升为喉痈,唯八味再加元参、僵蚕、桔梗。此皆要害之急法。故升降法,即天地阴阳之法,亦纲中至要之法也。

十三、《读医随笔》节选

六微旨论曰:出入废则神机化灭,升降息则气立孤危。故非出入则无以生长壮老已;非升降,则无以生长化收藏。升降出入,无器不有,器散则分之,生化息矣。王氏释之曰:凡窍横者,皆有出入去来之气;窍竖者,皆有阴阳升降之气往复于中。即如壁窗户牖,两面伺之,皆承来气冲击于人,是则出入气也。又如阳升则井寒,阴升则水暖,以物投井,及叶坠空中,翩翩不疾,皆升气所碍也。虚管溉满,捻上悬之,水固不泄,为无升气而不能降也。空瓶小口,顿溉不入,为气不出而不能入也。可谓发挥尽致矣。刘河间曰:皮肤之汗孔者,谓泄汗之孔窍也。一名气门,谓泄气之门户也。一名腠理,谓气液之隧道纹理也。一名鬼门,谓幽冥之门也。一名玄府,谓玄微之府也。然玄府者,无物不有,人之脏腑、皮毛、肌肉、筋膜、骨髓、爪牙,至于万物,悉皆有之,乃出入升降道路门户也。《经》曰:升降出入,无器不有。故知人之眼、耳、鼻、舌、身、意、神、识,能为用者,皆由升降出入之通利也。有所闭塞,则不能用也。故目无所见,耳无所闻,鼻不闻香,舌不知味,筋痿骨痹,爪退齿腐,毛发堕落,皮肤不仁,肠胃不能渗泄者,悉由热气怫郁,玄府闭塞,而致津液血脉荣卫清气不能升降出入故也。各随怫郁微甚而为病之大小焉。

李东垣曰:圣人治病,必本四时升降浮沉之理,权变之宜,必先岁气,无伐天和。经谓升降浮沉则顺之,寒热温凉则逆之。仲景谓阳盛阴虚,下之则愈,汗之则死;阴盛阳虚,汗之则愈,下之则死。大抵圣人立法,且如升阳或散发之剂,是助春夏之阳气令其上升,乃泻秋冬收藏殒杀寒凉之气。此升降浮沉之至理也。天地之气,以升降浮沉,乃生四时如治病,不可逆之,故顺天者昌,逆天者亡。夫人之身,亦有四时天地之气,不可只认在外,人亦体同天地也。

《吴医汇讲》引蒋星墀说,曰《伤寒论》所谓传经,即是出入精义。盖正气出入,由厥阴而少阴、太阴,而少阳、阳明、太阳,循环往复,六淫之邪,则从太阳入一步,反归一步,至厥阴而极。此邪气进而正气退行,不复与外气相通,故开、阖、枢三者,最为要旨。分言之,为出入,为升降;合言之,总不外乎一气而已矣。观东垣《脾胃论》浮沉补泻图,以卯酉为道路,而归重于苍天之气。考其所订诸方,用升、柴、苓、泽等法,实即发源于长沙论中葛根、柴胡、五苓之意引

而伸之,所谓升之九天之上,降之九地之下。虽内伤、外感殊科,而于气之升降出入,则无以异耳!吴鞠通《温病条辨》有曰:风之体不一,而风之用亦殊。春风自下而上,夏风横行空中,秋风自上而下,冬风刮地而行。其方位也,则有四正、四隅,此方位之合于四时八节也。诸家之论,阐发无余蕴矣。

升降出入者天地之体用,万物之橐籥,百病之纲领,生死之枢机也。兹更举天地之气、人身之气,与夫脉象、病机、治宜,一一而条析之⋯⋯人身肌肉筋骨,各有横直腠理,为气所出入升降之道。升降者,里气与里气相回旋之道也;出入者,里气与外气相交接之道也。里气者,身气也;外气者,空气也。鼻息一呼,而周身八万四千毛孔皆为之一张;一吸,而周身八万四千毛孔皆为之一翕。出入如此,升降亦然,无一瞬或停者也。《内经》曰:阳在外,阴之使也;阴在内,阳之守也。又曰:阳气者,卫外而为固也;阴气者,藏精而起亟也。此出入之机也。又曰:天地之精气,其大数常出三而入一,故谷不入,半日则气衰,一日则气少矣。此出入之数也。《推求师意》曰:在肝则温化,其气升;在心则热化,其气浮;在脾则冲和之化,其气备;在肺则凉化,其气降;在肾则寒化,其气藏。《内经》曰:浊气在上,则生䐜胀;清气在下,则生飧泄。又曰:夏暑汗不出,秋成风疟。冬不藏精,春必病温。此升降出入之常变也,内而脏腑,外而肌肉,纵横往来,并行不悖,如水之流,逝者自逝,而波浪之起伏自起伏也。

其合四时也,春则上升者强,而下镇者微矣;夏则外舒者盛,而内守者微矣;秋则下抑,而上鼓者微矣;冬则内敛,而外发者微矣。此其常也。逆冬气,则奉生者少矣;逆春气,则奉长者少矣;逆夏气,则奉收者少矣;逆秋气,则奉藏者少矣。太过不及,皆为逆也。此其变也。故圣人必顺四时,以调其神气也。

其在脉象,则有三部九候。三部者,寸关尺也,以候形段之上下,以直言之也。九候者,浮中沉也,以候形层之表里,以横言之也。病在上则见于寸,在下则见于尺;病在里则见于沉,在表则见于浮;里寒外热,则沉紧浮缓,里热外寒,则沉缓浮紧;上虚下实,则寸小尺大,上实下虚,则寸强尺弱。此脉象之大略也。

其在病机,则内伤之病,多病于升降,以升降主里也;外感之病,多病于出入,以出入主外也。伤寒分六经,以表里言;温病分三焦,以高下言,温病从里发故也。升降之病极,则亦累及出入矣;出入之病极,则亦累及升降矣。故饮食之伤,亦发寒热;风寒之感,亦形喘喝。此病机之大略也。

至于治法,则必明于天地四时之气,旋转之机,至圆之用,而后可应于无穷。气之亢于上者,抑而降之;陷于下者,升而举之;散于外者,敛而固之;结于内者,疏而散之。对证施治,岂不显然而易见者乎!然此以治病之轻且浅者可耳!若深重者,则不可以径行,而必有待于致曲。夫所谓曲者,何也?气亢于上,不可径抑也,审其有余不足:有余耶,先疏而散之,后清而降之;不足耶,行敛而固之，后重而镇之……气郁于内，不可径散也，审其有余不足：有余者，攻其实而汗自通，故承气可先于桂枝；不足者，升其阳而表自退，故益气有借于升、柴。气散于外，不可径敛也，审其有余不足：有余者，自汗由于肠胃之实，下其实而阳气内收；不足者，表虚由于脾肺之亏，宣其阳而卫气外固。此皆治法之要妙也。苟不达此，而直升直降、直敛、直散，鲜不偾事矣！尝忆先哲有言：胸腹痞胀，昧者以槟榔、枳、朴攻之，及其气下陷，泄利不止，复以参、芪、升、柴举之，于是气上下脱而死矣。此直升、直降之祸也。况升降出入，交相为用者也，多用之不可太过。当升而过于升，不但下气虚，而里气亦不固，气喘者将有汗脱之虞矣；当降而过于降，不但上气陷，而表气亦不充，下利者每有恶寒之证矣；当敛而过于敛，不但里气郁，而下气亦不能上朝；当散而过于散，不但表气疏，而上气亦不能下济矣。故医者之于天人之气也，必明于体，尤必明于用；必明于常，尤必明于变，物性亦然。寒热燥湿，其体性也；升降敛散，其功用也；升、柴、参、芪，气之直升者也，硝、黄、枳、朴，气之直降者也；五味、山萸、金樱、覆盆，气之内敛者也；麻黄、桂枝、荆芥、防风，气之外散者也。此其体也，而用之在人，此其常也。而善用之，则变化可应于不穷；不善用之，则变患每生于不测。王汉皋论温病大便秘，右寸洪实，而胸滞闷者，宜枳、朴、菔子横解之，苏子、桔梗、半夏、槟榔竖解之。其言横解、竖解是矣，其所指诸药，则未是也。即东垣诸方，惯用升、柴、枳、朴，亦未免直撞之弊。若洁古枳术丸，以荷叶烧饭为丸，则有欲直先横之妙矣。吁！医岂易言者乎？

又尝论之，气之开阖，必有其枢，无升降则无以为出入，无出入则无以为升降，升降出入，互为其枢者也。故人之病风寒喘咳者，以毛窍束于风寒，出入之经隧不利，而升降亦迫矣，病尸厥卒死者，以升降之大气不转，而出入亦微矣……近世黄元御著书，专主左升右降立说，以为心、肺阳也，随胃气而右降，降则化为阴；肝肾阴也，随脾气而左升，升则化为阳……窃思《内经》之论阴阳也，不只言升降，而必言出入，升降直而出入横，气不能有升降而无出入，出入废则升降亦必息矣。只论升降，不论出入，是已得一而遗一，况必以升降分属左右，则尤难通之义也……

十四、《吴医汇讲》节选

《素问·六微旨大论》："出入废则神机化灭，升降息则气立孤危。"尝谓《伤寒》所论传经，即是出入精义。盖正气之出入，由厥阴而少阴、而太阴、而少阳，阳明以至太阳，循环往复。六淫之邪，则从太阳入，一步反归一步，至厥阴而极。此邪气进而正气退行，不复与外气相通。令韶张氏谓之逆传，养葵赵氏谓之郁证，即此义也。故开、阖、枢三者，乃其要旨。夫分言之，为出入，为升

190

降,合言之,总不外乎一气而已矣。观东垣《脾胃论》浮沉补泻之图,以卯酉为道路,而归重于苍天之气。考其所订诸方,用升、柴、苓、泽等法,实即发源于长沙论中葛根、柴胡、五苓之意以引而伸之,所谓升之九天之上,降之九地之下,虽内伤外感殊科,而于气之升降出入,则总无以异耳。王氏曰:凡窍横者,皆有出入往来之气,窍竖者,皆有阴阳升降之气。盖人在气中,如鱼在水中,人不见气,如鱼不见水。上下九窍,外而八万四千毛孔,皆其门户也,气为之充,周身布濩,虽有大风苛毒,莫之能害。是故"邪之所凑,其气必虚。"内陷者,有入而无出;下陷者,有降而无升。此升降出入四字,为一生之橐龠,百病之纲领。

十五、《石芝医话》节选

水不升为病者,调肾之阳,阳气足,水气随之而升;火不降为病者,滋心之阴,阴气足,火气随之而降。则知水本阳,火本阴,坎中阳能升,离中阴能降故也。

十六、《顾氏医镜》节选

升降者,病机之要也。升为春气,有散之之义;降为秋气,有敛之之义。阳气下陷,泻痢不止,宜升阳益气;因湿洞泄,宜升阳除湿;滞下不休,宜升阳解毒,开胃除热;郁火内伏,宜升阳散火;肝木郁于地中,以致少腹作胀作痛,宜升阳调气。此病宜升之类也。

阴虚则火无制,火因上炎,其为症也,为咳为嗽,为多痰,为吐血衄血,为头痛齿疼,为眩晕眼花,为恶心呕吐,为口苦舌干,是谓上盛下虚之候。宜用苏子、贝母、麦冬、白芍、竹茹、枇杷叶之属以降气,气降则火降,而又益滋水添精之药,以救其本,则诸症自疗。此病宜降之类也。设宜降而妄升,当升而反降,将使轻者变重,重者必毙矣。

十七、《嵩崖尊生》节选

补阳宜升;升有散之义,凡散剂皆升也。饮食劳倦阳下陷,升阳益气;泻痢不止,升阳益胃;郁火内伏,升阳散火;滞下不休,升阳解毒;湿泻,升阳除湿;肝郁地中,小腹胀,升阳调气。

补阴宜降;降有敛之义,凡敛剂皆降也。火盛降气,痰盛降火,热盛降湿,气盛疏之、敛之。升药便泻肺肾;辛甘温热,及气味之薄品,能助春夏之升浮,便泻秋冬之收藏。降药便泻肝心;酸苦咸寒,及气味之厚品,能助秋冬之降沉,便泻春夏之生长。淡渗药亦有降升；渗即为升，泄即为降，所以佐使诸药。以降为升：如补中益气汤；以升为降：如六味地黄丸。

十八、《四圣心源》节选

阴阳未判，一气混茫。气含阴阳，则有清浊，清则浮升，浊则沉降，自然之性也。升则为阳，降则为阴，阴阳异位，两仪分焉。清浊之间，是谓中气，中气者，阴阳升降之枢轴，所谓土也。

枢轴运动，清气左旋，升而化火，浊气右转，降而化水。化火则热，化水则寒。方其半升，未成火也，名之曰木。木之气温，升而不已，积温成热，而化火矣。方其半降，未成水也，名之曰金。金之气凉，降而不已，积凉成寒，而化水矣。